急性心力衰竭的急诊管理

李文强◎主编

长江出版传媒 湖北科学技术出版社

图书在版编目（CIP）数据

急性心力衰竭的急诊管理 / 李文强主编. -- 武汉 : 湖北科学技术出版社, 2025. 3. -- ISBN 978-7-5706-3901-4

Ⅰ. R541.6

中国国家版本馆 CIP 数据核字第 2025YH1094 号

出 品 人：邓　涛　　责任校对：张紫雲
策　　划：冯友仁　　封面设计：曾雅明
责任编辑：张荔菲　　责任印制：胡　博

出版发行：湖北科学技术出版社
地　　址：武汉市雄楚大街 268 号（湖北出版文化城 B 座 13—14 层）
电　　话：027-87679468　　邮　　编：430070

印　　刷：武汉科源印刷设计有限公司　　邮　　编：430299

889 毫米 ×1194 毫米　1/16　11.75 印张　300 千字
2025 年 3 月第 1 版　　2025 年 3 月第 1 次印刷
定　　价：98.00 元

《急性心力衰竭的急诊管理》
编 委 会

FOREWORD 前言

随着医疗技术的发展，心血管疾病患者生存期的延长，心力衰竭的发病率、死亡率和住院率在全球范围持续增长，是当前心血管领域的坚固“堡垒”。随着基础研究的深入，人们对心力衰竭病理生理机制的认识也越发深刻，治疗心力衰竭的药物和医疗器械快速发展，一些新兴的药物和心脏辅助装置显著改善了心力衰竭患者的预后,包括生存率和生活质量。即使是终末期的心力衰竭患者，目前也存在多种治疗选择，可有效延长患者的生存期。但这类患者在一些诱因下，极易出现心力衰竭的急性发作。急诊科作为各类急危重症患者医疗接触的前沿阵地，也成为急性心力衰竭患者就诊的首选科室。

“他山之石，可以攻玉。”本书参考国内外指南及研究，聚焦急性心力衰竭的急诊进行全方位探讨，从深入剖析其病理生理机制与流行病学特征，到细致总结急性心力衰竭中心的建设经验及临床研究现状。书中不仅详尽阐述了急性心力衰竭的急诊评估流程,还紧跟国内外最新指南及研究动态，全面介绍了包括急诊氧疗、药物治疗及非药物治疗在内的进展，为临床实践提供了宝贵的参考。此外，本书还深入探讨了急性心力衰竭患者的管理，内容涵盖了关键环节管理、特殊人群管理、右心衰竭的急诊管理及急性心力衰竭的共病管理等多个方面。这些管理策略和技巧为医务工作者提供了一个关于急性心力衰竭患者管理的全面而深入的视角，有助于在急诊工作中更好地应对各种复杂情况，提高救治效果，从而挽救更多患者的生命。展望未来，我们坚信随着科技的进步和跨学科合作的加强，心力衰竭的诊疗将迎来更加光明的前景。

最后，感谢参与本书编写的各位编者，大家都在繁忙的临床工作之余花费大量时间查阅文献、指南及专家共识等资料，精心的总结才使本书最终得以呈现在广大读者面前。每一页都凝聚了各位编者的心血，每一个章节都是他们深思熟虑的结晶，再次感谢各位编者的辛苦付出。

在充满挑战的医学世界里，尽管编写过程中编者们倾尽心血，但由于编者水平有限，编写工作量大，书中难免存在疏漏与不足，希望广大读者批评指正。

CONTENTS 目 录

第一章　急性心力衰竭概述

第二章　急性心力衰竭中心建设

第三章　急性心力衰竭的急诊评估

第四章　急性心力衰竭的急诊氧疗

第六章　急性心力衰竭的非药物治疗

第七章　急性心力衰竭患者的管理

第八章　急性心力衰竭并发症的治疗

第一章
急性心力衰竭概述

第一节　急性心力衰竭的病理生理学

一、急性心力衰竭的概念

急性心力衰竭（acute heart failure，AHF）是指急性发作或加重的左（右）心功能异常所致的心肌收缩力降低、心脏负荷加重，造成急性心排血量骤降、肺循环压力升高、周围循环阻力增加，引起肺循环充血，出现急性肺淤血、肺水肿，可伴组织器官灌注不足和心源性休克的临床综合征，以左心衰竭最为常见。急性心力衰竭可以在原有慢性心力衰竭的基础上急性加重或突然起病，发病前患者多数合并有器质性心血管疾病，可表现为收缩性心力衰竭，也可以表现为舒张性心力衰竭。急性心力衰竭常危及生命，必须紧急抢救。

二、循环系统生理学指标与急性心力衰竭病理生理学改变

（一）心脏功能

心脏功能受多种因素影响，其中前负荷、后负荷、心率和收缩力是公认的主要因素。另外，舒张期心室相互作用及其对前负荷的影响、前负荷相关的行程功、心室 – 动脉耦联、其他心室血管特性等，通过在收缩末期相互作用，可共同对心脏功能造成重要影响。

（二）循环系统基本方程

平均动脉压（MAP）＝心排血量（CO）× 外周血管阻力（PVR）

循环系统基本方程表达了心脏的基本功能。心脏的基本功能是产生流量和压力，以确保适当的身体灌注。实践中难以直接确定全身外周阻力，但可以通过可测量的数据来计算，也就是通过测量平均动脉压（mean arterial pressure，MAP）和心排血量（cardiac output，CO）来计算。但是外周血管阻力（peripheral vascular resistance，PVR）并不由它们来决定，PVR 和 CO 是独立的，MAP 是因变量。只有 CO 和 PVR 按比例变化，MAP 才不会改变。如果 CO 增加，而外周血管扩张导致 PVR 降低，只要 CO 的增加比例高于 PVR 的降低比例，MAP 依然会增加。在容量负荷稳定的情况下，如果 PVR 保持不变，增加 CO 将导致 MAP 增加。

一般来说，在急性心力衰竭的日常临床实践中，在降低外周阻力时，左心室收缩末期室壁张力会降低，每搏输出量（stroke volume，SV）会增加，但 MAP 会保持不变甚至增加。如果在这些条件下 MAP 不增加或至少不能维持，则必须考虑以下几种情况：①严重的二尖瓣反流；②由舒张期心室相互作用导致的左心室（left ventricle，LV）不适当充盈；③心室 - 动脉耦联不匹配；④血管内容量不足（相对低血容量）。

（三）前负荷

前负荷的定义为在舒张末期作用于拉伸左心室肌纤维的力量，决定了静止状态下的心肌纤维长度。回流的静脉血充满心室，对心肌产生作用力并伸展肌纤维，是决定心脏功能的另一个主要因素。前负荷可以很好地反映舒张末期室壁张力。

1.Frank–Starling 机制

Frank–Starling 机制表明，随着纤维长度的增加，收缩力也随之增加，从而使 LV 或右心室（right ventricle，RV）的 SV 增加。

左心室每搏输出功（LVSW）= SV × [左室收缩末压（LVESP）—左室舒张末压（LVEDP）]

舒张期心室的充盈受制于急性非致密心包对充盈心室的约束和细胞骨架的作用，从而防止心室液体过负荷（心室生理性保护机制）及病理性的扩张。随着静止心肌纤维长度的增加，心肌纤维缩短的速度也会增加。左室舒张末压（left ventricular end- diastolic pressure，LVEDP）和左室舒张末容积（left ventricular end–diastolic volume，LVEDV）之间的线性关系在大多数健康人中是客观存在的，前提是 LVEDP 需要保持在一定的范围内。

但在 LV 充盈压过高和某些病理情况下，LVEDP 的上升与 LVEDV 的增加往往不成比例。LV 充盈容积甚至可以在 LVEDP 上升的情况下不增加，从而造成前负荷不增加，而前负荷是带来更高 SV 的关键。

跨壁 LVEDP 是腔内 LVEDP 减去左心室周围的压力。通常情况下，周围压力有 1/3 来自右室舒张末压（right ventricular end- diastolic pressure，RVEDP），2/3 来自心包压力（pericardial pressure，PP），因此得出下列公式。

跨壁 LVEDP = 腔内 LVEDP —（1/3 RVEDP + 2/3 PP）

在正常情况下，右心房压力（right atria pressure，RAP）与 PP 几乎相等，PP 的进一步变化会密切反映在 RAP 的变化上，因此可通过从肺毛细血管楔压（pulmonary capillary wedge pressure，PCWP）减去 RAP 来合理预估跨壁 LVEDP。

有大量证据表明 PCWP 能够反映 LVEDP。在急诊实践中，中心静脉压（central venous pressure，CVP）在腔静脉通向右心房的入口处被测量出来，因为接近右心房，所以它基本等于 RAP。由于 RAP 和 PP 之间的关系非常密切（$r = 0.95, P < 0.005$），以及 RAP 和 PP 的变化呈现基本吻合的对应关系，因此在急诊工作中，CVP 是预估 PP 的一个非常好的指标。此外，CVP 和 RAP 还能够反映 RVEDP。在很大的范围内，PP、RAP 和 RVEDP 实际上是相等的。有实验证明 RVEDP 能够很好地在 4 ~ 20mmHg 的范围内代表 PP。然而，在 RV 肥大、肺动脉硬化或肺动脉高压的情况下，RAP 和 RVEDP 要比 PP

高得多。因此在临床上经常能够见到 RV 功能衰竭引起 CVP 上升。

在健康人群中，周围压力一般很低，几乎为零，前负荷的增加将使得 LVEDP 增加，这一增加通常比周围压力增加得更多。在周围压力大幅上升的条件下，外部压力的增加超过了 LVEDP。跨壁 LVEDP 和腔内 LVEDP 会出现很大的差别，并且会呈现相反方向的变化，跨壁 LVEDP 的下降降低了前负荷，前负荷相关的行程量（或行程功）将会减少。

心室内压力，也就是腔内的 LVEDP 和 RVEDP，受以下因素影响：① LV 顺应性；②肺部解剖结构的改变、胸膜腔内压的变化及肺循环的压力；③腹腔内压力。LV顺应性描述了心肌的舒张特性，描绘了 LVEDP 和 LVEDV 之间的关系，也就是压力和容积的关系。在急诊危重患者中，LV 顺应性几乎在持续发生着变化，导致腔内 LVEDP 不断变化，但 LVEDV 往往不会出现任何相应的变化。然而，有学者证实 LV 顺应性的持续变化是一种生理现象，健康人和患者都或多或少存在这种变化。在心力衰竭中，LV 的顺应性几乎总是降低的。因此，与健康心脏相比，患病心脏充盈量的增加将会导致 LVEDP 显著升高。LV 顺应性是由一些因素共同决定的，如心肌自身质量、组织成分、弹性特性、心室相互作用和心肌外状况（包括心包结构和胸腔内的特性）。由肺炎、急性呼吸窘迫综合征（acute respiratory distress syndrome，ARDS）、肺水肿等原因导致的胸膜腔内压升高及腹腔内压力升高都会增加对胸腔的限制，特别是对薄壁房室活动的限制，这些因素对 RVEDP 和 PP 的影响要大于 LVEDP。此外，LVEDP 越高或作用于 LV 的外力越大，都会阻碍 LV 的充盈，对抗前负荷和前负荷带来的 SV 和每搏输出功的增加。

改变周围压力或产生明显心包外部限制的情况有以下几种。①充血性疾病引起的肺水增加、机械通气和呼气末正压通气（positive end-expiratory pressure，PEEP）。这类情况会引起胸膜腔内压力的上升（周围压力）和 RV 后负荷增加。通常情况下，较低的 RVEDP 和 PP 在应用机械通气或 PEEP、肺炎、ARDS 等情况时都会明显上升。②大多数心力衰竭患者都存在明显的外部限制因素，从而影响 LV 的充盈，并在 LVEDP ＞ 10mmHg 时变得更为严重。生理上的外部限制主要由 PP 引起，占 LVEDP 的 30% ~40%。在心力衰竭中，外部限制对 LVEDP 的影响高达 50% ~80%。③急性肺栓塞引起 RVEDP 升高，从而导致 PP 升高，然而周围压力并没有表现出上升的变化，甚至跨壁 LVEDP 还会下降。

在外部限制因素影响的情况下，LVEDP 会明显高估有效膨胀压力，此时跨壁 LVEDP 降低、腔内 LVEDP 升高，也就是呈现相反方向的变化。许多文献已经证实，通过进行肺动脉导管插入术测量得到的腔内（充盈）压力不能作为前负荷的准确评估，因为充盈压力不能充分反映舒张末期的心肌纤维长度以及 LVEDV。如果使用跨壁压力，则能准确地计算前负荷的变化。

压力变化是心力衰竭评估和治疗中的重要关注点。心脏始终尝试在尽可能低的 LVEDP 水平上产生足够的 CO，在心力衰竭患者中，LVEDP 的治疗性降低与改善患者结局密切相关。因此，为了改善心力衰竭预后，减轻 LV 负荷并减少 LVEDP 是常用的策略。所以对于严重心力衰竭和心源性休克患者，应该更好地利用跨壁 LVEDP 进行治疗。当然，心肌纤维拉伸有一个生理上的最佳值和最大值以及伴随的一系列变化。此外，在急性心力衰竭时，心肌所一贯遵循的 Frank–Starling 机制会明显减弱，因此，心力衰竭时的心肌纤维拉伸（心室充盈）不会增加和伴随生理性的收缩。对于衰竭的心脏，SV 主要取决于收缩力和后负荷。

2. 静脉回流和 CVP

SV 由静脉回流（决定前负荷）和心脏功能（取决于收缩力、后负荷和心率）共同决定。有学者评估了总体心功能（cardiac function，CF）与静脉回流之间的关系，得出 CO 随 CF 的变化而变化，静脉回流也同时发生变化。事实上，随着心室充盈和随之而来的心肌拉伸的增加，SV 也会相应增加。有学者绘制了总体 CF 和静脉回流的关系曲线，虽然某些因素会影响这条曲线上的关系，但在大多数生理条件下均成立。例如：①如果 CO 随着 RAP（CVP）的下降而升高，则主要作用是改善 CF（收缩力增加或后负荷减少）；②如果 CO 随着 RAP 的增加而增加，则主要影响的结局是静脉回流和心脏容积的增加、静脉顺应性或静脉容量降低。因此，在解释血流动力学条件时，必须考虑 CVP 和 CO 之间的特殊关系，CVP 和 CO 同时受到 CF 和静脉回流的相互影响。RAP（CVP）不是决定 CO 的独立因素，而是 RAP（CVP）既依赖于 CO，又决定 CO。因此，血容量不足的患者 CVP 可能较低，但是 CF 却可以正常。另一方面，血容量正常的患者也可能具备较低或良好的 CF。在心脏充盈受损时，或者在 CF 正常但液体超负荷的情况下，CVP 可能很高但外周灌注可以正常。

静脉回流取决于全身静脉充盈压（即平均体循环充盈压）、RAP、血管阻力（尤其是静脉张力）。静脉张力的上升促使静脉回流。RAP 通常为 0mmHg，平均体循环充盈压（主要表现为胸腔外静脉的压力）和 RAP（CVP）之间的压力差通常为 7 ~ 10mmHg，这一压力差决定了静脉回流量。自主吸气可产生负的右心房内部压力，进而增加这种压力梯度，因而能够促进静脉回流。另一方面，RAP 的增加会阻碍静脉回流。

由于 RAP 受到心脏外、胸腔内情况的显著影响。PP 升高（表现为心包受限，如心包积液或压塞、机械通气带来的心肺交互及胸腔积液等）将增加 RAP。虽然 RAP 的增加并不一定伴随这些“填充量”的增加，然而，填充量增加确实会减弱静脉回流。心室增大、后负荷和心肌缺血对心肌舒张特性的影响（降低心肌顺应性）随后会改变心室充盈压力，从而分别改变 RAP 和 LAP。因此，如果心外压和胸膜腔内压力升高，则 RAP 和 SV 之间就会存在不确定的关系。血液通过心包、胸部和肺部邻近结构的压力作用来扩张心房，因此，RAP 由多种压力共同决定。

无论如何，高的 CVP 可能与心外、胸膜腔内压力升高有关，可能表示 RV 功能障碍和（或）RV 流出道阻塞，即肺动脉高压和右心房中的血液被挤压，或反映出两者兼有。以上任何情况都提示需要考虑鉴别诊断，不同的急诊病因需采取对应的治疗措施。在动脉系统中，压力取决于流量和动脉阻力，而静脉血流量则通过容积和静脉容量共同确定。

$$CVP = 容积 \times （液体 / 静脉）容量$$

在危重患者和健康人群中，CVP 和前负荷的变化缺乏关联，这是因为人类的心脏，尤其是心室的顺应性具有很高的变异量。此外，前负荷与液体反应性是不同的概念，CVP 及其变化很难预测出患者的液体反应性。因此在急诊实践中，对于 CVP 的绝对值或者 CVP 的动态变化数值，都难以解读其背后的含义，故不推荐用于急诊血流动力学管理。

（四）血流动力学监测

1. 液体状态的评估和监测

血流动力学监测是急诊危重症患者管理的基石。它有助于确定疾病的病理状态和监测可能并发的循环衰竭，有助于促进血流动力学参数恢复正常，以防止组织和器官损伤，恢复已发生的器官衰竭和功能障碍，降低死亡率。当面临循环受损时，扩张容量通常是改善血流动力学状态的首选治疗措施。通常只有 40% ～70% 的急性循环衰竭患者可以从液体管理中获益，这意味着 30% ～60% 的患者复苏容量可能是有害的。急性和慢性右心衰竭、急性左心衰竭可能会随着容量负荷的增加而恶化。因此，需要一种合理的补液方法。

容量管理决策的确定有赖于正确评估有效血管内容量（前负荷）和对容量扩张的可能反应。然而可用于评估患者液体状态的临床工具，如血管内、房室内充盈（前负荷）、颈静脉扩张、听诊心音分裂、外周水肿等容量状态指标都比较粗糙，在急诊中应用价值均不大。对于危重患者，尤其是心源性休克，它们不能作为基础治疗的依据，相关临床体征亦不具备特异性。例如心率的增加可能是因为容量不足（容量不足时通常通过增加心率来代偿，以维持低 SV 时的 CO），也可能是由容量过负荷发生心力衰竭导致的。

对于急性心力衰竭患者，2min 的床边评估可作为依据，将患者归至某个特定的血流动力学区域（潮湿或干燥、寒冷或温暖），以便给予相应的处理措施。然而，该评估并未提供关于患者实际血管内液体状态的任何可用信息或是否存在低灌注，是否会有液体反应并且是否能够从液体治疗中受益。因此，除了这一有用的床边评估外，还必须了解患者的血管内容量状态，以明确是否可以通过液体治疗后的容量复苏获益，即“积极的液体反应性”。盲目的静脉注射液体可能造成 LVEDP 进一步增加而导致患者的症状和预后恶化。

2. 液体反应性预测

（1）SV 的动态变异是目前预测补液后容量反应的金标准。SV 主要取决于心肌收缩力，在心力衰竭时也取决于后负荷，而不取决于补液增加的前负荷。除正压机械通气期间的 SV–V 外，SV 的替代物如降主动脉血流量、收缩压变异率（SP–V）和脉压变异率（PP–V）也已被证实是预测中心血容量和液体反应性的可靠指标。降主动脉血流量与 SV 和 CO 直接相关，代表了 CO 的绝大部分，被公认为是 SV 和 CO 的临床实际估计值。SP–V 是评估液体反应性最简单的方法，是指每次机械通气呼吸暂停期间，动脉收缩压的相对增加或减少变化，是预测无自主呼吸的机械通气时液体反应性的敏感参数。PP–V 是评估容量状态最稳定、最灵敏的间接指标。

（2）被动抬腿试验（passive leg raising，PLR）作为一种床旁补液试验，可预测自主呼吸患者的容量反应性。有证据表明对于自主呼吸或机械通气的患者，这种液体反应评估都是有效的。将腿抬高约 30° 或 45° ，在前负荷储备 15 ～60s 的情况下，抬腿后会增加主动脉流量，并且持续 30 ～90s。临床研究证明，PLR 使血液输送到心脏的容量足以增加 LV 充盈量。PLR 能够可靠预测中心性低血容量状态，并且能够评估机械通气或自主呼吸患者对容量扩张的反应。非中心性低血容量状态或心脏收缩功能受损时，PLR 不会增加 SV 或 CO。由于不使用外部输注液体，可以避免不必要的容量负荷风险，因此在评估患者的预后时，测量中心血流反应，PLR 更为可靠，可能优于 PP-V。此外，该方法不受潮气量变化和心律失常的影响。

（3）补液试验可以作为进一步评估容量反应的工具，只有在密切监测的条件下，才能进行补液试验。动态参数明显优于补液试验，故应尽可能避免盲目补液。补液试验并不意味着液体复苏，它只是用来识别对补液可能表现出积极反应的患者。为了最大限度地减少评估容量反应性所需的液体量，应该快速给药。一些学者要求使 CVP 增加至少 2mmHg，用以确认已注入了足够量的液体。尝试 7min 内补液 250mL 或 10min 内补液 500mL，如果有容量反应，则预测液体或 PLR 会显示出获益的血流动力学反应，患者存在前负荷储备，SV 必然增加。

通常来讲，在低灌注迹象明显的情况下进行补液试验，如果没有积极的效果，说明补充液体是无用的，甚至可能有害，必须立即停止。

尽管存在某些不确定性，在心源性休克等危及生命的情况下，密切监测并给予适量液体作为补液试验是合适的，可以暂时缓解紧急情况。对危重患者立即进行适当的液体复苏，如果效果显著必然可以改善预后。有学者指出，除严重的充血性心力衰竭外，补液试验几乎适用于所有有失血性休克的危重患者。另外必须强调，尽管某些患者对补液有容量反应性，但并不意味着患者一定需要容量，因为健康人也会有此反应。

如果出现以下情况，则在输液期间或之后停止补液：① SV 或血压增加较少（＜ 10%）；②低灌注没有改善，如尿量无增加、乳酸无下降、SaO_2 无升高；③ CVP 增幅超过 5mmHg；④有舒张期心室相互作用风险；⑤ CVP ＞ 9mmHg，在给药期间 SV 或血压下降；⑥其他参数变化，如 EVLW ＞ 10mL/kg、PCWP 增幅＞ 7mmHg。

3. 平均动脉压监测

充分的器官灌注对于避免休克发生至关重要。平均动脉压（MAP）是衡量器官灌注的最佳压力估计值，但是随着时间的推移，不同器官、患者体内或不同个体之间并没有固定的灌注压的已知阈值。在不同的代谢率变化范围内，大多数器官在自动调节以维持恒定的特异性的器官血流。低血压的定义为收缩压＜ 90mmHg，MAP ≤ 70mmHg，既往高血压患者可为 MAP ≤ 85mmHg，既往低血压患者可为 MAP ≤ 60mmHg，既往贫血性心脏病患者可为 MAP ≤ 80mmHg。维持自动调节所需的 MAP 因器官而异，这取决于是否存在动脉硬化性疾病等具体情况，低血压会损害机体自动调节的血流分布。

4. 组织灌注评估

器官灌注基本上取决于血流，因此很大程度上取决于心脏功能。循环衰竭会导致组织灌注不足，而组织灌注不足与休克发病率、死亡率密切相关。提示组织低灌注的体征有：①心动过速；②低血压；③少尿或无尿；④有细胞外液耗尽的临床或生物学迹象（如酮症酸中毒、呕吐、腹泻）；⑤毛细血管充盈延迟；⑥花斑样的皮肤；⑦意识改变。

（五）收缩性

收缩性的定义为独立于前负荷和后负荷变化的心肌收缩的固有能力。这种内在的能力称为收缩力。交感神经张力在收缩力的调节中起着重要作用。交感神经张力增加时的正性肌力作用增加心脏收缩能力，但对舒张充盈不产生影响，能够射出更多的SV，并能在后负荷增加或弹性阻力增加的情况下保持SV。

（六）舒张期心室相互作用

右心室和左心室在解剖学和功能上密切相关，它们共享室间隔、心包和部分心肌纤维。心室舒张时的相互作用表达了一个心室对另一个心室的压力和体积变化的反应状态。舒张期心室相互作用在很大程度上是指两个心室对不可膨胀的心包内空间的竞争，尤其是在RV扩张时。

（七）心室－动脉耦联

心室－动脉耦联是指心室和动脉系统之间的相互作用，描述了心室能量向全身循环的传递。在循环系统中，心室－动脉耦联是心血管整体网络性能和心脏能量学的主要决定因素。心脏作为泵动力的来源，产生的净流量和压力输出取决于：①心脏的内在特性，如舒张末期和收缩末期心室硬度；②参与动脉负荷相关的血液性质；③动脉自身特性，包括动脉顺应性、特征主动脉阻抗、PVR和血管系统内的搏动性成分。血管和心室的特性必须匹配，才能够实现机械能最大而有效地传输，以实现最大的每搏输出功。

（八）心肌硬度和心室硬度

心肌硬度描述了心肌组织被动的、舒张弹性的特性，并描述了特定细胞、组织结构和组成的特性，但也反映了心肌的功能特征，如在心肌收缩时候的弹性反冲，即一种在收缩过程中储存的被动机械力。心肌硬度是将应力（以单位面积力的测量）与应变（以膨胀的百分比计算）结合起来得出的，增加肌肉拉伸意味着硬度增加。它基本上指的是心肌的结构特性，即所谓的心肌细胞和细胞外基质的内在固有特性。心室硬度是将心肌硬度、心室几何测量、冠状血管容积及外力等所有影响心室特征的因素进行描述和整合。因此，需要彻底区分心肌硬度和心室硬度。

心室硬度由以下因素决定：①心肌硬度；②外力，如RV负荷、心肺相互作用、胸腔压力、心包压力、心房收缩、舒张回吸力和冠状血管容积；③左心室几何结构，如腔室尺寸、心脏形状、室壁厚度、纤维方向。健康人舒张早期心肌有效地拉动血液以充盈LV，称为舒张回吸力。肺动脉高压时舒张回吸力减弱，左侧充盈压力会增加。LV舒张期的心室硬度与心室顺应性成反比。

心室硬度的剧烈变化主要由外力及其相关效应引起，通常不会改变正常氧合心肌的内在舒张特性。因为急性容量负荷导致RAP和RVEDP增加，从而对心包施加了压力，由心包约束和相关舒张期心室相互作用介导后，会对LV的射血分数（elongation factor，EF）水平显示出相当大的影响。据报道，当LV充盈压力超过10mmHg时，由于心包硬度在该水平上显著增加，心包对LV充盈压的影响明显活跃。

心肌的僵硬和松弛在很大程度上决定了心室舒张功能，从而决定着心室硬度，即舒张期心室硬化主要取决于心肌僵硬引起的舒张功能障碍。心肌特性的改变包括心肌细胞大小、肌节内蛋白质组成、细胞膨胀或细胞外基质组成。

（九）心脏功能的评估

如前所述，心脏必须产生压力和流量，以便将血液泵入血管系统确保充分的循环。目前用于测量心脏收缩功能的参数有心输出功率和每搏输出功，它们整合了基本的心脏功能。与每搏输出功相比，心输出功率描述了急性衰竭和休克情况下心脏依然存在的储备条件，用以维持重要器官的灌注，因此能够反映患者病情的严重程度。有大量证据表明，后负荷是决定泵功能的最重要因素，只有在结合心脏泵送能力和后负荷的情况下，才能准确鉴别不同的心力衰竭综合征，正确评估心脏泵的能力。

（李涛）

第二节　急性心力衰竭的流行病学

一、急性心力衰竭的发病基础

当心内充盈压突然升高或急性心肌功能障碍导致外周灌注减少和肺水肿时，会出现新发急性心力衰竭。最常见的病因是心脏缺血，其中（亚）全冠状动脉闭塞导致受影响冠状动脉对应的心肌收缩力降低。在这种情况下，不仅需要关注血流动力学紊乱，而且还要注重于再灌注，目的是恢复心肌收缩功能。急性心力衰竭的另一种诱因是非缺血性心肌损伤，包括急性心肌功能障碍的发作，伴有炎症性损伤（如病毒性心肌病）、毒性损伤（如药物诱发的心肌病）及实际上具有不确定性质的损伤（如围产期心肌病）。急性心力衰竭入院通常提示着慢性心力衰竭（chronic heart failure，CHF）的诊断，因为这些急性损伤可能对心肌功能有长期后遗症。同样，患者可能在可逆性心肌功能障碍的背景下出现急性心力衰竭，如心动过速诱发的心律失常性心肌病、交感神经兴奋诱发的 Takotsubo 心肌病以及与内分泌疾病相关的情况。除心肌功能障碍外，急性瓣膜功能不全可诱发急性心力衰竭，心外病变也可能诱发急性心力衰竭，如肺栓塞或心包积液导致心脏压塞，这两者都会降低左室输出并减少外周灌注。

新发急性心力衰竭的特征在于灌注压降低和肺水肿。临床治疗的要点是纠正血流动力学紊乱。大多数急性心力衰竭患者都是在已有心肌病的情况下被描述为急性失代偿性心力衰竭（acute decompensated heart failure，ADHF）。这类患者与新发急性心力衰竭患者之间存在许多差异，这些差异会影响到血流动力学的评估及心力衰竭管理策略。与新发急性心力衰竭不同，急性失代偿性心力衰竭患者倾向于出现充血和体液潴留的体征和症状（如体重增加、劳力性呼吸困难、端坐呼吸、凹陷性水肿），而不是急性 LV 收缩功能障碍的肺水肿或心源性休克，这是神经体液代偿机制长期紊乱的结果。尽管 LV 功能恶化，但仍能维持血流动力学稳定。当补偿机制不足或完全失效时就会出现失衡状态。

二、急性心力衰竭的人口统计学特征

首先，患者多为男性，平均年龄> 70 岁；其次，大多数患者（66% ~75%）既往有心力衰竭病史，并表现为现有疾病失代偿，而不是新发急性心力衰竭；最后，患者多伴有较重的并发症，包括糖尿病和慢性阻塞性肺疾病（chronic obstructive pulmonary disease，COPD）。在大多数已发布的研究中，急性心力衰竭患者住院死亡率为 4% ~7%，中位住院时间为 4 ~11d。然而，来自急性心力衰竭标准治疗全球注册委员会的数据表明，急性心力衰竭患者的住院死亡率约为 11%，中位住院时间相似，这可能是由于该研究中因心源性休克而入院的患者数量较多。

（李华杰）

第三节　急性心力衰竭的临床研究

一、心力衰竭的分类和分级

（一）分类

根据 LVEF 将心力衰竭分为射血分数下降的心力衰竭（HFrEF）、射血分数保留的心力衰竭（HFpEF）和射血分数中间值的心力衰竭（HFmrEF），详细的分类和诊断标准见表 1–1。

表 1–1　心力衰竭的分类和诊断标准

分类	诊断标准			备注
	1	2	3	
HFrEF	有症状和（或）体征	LVEF < 40%	—	随机临床试验主要纳入此类患者，有效的治疗已得到证实
HFmrEF	有症状和（或）体征	LVEF40% ~49%	脑钠肽升高，并至少符合下列 1 项：①左心室肥厚和（或）左心房扩大；②心脏舒张功能异常	此类患者临床特征、病理生理、治疗和预后尚不清楚，单列此组有利于对其开展相关研究
HFpEF	有症状和（或）体征	LVEF ≥ 50%	脑钠肽升高，并至少符合下列 1 项：①左心室肥厚和（或）左心房扩大；②心脏舒张功能异常	需要排除患者的症状是由非心脏疾病引起的，有效的治疗尚未明确

（二）分级

1928 年，纽约心脏协会（New York Heart Association，NYHA）依据患者的症状与活动能力将心功能分为 4 级，这是最早的心功能分级方法；随后，NYHA 又对该分级方法进行了修订和完善，并一直被广泛沿用至今。NYHA 心功能分级（表 1–2）常用于评价患者的症状随病程或治疗而发生的变化。NYHA 心功能分级与预后密切相关，经过治疗后患者的 NYHA 心功能分级可在短期内迅速发生变化，可用于判断治疗效果。

表 1-2 NYHA 心功能分级

分级	症状
Ⅰ	活动不受限，日常体力活动不引起明显的气促、疲乏或心悸
Ⅱ	活动轻度受限，休息时无症状，日常体力活动可引起明显的气促、疲乏或心悸
Ⅲ	活动明显受限，休息时可无症状，轻于日常体力活动即引起明显的气促、疲乏、心悸
Ⅳ	休息时也有症状，任何体力活动均会引起不适。如无静脉给药，可在室内或床边活动者为Ⅳa 级，不能下床并需静脉给药支持者为Ⅳb 级

二、急性心力衰竭的危险分层

急性心力衰竭危险分层的相关指标主要有人口学特征、症状（或）体征、实验室检查结果和并发症情况，如呼吸困难恶化、呼吸频率加快、心率加快、经皮血氧饱和度（SpO_2）降低、持续低血压、EF 下降、心律失常控制不良、急性肾功能损伤、肌钙蛋白升高等。目前国际上常见的急性心力衰竭严重程度分级包括：①依据患者的症状和体征来评估急性心肌梗死后心力衰竭的 Killip 分级（表 1-3）；②根据 PCWP 和心指数（cardiac index，CI）评估的 Forrester 分级（表 1-4）；③根据末梢循环的视诊观察和肺部听诊来评估的临床程度床边分级（表 1-5）。

表 1-3 急性心肌梗死后心力衰竭的 Killip 分级

分级	症状与体征
Ⅰ	无心力衰竭，无肺部湿啰音，无第三心音
Ⅱ	有心力衰竭，两肺中下部有湿啰音
Ⅲ	严重心力衰竭，有肺水肿，细湿啰音遍布两肺（超过肺下野 1/2）
Ⅳ	心源性休克

表 1-4 急性心力衰竭的 Forrester 分级

分级	PCWP（mmHg）	CI	组织灌注状态
Ⅰ	≤ 18	＞ 2.2	无肺淤血，无组织灌注不良
Ⅱ	＞ 18	＞ 2.2	无肺淤血，无组织灌注不良
Ⅲ	≤ 18	≤ 2.2	无肺淤血，无组织灌注不良
Ⅳ	＞ 18	≤ 2.2	有肺淤血，有组织灌注不良

表 1-5 急性心力衰竭的临床程度床边分级

分级	皮肤状态	肺部啰音
干暖	温暖	无
干冷	寒冷	无
湿暖	温暖	无或有
湿冷	寒冷	有

急性心肌梗死患者并发急性心力衰竭时推荐使用 Killip 分级，因其与患者的近期病死率相关。Forrester 分级适用于重症监护病房及有血流动力学监测条件的病房或手术室。急性心力衰竭根据是否存在淤血（分为“湿”和“干”）和外周组织低灌注情况（分为“暖”和“冷”）分为 4 型，其中“湿暖”型最常见，此分级根据 Forrester 分级修改而来，无须特殊的监测条件，适用于一般的门诊和住院患

者，特别是基层推广，有利于急性心力衰竭的迅速评估和启动治疗。大多数急性心力衰竭患者表现为收缩压正常或升高（＞140mmHg，高血压性急性心力衰竭），只有少数（5%～8%）表现为收缩压降低（＜90mmHg，低血压性急性心力衰竭）。低血压性急性心力衰竭患者预后差，尤其是同时存在组织低灌注时。急性心力衰竭的分级程度与病死率紧密相关，以Forrester分级为例，自Ⅰ级至Ⅳ级的急性期病死率分别为2.2%、10.1%、22.4%和55.5%。

三、急性心力衰竭的危险评分模型

单一的指标在危险分层中的价值有限，多个指标联合建立的危险分层模型对预后判断具有更高的价值。优秀的模型能帮助识别低危、中危和高危患者。低危者可行初级生命监护，在急诊留观后直接回家；高危者需要高级的生命监护，及时收住CCU或ICU，早期干预。危险分层评估的模型还能帮助制定治疗策略，对治疗、护理、结局的质量评估和建立临床试验的客观标准有一定的意义。

近年来，国外研究团队对急性心力衰竭的危险评分模型进行了大量且有意义的探索，各评分模型的针对人群、纳入指标和评价办法各不相同。急性心力衰竭的主要危险分层和预后评估模型包括来源于社区人群的住院患者的ADHERE模型、GWTG–HF模型、EFFECT模型，以及来源于临床试验的住院患者的OPTIME–CHF模型和来源于急诊患者的EHMRG模型等。模型一般采用的统计学方法包括Logistic回归、Cox回归、CART法。评价模型的价值指标一般为受试者工作曲线的曲线下面积（AUC），其数值一般在0.5～1之间，越接近1说明模型的价值越高。

ADHERE模型来源于美国急性心力衰竭注册研究ADHERE研究。数据来自真实世界，由美国263家医院中33046名住院患者的数据推导而来，经过32229名患者验证数据。初始筛选大于85个变量，其中包括39个可预测预后的单变量，最终得出血尿素氮（blood urea nitrogen，BUN）、收缩压、血肌酐三个指标临床实用性强，患者入院后可快速完成床旁评估。ADHERE模型主要用于评估急性心力衰竭患者的院内死亡率，低危组为2.11%，高危组为21.94%。

EFFECT模型中年龄、收缩压下降、呼吸频率增快、BUN升高、低钠血症及并发症为预测全因死亡率的独立危险因素。低危组30d死亡率为0.4%，极高危组1年死亡率为79%。在准确性方面，EFFECT模型30d死亡率的AUC为0.80，1年死亡率的AUC为0.77。EFFECT模型入选的患者中包含拒绝心肺复苏和选择姑息治疗的患者，其应用范围广泛。

GWTG–HF模型包含27850名患者的推导数据和11933名患者的验证数据，其中包含HFpEF和HFrEF患者。模型可以用于评估患者院内死亡率，低危组为0.4%，高危组为9.7%。包含的变量包括年龄、收缩压下降、心率增快、COPD、非黑种人。

EHMRG模型来源于12591名急诊患者，其中7433例数据用于推导，35158例数据用于验证。模型可以评估患者7d死亡率。入选指标包括年龄、是否为“120”送入、收缩压、心率、SpO_2、血肌酐、血钾、肌钙蛋白、活动性肿瘤、是否在家中服用利尿药。模型的AUC为0.8。

不同评分模型包含了多种不同变量，其中收缩压、BUN、年龄三种变量出现在大多数模型中。需要注意的是，急性心力衰竭是一种临床综合征，包含急性左心力衰竭、慢性心力衰竭失代偿、右心力衰竭、心源性休克、高血压心力衰竭，这些心力衰竭的危险分层变量可能存在差异，因此危险评分仅用于支持临床诊断，不能替代临床判断。目前尚无研究支持实施危险分层能够改善急性心力衰竭患者预后，应根据患者特征选择合适的评分模型。

四、急性心力衰竭的诊疗评估和预后判断

急性心力衰竭的发生、发展伴随着血流动力学及各种神经体液因子的复杂变化，其相关症状及体征往往出现较晚，不具有特异性，不能及时、准确地反映患者的心功能状态。心力衰竭生物学标志物能够反映心力衰竭病理发展过程中不同程度及不同方面的变化（如室壁应激、血流动力学异常、炎症、心肌损伤、神经激素上调、心肌重塑和细胞外基质改变等），对急性心力衰竭的危险分层和预后分析也有重要的指导价值。

生物标志物可应用在心力衰竭不同阶段，无论是在心功能障碍阶段，还是严重心力衰竭阶段。生物标志物有助于心力衰竭患者的分层，在预防阶段可用于早期诊断和治疗；在治疗阶段，可用于修正诊断和治疗。在某些遗传疾病中，生物标志物或因心力衰竭的代偿机制而产生，同样有助于早期诊断和治疗。此外，生物标志物还可用于心力衰竭患者的连续评估，有助于二级预防和治疗。总体而言，在疾病的诊疗过程中，生物标志物有两种作用：①在某种条件下，通过生物标志物水平来诊断某种疾病；②通过生物标志物的升高或降低来判断或监测治疗反应。理想生物标志物的特点：①可以作为诊断工具识别患者的异常状况，或作为判断疾病分期的工具，或作为判断疾病预后的指标，或用于对干预措施的预测和监控；②允许重复和准确测量；③具有快速的周转时间和合理的成本；④应该提供从临床评估中无法获取的信息；⑤性能应优于其他可用检测，有助于制定决策和加强临床护理。

（1）脑钠肽（brain natriuretic peptide，BNP）和 N- 末端脑钠肽前体（N-terminal precursor brain natriuretic peptide，NT-pro BNP）是反映心肌应力、容量过载、室壁张力的标志物，可用于心力衰竭的诊断、评价病情和指导治疗，也是急性心力衰竭患者预后的独立预测因子。多项研究证实急性心力衰竭患者入院时 BNP 或 NT-pro BNP 升高，提示院内死亡率、出院后 6 个月至 1 年死亡率增加。多项指南均肯定了 BNP 和 NT-pro BNP 在预后预测方面的价值。

NT-pro BNP 和 BNP 同属脑钠肽家族，均用于临床检测。虽然两者有相同的生物学来源，但生物学效应和临床意义不完全相同。心肌细胞受刺激后，产生含 134 个氨基酸的 B 型脑钠肽原前体，随后形成含 108 个氨基酸的 BNP 前体，后者在内切酶的作用下裂解为含有 76 个氨基酸、无生物活性的 NT-pro BNP 和含有 32 个氨基酸、有活性的 BNP。BNP 的清除主要通过与 BNP 清除受体结合，NT-pro BNP 则主要由肾小球滤过，因此，血浓度受肾功能影响大于 BNP。BNP 的半衰期短（22min），体外稳定性差；NT-pro BNP 的半衰期较长（120min），体外稳定性强，在心力衰竭患者中的浓度较 BNP 高，在有些情况下更有利于心力衰竭的诊断。在应用基因重组技术产生的重组人脑利钠肽进行治疗时，测定NT-pro BNP不受干扰。多项研究显示，BNP升高是预测急性心力衰竭的最强独立因素。BNP 能准确判断 74% 的急性心力衰竭。BNP 的最大价值在于排除诊断，它将总人群的诊断切点定在 900pg/mL；或按年龄分层，即＜ 50 岁、50 ~75 岁和＞ 75 岁者的诊断切点分别为 450pg/mL、900pg/mL、1800pg/mL。BNP 和 NT-pro BNP 的诊断价值基本相同，但存在细微差别：脓毒症、老年、

肾功能不全、肺动脉高压、心房颤动和肺栓塞患者 BNP 升高，肥胖患者 BNP 降低。

NT-pro BNP 受肾功能影响更大。随着肾功能的减退，血中 NT-pro BNP 水平逐渐升高。普通人群的 NT-pro BNP 水平与肾小球滤过率呈相反关系，这与 NT-pro BNP 主要通过肾脏清除有关。随着年龄增加肾小球滤过率会逐渐下降，NT-pro BNP 也将逐渐上升。

慢性心力衰竭患者的 BNP 或 NT-pro BNP 水平一般较高。若患者就诊时 BNP 或 NT-pro BNP 明显超过干体重时的水平，如 BNP 超过 70% 或 NT-pro BNP 超过 50%，有助于急性心力衰竭的诊断。对于因呼吸困难就诊的急诊患者，可缩短到达急诊科至开始治疗的时间窗和住院时间，减少住院需求，降低医疗费用，且相应效价比优势可维持半年。但目前仍迫切需要敏感性和阴性预测值高的标志物，以便识别低危患者。

对以急性呼吸困难于急诊就诊的患者，NT-pro BNP 的检测有助于判断近期和远期预后，对心源性和非心源性呼吸困难均有帮助。无论是新发的急性心力衰竭，还是慢性心力衰竭的病情恶化，NT-pro BNP 水平均会显著上升，其幅度与心力衰竭的严重程度平行，病情缓解或有效治疗后回降，但难以完全恢复到健康人水平。急性心力衰竭患者的 NT-pro BNP 水平明显高于其他原因所致的急性呼吸困难（如 COPD、肺炎、哮喘、肺癌并发症、肺栓塞、间质性肺病等）患者。因此，NT-pro BNP 在急性呼吸困难者的鉴别诊断中具有重要的临床指导意义。BNP 和 NT-pro BNP 应用于排除和诊断急性心力衰竭时的推荐值见表 1-6。

表 1-6　BNP/NT-pro BNP 应用于排除和诊断急性心力衰竭时的推荐值

组别		界值（pg/mL）	敏感度（%）	特异度（%）	阳性预测值（%）	阴性预测值（%）
排除急性心力衰竭		BNP < 50	97	—	—	96
		NT-pro BNP < 300	99	—	—	99
诊断急性心力衰竭	单一界值法	BNP > 100	90	76	79	89
		NT-pro BNP > 900	90	85	76	94
	复合界值法	BNP < 100（排除）	90	73	75	90
		BNP 100 ~400（灰区）	—	—	—	—
		BNP > 400（诊断）	63	91	86	74
		NT-pro BNP < 450（< 50 岁）	90	84	88	66
		NT-pro BNP < 900（50 ~75 岁）	90	84	88	66
		NT-pro BNP < 1800（> 75 岁）	90	84	88	66

注：“—”表示无相关数据

目前尚无适合我国患者的 NT-pro BNP 最佳截点，已有研究报道最佳的排除截点（分别为 300pg/mL 和 500pg/mL）和较合适的诊断截点（900pg/mL），但都强调排除截点比诊断截点更可靠。NT-pro BNP 介于“排除”和“诊断”之间的区域为“灰区”或“中间值”。许多心力衰竭以外的疾病（如心肌缺血、房颤、感染 / 炎症性肺部疾病、肺癌和其他导致右心室压力升高的心脏病包括肺动脉高压或肺栓塞）都可能是检测值处于“灰区”的原因。在急性心力衰竭引发的呼吸困难中，灰区更多见于症状较轻的心力衰竭（NYHA Ⅱ级）、舒张性心力衰竭，以及体重指数增高者。对于

NT-pro BNP 处于灰区者，应当结合传统的临床指标，如有无咳嗽、是否已经接受利尿剂治疗、有无夜间阵发性呼吸困难、颈静脉怒张、既往心力衰竭史等来综合评估。

对急性呼吸困难患者，结合患者的病史、症状、体征、胸部 X 线、超声心动图和实验室检查发现，就诊时检测 NT-pro BNP 对鉴别呼吸困难的原因是否为急性心力衰竭有很大帮助。采用“双截点”策略：如就诊时患者 BNP < 100pg/mL，则该患者患急性心力衰竭的可能性很小（排除截点）；如高于相应年龄层次的截点（50 岁以下、50 ~75 岁和 75 岁以上者分别为 450pg/mL、900pg/mL 和 1800pg/mL),则该患者急性心力衰竭的可能性很大（诊断截点）。如检测值介于上述两截点之间（灰区），可能是程度较轻的急性心力衰竭，或是非急性心力衰竭原因（如心肌缺血、房颤、肺部感染、肺癌、肺动脉高压或肺栓塞等）所致的 NT-pro BNP 轻度增高，此时应结合其他检查结果进一步鉴别诊断。急性心力衰竭患者就诊时和治疗后的 NT-pro BNP 水平具有重要的预后价值（预测近期或远期心血管病死亡或心力衰竭加重住院），NT-pro BNP 越高，患者预后越差。急性心力衰竭治疗有效，NT-pro BNP 水平迅速降低。因此，建议在患者就诊时（治疗前）和治疗后（病情稳定时）做 NT-pro BNP 系列检测，如治疗后 NT-pro BNP 下降 30% 以上，则考虑患者预后良好。如无治疗前 NT-pro BNP 检测数据，BNP < 400ng/mL 也可作为治疗后预后改善的指标。

BNP 和 NT-pro BNP 对急性心力衰竭有一定的诊断价值，且升高程度与患者病情严重程度相关，但两者仅能反映心肌细胞张力，无法鉴别原因，且受年龄、性别、肥胖、肾功能和发病急剧情况的影响而存在波动或误差。

（2）在急性心力衰竭中，儿茶酚胺的分泌增加和心肌细胞的凋亡也会导致肌钙蛋白升高。肌钙蛋白升高提示急性心力衰竭患者预后差、死亡率和住院风险显著增加。如肌钙蛋白正常可筛选出低危患者。高敏肌钙蛋白更敏感，能更好地评价预后及死亡风险。在美国心脏病学会基金会（American College of Cardiology Foundation，ACCF）/ 美国心脏协会（American Heart Association，AHA）发布的心力衰竭指南中建议将肌钙蛋白用于评估患者风险及预后为 I 类推荐。

（3）基质裂解素 2 属于白介素受体家族，发生心力衰竭时，可溶性基质裂解素 2 增加，是心肌纤维化指标。可溶性基质裂解素 2 是心力衰竭中最具特异性的标志物，不受年龄、性别、种族影响。当可溶性基质裂解素 2 > 35ng/mL 时，急性心力衰竭发病后 1 年的死亡及再入院风险明显升高，有助于急性心力衰竭的危险评估（ACCF/AHA 心力衰竭指南 Ⅱb 类推荐）。目前认为可溶性基质裂解素 2 是独立于 BNP/NT-pro BNP 的急性心力衰竭预后指标。

（4）半乳凝素 -3 是半乳糖凝集素家族的一个成员，是由活化的巨噬细胞产生的一种糖蛋白，可诱导胶原沉积及成纤维细胞增生，是心肌纤维化指标。目前认为半乳凝素 -3 是心力衰竭预后独立预测因子（ACCF/AHA 心力衰竭指南 Ⅱb 类推荐）。

急性患者的危险分层及预后分析对患者管理决策、早期的干预治疗意义重大。目前有多种可靠的危险评分模型可对患者进行危险分层并预测预后，应根据患者特点进行选择。多种生物标志物联合检测可进一步提高心力衰竭患者的危险分层，更有助于心力衰竭的诊治与评估。

（王艳婷）

参考文献

[1]ABUDIAB M M , REDFIELD M M , MELENOVSKY V ,et al.Cardiac output response to exercise in relation to metabolic demand in heart failure with preserved ejection fraction[J].European Journal of Heart Failure, 2014, 15(7):776–785.

[2]KOMJADA M, LAM C S P. Heart failure with preserved ejection fraction: a clinical dilemma[J]. European Heart Journal, 2014, 35:1022–1032.

[3]PONIKOWSKI P ,JANKOWSKA A E .Pathogenesis and clinical presentation of acute heart failure[J]. Revista Española de Cardiología (English Edition),2015,68(4):331–337.

[4]HARINSTEIN M E , FLAHERTY J D , FONAROW G C ,et al.Clinical assessment of acute heart failure syndromes: emergency department through the early post–discharge period[J].Heart, 2011, 97(19):1607–1618.

第二章
急性心力衰竭中心建设

第一节　急性心力衰竭中心建设与管理

近年来，我国心力衰竭患者的再入院率及死亡率仍居高不下，且不同研究得出的死亡率相差较大，造成这种差异的原因可能是不同地区、不同级别医院缺乏统一的诊疗规范，且对心力衰竭患者的接诊、治疗、随访及健康教育等流程缺乏统一、高效的管理方案。为规范化心力衰竭救治、优化管理流程，各种心力衰竭管理机构如心力衰竭中心、心力衰竭单元、心力衰竭门诊等在国内相继建立，并在心力衰竭患者的治疗、管理中发挥了一定的作用。

急性心力衰竭是临床常见急症，是65岁以上患者紧急住院的主要原因之一，多突然发作、迅速加重，可危及生命，预后很差，住院病死率为3%，6个月内再住院率约为50%，5年病死率高达60%。即使经过规范、有效的院内治疗仍不足以降低再住院率及病死率，所以出院后随访及管理也同样重要。因此，如何优化各种资源配置、规范救治流程、标准化管理模式，成为救治急性心力衰竭患者的当务之急。

心力衰竭管理机构多以心内科为主导，缺少急诊科或以急诊科为主导的参与，然而急性心力衰竭的首诊科室多为急诊科，且患者多首先在急诊科进行救治，因此，急性心力衰竭单元应运而生。

一、急性心力衰竭单元建设

（一）急性心力衰竭单元概述

1. 急性心力衰竭单元的发展

1990年，第一家独立心力衰竭管理机构——心力衰竭门诊在瑞典成立；20世纪90年代末期，心力衰竭门诊普及到2/3的瑞典医院。随后，不同模式、不同名称（心力衰竭门诊、心力衰竭单元、心力衰竭中心等）的独立心力衰竭管理机构相继在欧美多个国家成立。2001年欧洲心脏病学会（European Society of Cardiology，ESC）发布的心力衰竭相关指南指出，心力衰竭管理机构有助于提高心力衰竭患者的生存质量，减少再入院率和花费（证据级别B级）；2005年明确指出，专业心力衰竭管理机构可以改善心力衰竭患者症状，减少再入院率（推荐等级Ⅰ级，证据级别A级），减少死亡率（推荐等级Ⅱa级，证据级别B级）。2006年荷兰一项调查显示，至少60%的欧洲国家拥有心力衰竭管理机构，其中瑞典、挪威、丹麦、荷兰等7个国家和地区的医院心力衰竭管理机构普及程度超过30%。2012年ESC发布的心力衰竭相关指南总结了各国心力衰竭管理机构的建设经验，肯定了其在急、慢性心力衰竭患者救治中的巨大作用，对心力衰竭管理机构的建设提出了指导性意见。

目前，我国心力衰竭门诊、心力衰竭重症监护室（中心）已在多家大型专科及综合性医院成立并开展工作，在心力衰竭患者的持续治疗和管理中发挥了一定作用。

2. 急性心力衰竭单元的概念

从1990年第一家独立心力衰竭管理机构建设到现在，急性心力衰竭单元虽已逐渐发展起来，但尚无统一的建设标准。因为各个国家甚至地区之间的经济水平、医疗体系、政策不同，急性心力衰竭单元的建设理念也各有差异。ESC发布的心力衰竭相关指南指出要根据当地情况、资源及服务的目标人群选择适合的模式。急性心力衰竭单元是为急性失代偿心力衰竭和慢性心力衰竭急性发作患者提供短期重症救治、监护和积极管理环境的一种新型医疗管理模式，是在现有药物和手术治疗手段基础上，通过优化资源配置、规范救治流程等系统化、标准化的管理方式，进一步促进急性心力衰竭的救治，改善预后。

广义的急性心力衰竭单元不仅包括单纯的空间概念，还包括院前（院外）的社区卫生服务中心，120救护车，院内以急诊科为主导的急诊科、心内科、呼吸科、心外科、血液透析科等科室医护人员共同协作组成的心力衰竭专业团队，以及该团队为急性心力衰竭患者提供的包括快速诊断、急救、稳定期动态观察、出院判断、院外随访和指导及患者管理的综合临床治疗策略。急性心力衰竭单元概念图见图2-1。

3. 急性心力衰竭单元的功能

急性心力衰竭单元的功能是使急性心力衰竭患者在院前（院外）急救、院内救治、出院后管理各个阶段均可获得及时、高效、规范化的治疗，使患者病情尽快稳定，缩短住院时间，降低再住院率和死亡率。

4. 急性心力衰竭单元的职责

（1）医疗职责：①为急性心力衰竭患者提供规范化、标准化、高效的诊断、治疗，以尽快稳定病情；②给予科学的健康教育和院外随访，提高患者的自我管理能力，提升患者的生存质量，降低再住院率。

（2）科研职责：联合多个急性心力衰竭单元进行大规模基础研究或临床研究，促进急性心力衰竭诊疗方法的提高，促进急性心力衰竭单元医疗质量的持续改进和优化流程。

（3）社会职责：①对饮食、生活方式、常用药的用法及不良反应、简单的药物调整、急性心力衰竭发作的临床表现及自救方法等进行健康知识教育与宣传；②争取政策保障，使急性心力衰竭单元救治的患者可享有更优厚的报销政策。

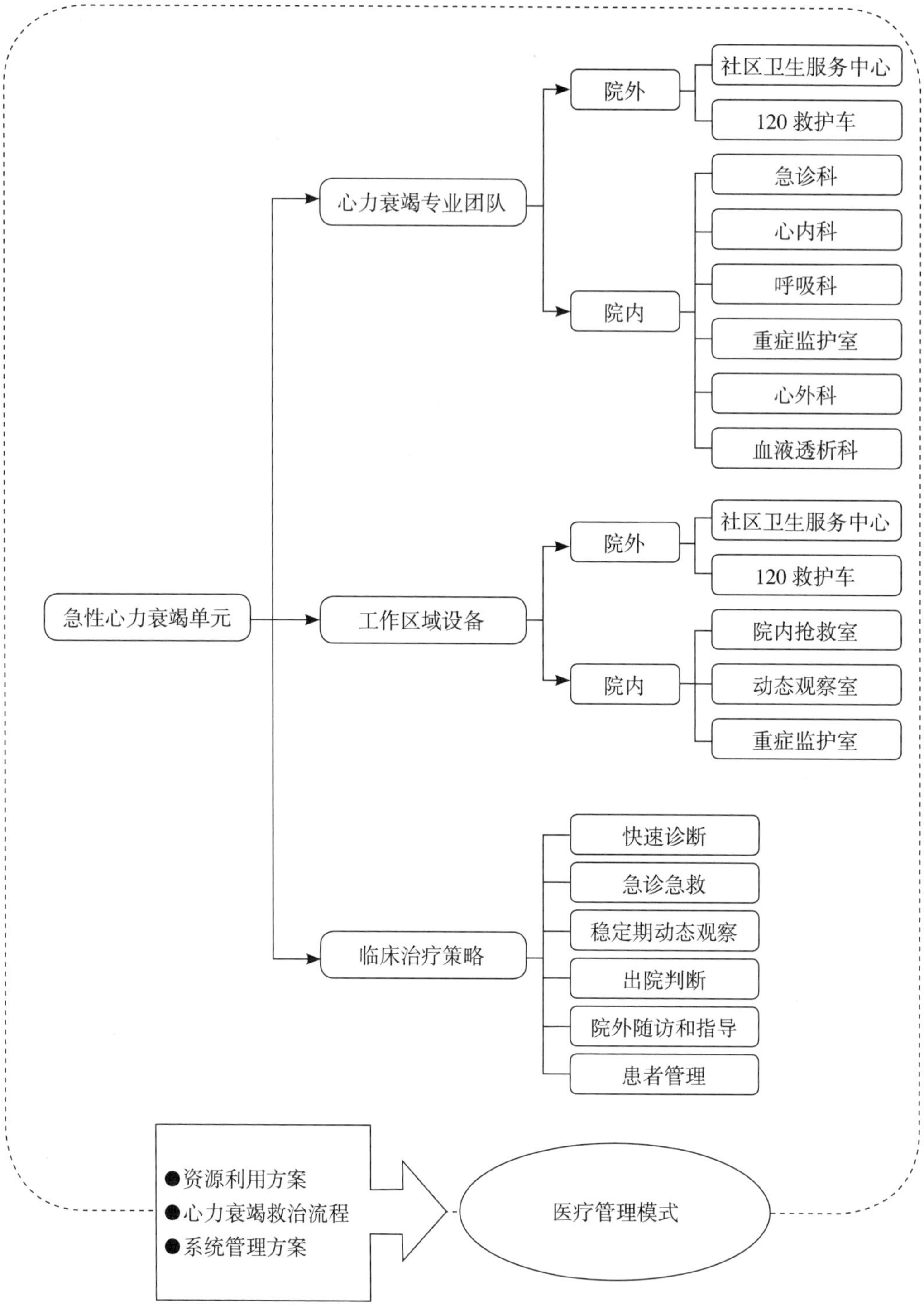

图 2-1　急性心力衰竭单元概念图

5. 急性心力衰竭单元的价值

法国的一家医院成立了急性心力衰竭单元，有学者研究了该医院在成立急性心力衰竭单元前后共 10 年的急性心力衰竭患者救治状况，结果表明心力衰竭相关住院率由 21.7%减少到 15.6% ；在建立急性心力衰竭单元前的 5 年，心力衰竭相关住院率恒定在 34.3% ；心力衰竭患者的住院病死率由 9.3%减少到 5.1%。在急性心力衰竭单元的经济性上，急性心力衰竭单元因为拥有经过培训的专业医护人员，在心力衰竭的诊断上与病房相比也有明显优势，前者和后者的诊断准确率分别为 86% 和 67.7%。急性心力衰竭单元这一管理模式还在不断发展和改进，未来必将在急性心力衰竭患者救治上发挥更大作用。

（二）急性心力衰竭单元的医疗管理模式

1. 急性心力衰竭单元工作区域

急性心力衰竭患者的救治主要包括院前急救、院内救治（急救、重症监护、稳定期动态观察、出院）、院外管理三个层面，院前急救的主要场所为社区卫生服务中心、120 救护车，院外管理的主要场所为社区医疗服务中心。本部分重点就院内救治的区域进行阐述。

1）院内急救区域

急性心力衰竭单元是进行院内急救的工作区域，主要指院内接诊急性心力衰竭患者的区域，以固定救治区域为最佳选择。该区域首选急诊科内的特定区域或固定床位，或者急诊科外但毗邻急诊科的特定的独立病房，以便共享医疗资源（急诊检验科等）和医护人员，使医疗资源利用率及人力资源利用最大化，并缩短转运时间及医护人员往返时间，使得诊治效率最大化。

假如条件限制，无法设置固定救治区域作为院内急救区域，可以设立非固定的“虚拟”救治区域，保留一张配备监护设备的床位用于接诊急性心力衰竭患者，即使用哪张床位接诊患者，哪张床位就成为一个“虚拟”救治区域。此方案不占用现有床位资源，在床位配置上更灵活，空间利用率高，而且无须固定医护人员，人力成本低。但是由于空间、设备及医护人员相对不固定，其“急性心力衰竭单元”的特质化程度下降，在一定程度上可能影响急性心力衰竭患者诊治的专业化。

2）院内重症监护区域

经急救后仍需重症监护的患者，进入院内重症监护区域。该区域可以是急诊监护室（EICU）、重症监护室（ICU）或心血管监护室（CCU）内的特定区域或固定床位，亦可位于心力衰竭中心，也可以是上述病房内的“虚拟”救治区域。

3）院内稳定期动态观察区

经急救后或经重症监护后病情稳定的患者，可以出院或转入稳定期管理区域，即急诊科观察室、急诊内科病房或心内科的特定区域或固定床位或“虚拟”救治区域，完善原发病和诱因治疗。

2. 急性心力衰竭单元人员构成

1）急性心力衰竭专家组

心力衰竭患者的发病人群以老年人为主，且以 65 岁以上老年人居多，而老年人多合并呼吸系统及其他系统疾病，15% ~20% 患者既往无明确心力衰竭病史，因此诊断难度较大。所以，应首先在院内成立包括急诊科、心内科、呼吸科、心外科、肾内科、ICU/CCU、营养科、心理科等多学科的医疗和护理人员在内的急性心力衰竭专家组，由急诊科医生主导，负责急性心力衰竭单元中的院前和院内医护人员的培训、疑难危重患者的诊治，同时还可以负责质量控制以确保急性心力衰竭单元的质量得以持续改进。

2）院前诊治人员

由急性心力衰竭专家组为社区卫生服务中心的全科、中医康复医生进行培训，并将其纳入急性心力衰竭单元统一管理。针对院前急救人员，如果为本院人员，可以由急性心力衰竭专家组进行培训，重点培训急性心力衰竭的快速识别和紧急处置，并纳入急性心力衰竭单元统一管理以确保每辆救护车均配有经过培训的医护人员；如果非本院人员，则与120急救中心联动，争取每辆救护车均配有经过培训的120院前急救人员。

3）院内诊治人员

院内急救区域人员应以急诊科医护人员为主，由心内科、呼吸科等科室医护人员共同参与。如急诊科无固定人员，应有上述科室人员轮转参与。院内重症监护区域、院内稳定期管理区域人员以所处专科人员为主，其他科室医护人员共同参与。参与人员可以固定，也可以由相应专科人员“兼职”，但是所有人员均应在急性心力衰竭专家组的指导下接受急诊医学、心血管病学的系统培训，务必充分了解急性心力衰竭单元的概念、功能和职责，认真学习心力衰竭相关指南，充分掌握工作流程和心力衰竭的规范化治疗方法，熟练应用各种相关急危重症诊疗技术。所有人员经系统培训后，考核上岗。

3. 急性心力衰竭单元管理模式

1）管理团队

由医院院长或分管医疗的副院长担任急性心力衰竭单元主任，全面负责急性心力衰竭单元工作和重大决策，并负责与对应或已签约的社区卫生服务中心的协调工作，以及院内相关科室（急诊科、心内科、呼吸科、心外科、血液透析科等）之间的协调工作；如医院无院前急救业务，还需负责与急救中心的协调工作。急诊科主任担任急性心力衰竭单元副主任，负责急性心力衰竭单元具体工作，如工作区域管理、人员培训、患者管理及急性心力衰竭单元质量控制和科研工作。急性心力衰竭单元管理模式图见图2-2。

2）制订管理流程

（1）院前阶段管理：制订在社区卫生服务中心或120救护车内有限的诊查条件下的快速诊断方案及相应急救方案，并制订“快速诊治流程图”。

（2）院前阶段和院内阶段衔接：制订衔接方案，明确联络人。

（3）院内阶段管理：①设置急性心力衰竭单元院内绿色通道；②制订急性心力衰竭的快速诊断标准和诊断流程，确立有效的转入、排除标准，参考相关指南制订心力衰竭治疗、并发症治疗、原发病治疗和去除诱因的治疗流程；③制订急性心力衰竭严重程度的判断标准和评估流程，制订重症监护环节或稳定期管理环节的转入、转出标准，以辅助制订进一步治疗方案；④制订急救环节与重症监护环节或稳定期管理环节之间的衔接方案；⑤制订出院标准。

（4）院内阶段和出院后的衔接以及出院后阶段的管理：①出院后3个月内再住院率和死亡率高达30%和15%，是再入院和死亡的高发期，应制订以社区卫生服务中心为核心的患者管理方案及以病情和危险分层为依据的出院计划和随访方案；②为填补急性心力衰竭患者院前和（或）出院后数据的部分空白，制订以社区卫生服务中心为核心的院外随访数据库和数据管理方案；③制订预防、康复、健康教育方案。

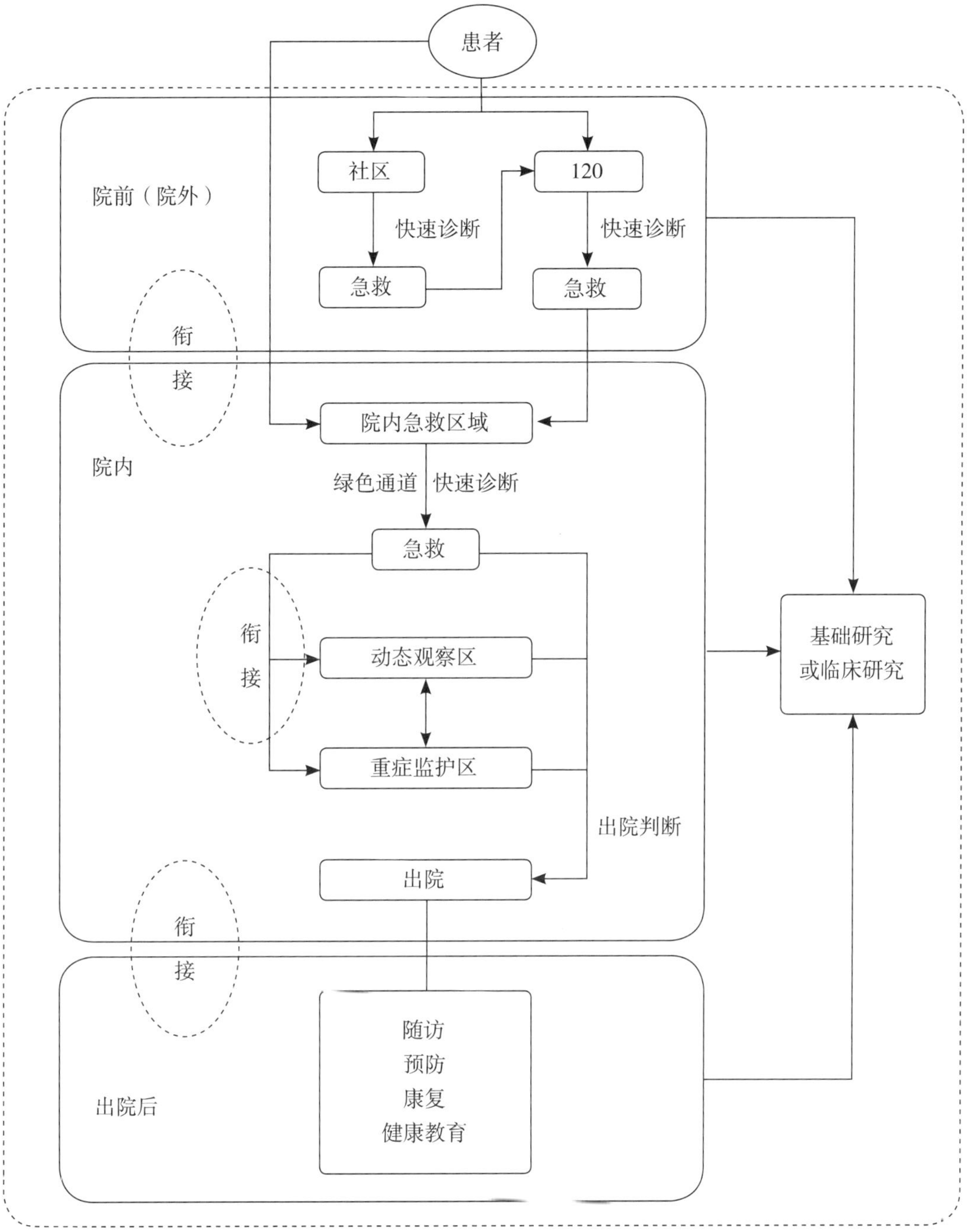

图 2-2　急性心力衰竭单元管理模式图

注：重症监护区包括 EICU、ICU、CCU 或心力衰竭中心内特定区域

4. 急性心力衰竭单元团队配合

1）急性心力衰竭团队配合化管理的合理性

无论是从疾病的角度还是从患者的角度，专业性的多团队合作均可使心力衰竭的管理更加合理和有效。

从疾病角度来讲，急性心力衰竭的诊断、治疗、并发症都具有复杂性。急性心力衰竭需通过症状、体征及相关检查确诊，临床上更为重要的是其病因的诊断。虽然大部分心力衰竭的终末期治疗较为相似，但明确病因并在疾病早期有针对性地进行干预对改善预后尤为重要。如瓣膜病引起的心力衰竭在行瓣膜置换或修补术后常可恢复，但若在晚期心脏结构改变时进行治疗预后则较差。心力衰竭的内科治疗主要包括一般治疗、药物治疗及器械治疗。药物治疗目的是延长生命、缓解症状、降低再住院率。合理的药物使用是必需的，更重要的是要通过不断调整以达到最佳药物使用剂量。相关指南指出靶剂量的确定不仅应改善心力衰竭症状，更应达到可改善预后的最大剂量。在合理药物治疗的基础上，6 个月后若仍有心力衰竭症状，左心室射血分数（left ventricular ejection fractions，LVEF）< 35%、窦性心律、QRS 波群宽度 ≥ 130 ms 且呈左束支传导阻滞形态的心力衰竭患者，推荐心脏再同步化治疗（cardiac resynchronization therapy，CRT）以改善症状并降低病死率。其他治疗还包括循环辅助、左心室辅助和外科心脏移植等。心脏泵功能衰竭及心脏性猝死（sudden cardiac death，SCD）是心力衰竭患者死亡的主要原因，也是其治疗复杂性的来源。绝大多数心力衰竭患者有并发症，如高血压、冠心病和糖尿病等，这些并发症对于预后和药物反应具有关键作用。同时，并发症会影响心力衰竭患者的药物选择和非药物治疗（饮食和运动）。

从患者的角度来讲，因心力衰竭患者多为老年患者，尽管老年患者与年纪较轻的患者心力衰竭的治疗原则一致，但对于老年患者治疗方案的选择应更加谨慎。增加药物剂量时，要考虑老年人肾功能不全和药代动力学减退；对于老年人，实施复杂的药物治疗方案更加困难；改变饮食习惯可能减少老年人热量和蛋白的摄入，导致营养不良。所以对于老年心力衰竭患者，更需要心脏专科医生、护士、营养师的共同努力。心力衰竭患者的治疗包括药物、饮食、液体限制、活动和休息建议等。依从性差是患者面临的主要问题之一，依从性差可导致患者再住院，应建立随访团队教育和督促患者改善依从性。多数心力衰竭患者合并认知功能受损和（或）抑郁症，影响教育策略的实施和对治疗方案的依从性。遗忘或缺乏认知是导致治疗和复诊依从性差的主要原因，建立患者服务中心或咨询机构有助于解决这些问题。

心力衰竭患者恶化再住院的主要原因包括心源性和非心源性两个方面。心源性原因主要包括心房颤动、其他室上性或室性心律失常、瓣膜反流、容量不足。非心源性原因主要包括感染、肺血管栓塞症、肾功能不全、贫血、甲状腺功能不全、药物使用及稳定后减量不合理、患者依从性差、随访方案不合理等。可见心力衰竭再住院原因复杂，需要多学科支持以改善预后、降低再住院率。

2）急性心力衰竭团队配合化管理的有效性

多学科团队合作有助于心力衰竭患者的诊断、精确治疗及给予合理的生活方式建议。多个荟萃分析证实了心力衰竭团队配合化管理的有效性。McAlister 等纳入了 11 个随机对照试验（randomized controlled trial，RCT）的 2067 例患者，发现多学科管理可降低患者住院风险，但初级管理中的电话随访并无获益。McAlister 等纳入了 29 个 RCT 的 5039 例患者，发现多学科管理可降低患者心力衰竭患者的再住院率，但对病死率无明显影响。Holland 等纳入了 30 个 RCT 的 7532 例患者，发现多学科管理可降低再住院率和全因死亡率。Göhler 等纳入了 36 个 RCT 的 8431 例患者，发现多学科管理可降低 8% 的再住院率和 3% 的病死率。Feltner 等纳入了 47 个 RCT 的 2419 例患者，发现家庭随访管理及多学科干预可降低心力衰竭全因再住院率和病死率，电话随访干预可降低心力衰竭相关的住院率和病死率。Oyanguren 等纳入了 66 个 RCT 的 13535 例患者，发现多学科管理可降低患者病死率、全因死亡率和再住院率。

3）急性心力衰竭团队配合化管理的主要模式

（1）心力衰竭门诊模式。通过专门的心力衰竭门诊，专科医生和护士可延续心力衰竭治疗，进行院内和院外治疗的衔接，指导患者改善生活方式、调整药物和进行心理支持。出院后 2 周启动第 1 次心力衰竭门诊随访，待患者病情完全稳定后，可到社区门诊随访。

（2）以家庭为基础的管理模式。即护理主要在患者家中，可作为院内和门诊治疗的替代。心力衰竭专职护士和家庭医生可通过定期电话指导和（或）常规家庭随访对患者进行管理，有助于心力衰竭患者的全面宣教、咨询、药物调整的评价，在真实的环境中及时发现患者的心理问题及治疗依从性差的原因。

（3）家庭远程监控。结合通信及监测系统，远程监测心力衰竭患者的体重、血压、呼吸频率、SpO_2 和体温，有研究显示远程监测系统可降低心力衰竭患者的再住院率。当患者病情稳定、药物调整已经达到指南推荐的目标剂量时，使用这种远程监测更利于心力衰竭患者的管理。Marvin 认为家庭监控是心力衰竭治疗的关键元素，可显著降低住院率、全因死亡率并且改善患者生活质量。侵入性或非侵入性检测对于家庭远程监控均有利。如果加强患者教育，家庭远程监控对于改善患者预后将更加有效。

5. 急性心力衰竭单元设备配置

（1） 监护设备。急性心力衰竭单元应配备心电、血压、呼吸和 SpO_2 监测设备，条件允许时，还应包含无创和有创监护设备。

（2）辅助检查检验设备。急性心力衰竭单元院外部分应配备心电图机、血糖仪等床旁检测设备。除上述设备外，院内部分还应配备床边 X 线机，带心脏探头的彩超机，NT-pro BNP 或 BNP、肌钙蛋白 T、肌钙蛋白 I、肌酸激酶同工酶和肌红蛋白快速检测仪器，血气生化分析仪等床旁检测设备。

（3）呼吸支持设备。急性心力衰竭单元除了具备常规氧疗器械外，条件允许时，还应配备加温加湿高流量氧疗仪、无创呼吸机和有创呼吸机以满足急性心力衰竭患者呼吸支持的需要。

（4）急性心力衰竭救治设备。急性心力衰竭单元应具备除颤器，条件允许时，还应配备心脏临时起搏器、心力衰竭专用超滤机或具备超滤功能的连续肾脏替代治疗（continuous renal replacement therapy，CRRT）机、主动脉内球囊反搏（intra-aortic balloon pump，IABP）和体外膜肺氧合（extracorporeal membrane oxygenation，ECMO）等装置。同时，还要能及时调用导管室完成冠状动脉介入手术，满足重症心力衰竭患者诊疗需要。

6. 急性心力衰竭单元数据管理

建立数据库，专人负责数据录入和数据库维护。数据管理范围包括院前、院内及出院后随访数据，定期分析数据，专人负责质量控制，为后续的精准化单元建设提供数据支持，以促进急性心力衰竭单元质量持续改进和流程优化。

随着诊断手段的增加和成像技术的发展，近年来人们对导致心力衰竭的病理生理机制的认识逐渐加深。心力衰竭病程复杂多变，涉及的临床检查项目众多，导致心力衰竭诊疗环节数据规模大、异构性强，在利用这些数据进行分析和评估时面临诸多难题和挑战。在大数据技术的支撑下，初步设想利用心力衰竭中心数据库开展以下工作。

（1）从患者就诊及住院的医疗大数据入手，收集患者诊疗期间的电子病历、影像学及实验室检查结果，采用数据挖掘的方法，建立基于电子病历数据的心力衰竭风险评估模型，预测不良事件风险。基于电子病历数据挖掘的心力衰竭风险评估模型与不良事件预测，从风险因素的选择到风险分层的计算方法，均与临床常用的心力衰竭风险评估模型具有显著差异。既往心力衰竭风险评估模型建立在一定入组条件的队列研究基础之上，而在大数据技术的支撑下，则注重挖掘大量真实临床数据。在此过程中，解决电子病历数据量大、涉及多模态数据等问题，需依赖数据融合、深度学习等方法，从大量数据中挖掘出诱发临床主要不良事件的潜在风险因素，建立心力衰竭风险评估与不良事件预测模型。数据挖掘在临床实践中也更多地被用于预测建模，在心力衰竭患者的诊治过程中，使用心力衰竭患者的特定信息来预测疾病的结果，辅助疾病诊断和推荐治疗措施，从而支持临床决策，提高心力衰竭的诊治水平。

（2）为配合慢性心力衰竭逐级防控体系的建立，探索建立慢性心力衰竭出院后管理临床路径，将心力衰竭的规范诊疗行为延伸至出院后。临床路径是针对某一疾病建立的一套标准化治疗模式与治疗程序，是有关临床治疗的综合模式，以循证医学证据和指南为指导来促进治疗组织和疾病管理的方法，发挥规范医疗行为、减少变异、降低成本、提高质量的作用。根据既往慢性心力衰竭大型临床研究，收集慢性心力衰竭患者长期随访管理过程中的用药、检查结果、日常观察等常规内容；归纳每日护理的实践情况、预期结果和并发症；分析每日照顾的过程、护理计划和记录及意外情况；配合查找国内外有关该病的最新资料，收集相关的研究结果，提供制定合理可行的临床路径的参考内容。设计慢性心力衰竭出院后管理临床路径的内容和表格框架，对治疗、检查、饮食、活动、护理、健康教育及变异记录等方面进行适用性评估。制订标准化随访流程，使之相对全面化、程序化，便于心力衰竭出院后临床路径的执行开展。在大数据时代，信息化技术和医疗健康的深度融合推动了移动医疗春天的到来，各种基于应用软件的医疗健康应用类服务平台如雨后春笋般涌现。移动医疗平台的出现为患者就诊及随访带来了便利，医学专科疾病随访也可更好地依靠大数据平台及数据挖掘技术来改善随访信息缺失的局面，开展临床队列研究，促进临床科研的发展和医疗服务的提高。

7. 急性心力衰竭单元持续改进

持续改进是医疗质量管理的核心价值，要求急性心力衰竭单元制定各类督促流程改进的措施和方法，并通过数据显示持续改进的效果。急性心力衰竭单元应根据当前的实际情况确定本单元关键监控指标及质量改进计划，确立关键性效率指标和预后指标的近期奋斗目标值，原则上应每年修改一次奋斗目标值以体现持续改进的效果。同时还需制定促进急性心力衰竭单元医疗质量改进的重要管理制度并付诸实施，主要包括以下几点。①质量分析会制度：质量分析会的主要内容是通过对急性心力衰竭单元运行过程中的阶段性宏观数据进行分析，肯定工作成绩、发现存在的问题并制定改进措施。由急性心力衰竭单元的核心科室人员参加。该制度必须为质量分析会制定标准的规则，包括会议主持人，参与讨论人员，举行会议的频次、时间、主要分析内容等。原则上开展质量分析会的时间间隔不得超过 3 个月。②典型病例讨论会制度：典型病例讨论会是改进急性心力衰竭单元工作质量最有效的形式之一，主要针对急性心力衰竭单元的实际工作人员。一般从质量分析会中发现宏观问题，再将存在救治延误或决策错误的典型病例挑选出来作为剖析对象，由多学科团队集中进行讨论和分析。典型病例讨论会制度是为病例讨论会制定规则，主要包括会议主持人，参与讨论人员，举行会议的频次、时间及会议流程等。原则上开展典型病例讨论会的时间间隔不得超过 2 个月。

（三）急性心力衰竭单元的临床治疗策略

1. 院前阶段

快速诊断是急性心力衰竭单元院前阶段的关键组成部分，但限于救护车上有限的监测和检查方法，推荐通过肺淤血、体循环淤血或组织器官低灌注等临床症状或体征及必要的无创监测方法进行快速诊断，有条件的院前急救单位可以在救护车上进行 BNP/NT–pro BNP 的快速检验。急性心力衰竭院前快速诊断流程图见图 2–3。

2. 院内阶段

“快速诊断、及时治疗”是急性心力衰竭单元的核心。所有急性心力衰竭患者须尽早接受合理的治疗，即“及时治疗”。一旦抵达急诊科，立即送入急性心力衰竭单元的院内急救区域，院前急救人员应详细交接病情和已采取的检查、治疗，院内急救区域人员进行诊断和前期疗效评估，并采取进一步治疗措施。

1）初步诊断

应在院前阶段快速诊断方案的方法和诊断基础上，进一步采集病史、查体并进行必要的辅助检查以进行院内快速诊断，同时快速识别出致命性因素及需要紧急处理的可导致心功能迅速恶化的各种病因及诱因，如急性冠状动脉综合征、高血压急症、严重心律失常、心脏急性机械并发症、急性肺栓塞等。

2）急性心力衰竭早期预警

急性心力衰竭及高危因素的患者住院期间往往可能再次、反复发作急性心力衰竭，严重影响患者的生活质量和远期预后。推荐急性心力衰竭单元的患者采用“急性心力衰竭早期预警 Super–score 评分系统”（表 2 1），即以氧饱和度、每小时尿量、心率、情绪状态、呼吸频率这 5 个指标组成的 Super–score 评分模型为指导，动态监测高危患者病情变化，总分 10 分，建议高危患者每小时评分 1 次，理论上可提前 2 ~6h 预测患者急性心力衰竭发作，以此为指导可以开展急性心力衰竭的早期预警、提前干预。

3）急性心力衰竭单元院内诊疗方案

见图 2–4。

3. 长期随访方案

出院后的长期随访及康复、预防、健康宣教可在对应的社区卫生服务中心进行，由社区卫生服务中心的全科医生、中医康复医生完成，以提高患者就医的方便度和可及性，同时将随访信息同步到急性心力衰竭中心。如果社区卫生服务中心医生难以判断和评估患者病情，应及时联系对应的急性心力衰竭单元，沟通是否需要调整方案或再次转诊。

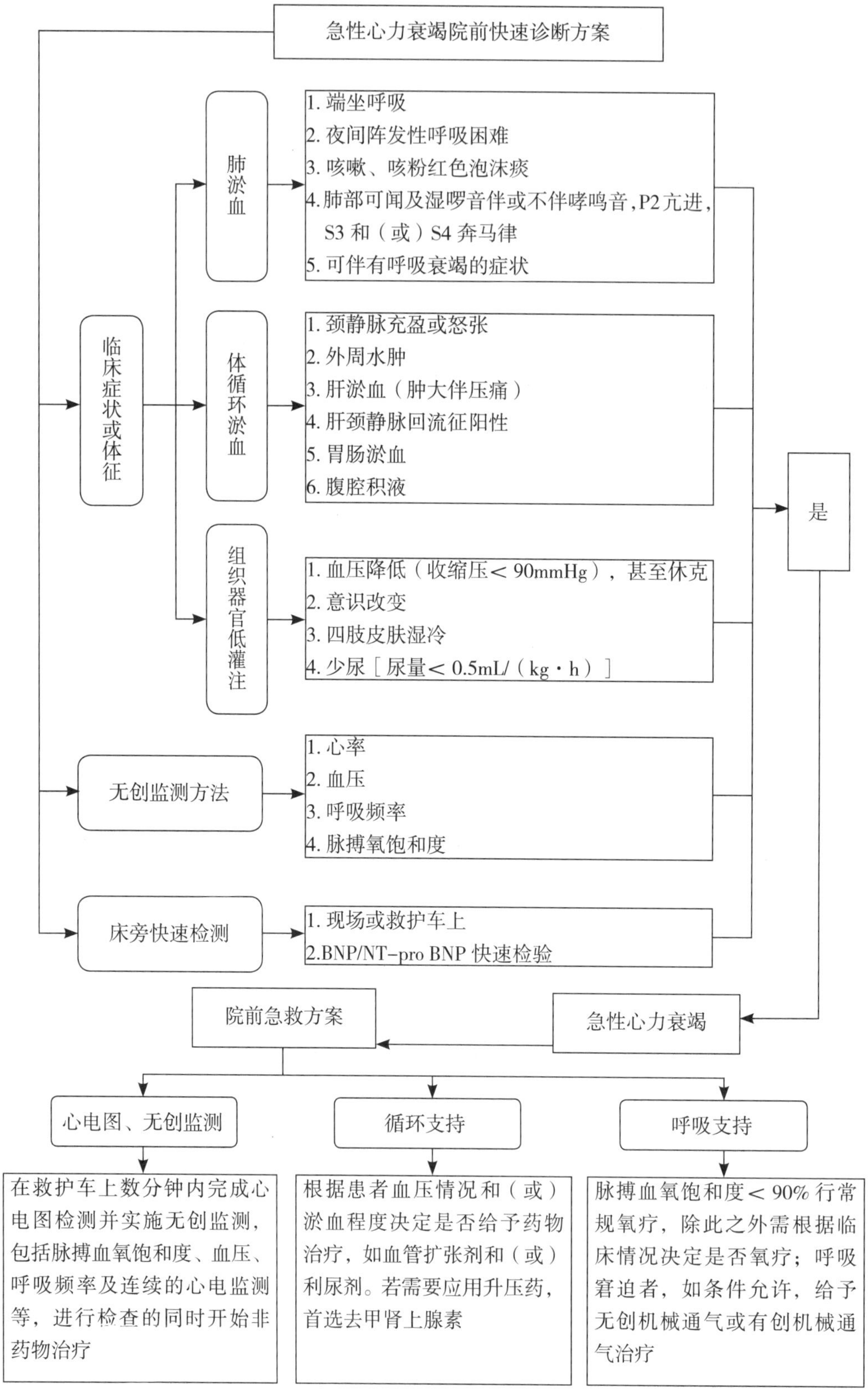

图 2–3　急性心力衰竭院前快速诊断流程图

表 2-1 急性心力衰竭早期预警 Super-score 评分系统

指标	范围	计分（分）
氧饱和度（%）	99 ~100	0
	95 ~98	1
	≤ 94	2
每小时尿量（mL/h）	> 50	0
	30 ~50	1
	< 30	2
心率（次 /min）	< 90	0
	90 ~140	1
	> 140	2
情绪状态	0	0
	— / ——	1
	+	2
呼吸频率（次 /min）	< 20	0
	20 ~30	1
	> 30	2

注：1.患者若未予以导尿，则每小时尿量可用两次排尿量的平均值计算。2.情绪状态中，0表示正常或药物镇静状态；—表示抑郁、冷漠、反应迟钝、嗜睡；——表示昏睡、昏迷；+表示烦躁不安、兴奋、激动或过度应激及谵妄。3.急性心力衰竭发作危险分层：0 ~1 分，低危；2 ~3 分，中危；4 ~5 分，高危；6 ~10 分，极高危

二、急性心力衰竭诊断与治疗质量管理

随着我国人口老龄化加剧，冠心病、高血压、糖尿病、肥胖等慢性病的发病率呈上升趋势，医疗水平的提高使心血管疾病患者生存期延长，最终发展为心力衰竭，使得我国心力衰竭患病率持续增高。为帮助医务人员在制定心力衰竭诊治策略时基于最好的循证医学证据，多个国家（包括中国）都制定了心力衰竭诊断和治疗指南并不断更新，对临床医生进行心力衰竭规范化治疗具有重要的指导和推动作用。

医疗质量评价是实现心力衰竭患者长期随访过程中优化诊疗、提高护理质量及减少不良预后的关键环节。中国医师协会心血管内科医师分会心力衰竭学组和中国心力衰竭中心联盟专家委员会组织专家组参考了国内外相关指南及最新进展，结合我国国情和心力衰竭中心建设的临床实践，制定了与心力衰竭患者诊断、治疗和转归相关的医疗质量评价和控制指标，以解决心力衰竭患者门诊连续性诊疗问题，改善心力衰竭患者预后和生活质量。

（一）中国心力衰竭医疗质量控制报告

1. 心力衰竭医疗质量控制指标体系

国家心血管病医疗质量控制中心专家委员会心力衰竭工作组（NCCQI-HF）制定了“中国心力衰竭医疗质量控制指标体系”（表 2-2），包括过程指标和结局指标两大类。过程指标包括心力衰竭诊断与评估、药物治疗及器械治疗，结局指标包括心力衰竭院内结局、出院后随访及出院后结局。

该指标体系建立的依据是多个国家分布的心力衰竭相关指南和文件，并充分考虑中国国情。需要指出的是，这是一个开放的体系，将与时俱进地进行更新和完善。

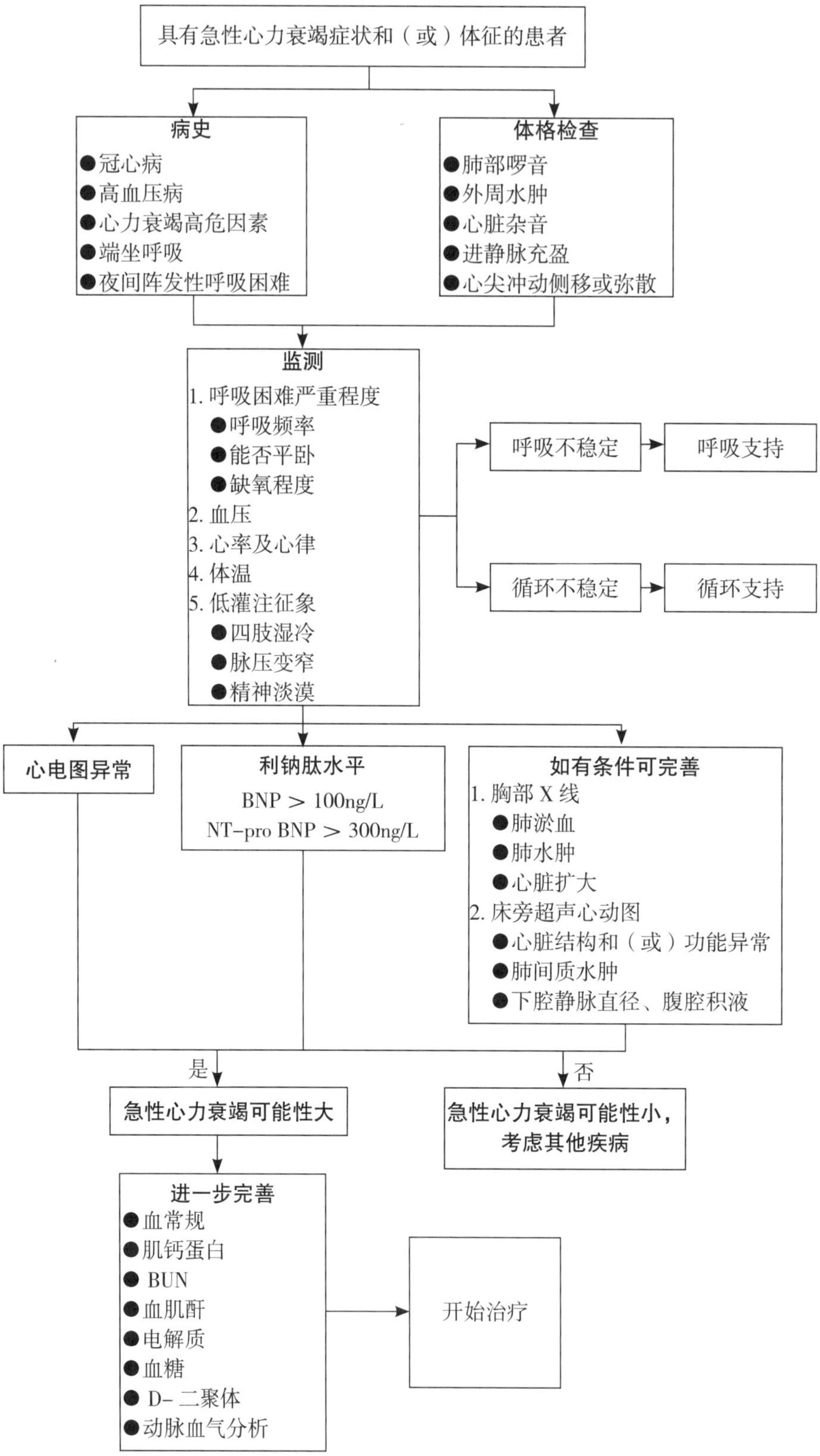

图 2-4　急性心力衰竭单元院内诊疗方案

表 2-2 中国心力衰竭医疗质量控制指标体系

指标分类	管理方向	指标名称
过程指标	心力衰竭诊断与评估	心力衰竭住院患者超声心动图的检查（心脏功能评估）率
		心力衰竭住院患者利钠肽的检测率
	心力衰竭药物治疗	症状性心力衰竭患者出院时口服利尿剂的使用率
		心力衰竭适用人群出院时口服 ACEI/ARB/ARNI 的使用率①
		心力衰竭适用人群出院时口服 β 受体阻滞剂的使用率①
		心力衰竭适用人群出院时口服醛固酮受体拮抗剂的使用率①
	心力衰竭器械治疗	心力衰竭适用人群住院期间 ICD 的使用率①
		心力衰竭适用人群住院期间 CRT 的使用率①
结局指标	心力衰竭院内结局	心力衰竭患者住院天数
		心力衰竭患者院内病死率
	心力衰竭出院后随访	心力衰竭患者出院 30d 随访率
	心力衰竭出院后结局	心力衰竭患者出院 30d 内心力衰竭再入院率
		心力衰竭患者出院 30d 内全因病死率

注：ACEI 为血管紧张素转化酶抑制剂；ARB 为血管紧张素Ⅱ受体拮抗剂；ARNI 为血管紧张素受体 / 脑啡肽酶抑制剂。①中的心力衰竭适用人群指符合心力衰竭指南推荐的Ⅰ类适应证，同时排除禁忌证或慎用情况的人群

2.2020 中国心力衰竭医疗质量控制报告

2020 中国心力衰竭医疗质量控制报告数据（以下简称 2020 年中国质控分析数据）来源于全国 113 家录入例数≥ 100 例的国家心血管病中心心力衰竭专病医联体（HFMU-NCCD）单位，患者入院日期为 2017 年 1 月至 2020 年 10 月，共计 34938 例（占总例数 82.8%）。113 家医院分布于 27 个省、自治区和直辖市。按照患者入院日期，2017 年、2018 年、2019 年及 2020 年纳入的例数分别为 2138 例（6.1%）、11237 例（32.2%）、14227 例（40.7%）和 7336 例（21.0%）。按照医院级别，三级医院 87 家，纳入例数 29728 例（85.1%）；一级 / 二级医院 26 家，纳入例数 5210 例（14.9%）。

根据 2020 年中国质控分析数据，心力衰竭住院患者的年龄为（67 ± 14）岁，男性 21241 例，占 60.8%。入院时收缩压为（130 ± 24）mmHg（1mmHg = 0.133kPa），舒张压为（79 ± 16）mmHg，心率为（85 ± 21）次 /min。心力衰竭病因主要为高血压（56.3%）和冠心病（48.3%），其次为瓣膜性心脏病（18.7%）和扩张型心肌病（16.3%）（部分患者存在多种病因）。心力衰竭的并发症主要为糖尿病和房颤或房扑。与美国 GWTG-HF 项目纳入的住院心力衰竭患者比较，我国住院心力衰竭患者年龄较小、女性比例较低，入院时收缩压水平较低；心力衰竭病因中高血压的比例明显较低，冠心病和瓣膜性心脏病的比例也较低；并发症中糖尿病、房颤或房扑的比例也较低。

实验室检查结果显示，中国心力衰竭住院患者中合并贫血 [血红蛋白＜ 120g/L（男性）或＜ 110g/L（女性）] 的发生率为 22.0%，合并低蛋白血症（人血白蛋白＜ 35g/L）的发生率为 23.0%，合并估算肾小球滤过率（GFR）＜ 60mL/（min·1.73m^2）的发生率为 41.9%，合并低钾血症（血钾＜ 3.5mmol/L）和高钾血症（血钾＞ 5.5mmol/L）的发生率分别为 11.7% 和 1.6%，合并低钠血症（血钠＜ 135mmol/L）和高钠血症（血钠＞ 145mmol/L）的发生率分别为 11.1% 和 4.7%。

根据2020年中国质控分析数据，在34938例患者中记录入院及出院时间的有32677例（93.5%），其住院天数的中位数（P25，P75）为9（6，12）d，较China-HF研究的住院天数[10（7，15）d]略短，但明显长于美国GWTG-HF项目心力衰竭患者的住院天数[4（3，6）d]。在34938例患者中，记录院内转归情况的有33413例（95.6%），其中，院内病死（包含濒临死亡放弃治疗者）938例，院内病死率为2.8%，较China-HF研究结果（4.1%）明显下降，与美国GWTG-HF项目中院内病死率（3.0%）相当。

3. 心力衰竭医疗质量控制指标完成情况的比较

China-HF研究纳入了2012年1月至2015年9月期间全国132家医院13687例有完整数据的成年（年龄≥18岁）住院心力衰竭患者，而2020年中国质控分析纳入了2017年1月至2020年10月在全国113家录入数据≥100例的HFMU-NCCD单位住院的成人心力衰竭患者34938例。与China-HF结果比较，2020年中国质控分析数据显示，心力衰竭患者超声心动图检查（心脏功能评估）率，利钠肽检测率，心力衰竭适用人群出院时口服常规利尿剂、肾素－血管紧张素系统（renin-angiotensin system，RAS）阻滞剂、β受体阻滞剂及螺内酯的使用率均有明显升高，但RAS阻滞剂应用的种类有所不同：血管紧张素转化酶抑制剂（angiotensin converting enzyme inhibitor，ACEI）、血管紧张素Ⅱ受体阻滞剂（angiotensin Ⅱ receptor blocker，ARB）使用率较China-HF研究结果明显下降，而ARNI使用率显著升高。

美国GTWG-HF项目是一项由AHA发起的在全美医院开展的质量改进项目，旨在提高心力衰竭住院患者对相关指南推荐诊疗意见的依从性，从而改善患者的预后。该项目于2005年3月启动，至2018年12月，纳入近700家医院的住院心力衰竭患者逾18万例。其中一项研究报告纳入569家医院在2014年1月至2018年12月住院、有美国联邦医保的心力衰竭患者共计262626例，比较了美国联邦医保额外付费服务（FFS）与联邦医保优良计划（MA）对住院心力衰竭患者医疗质量及结局的影响。将2020年中国质控分析数据（2017—2020年）与美国GTWG-HF项目（2014—2018年）数据比较，中国住院心力衰竭患者有以下特征。①超声心动图检查（心脏功能评估）使用率低于美国。②适用人群出院时口服β受体阻滞剂和ACEI/ARB/ARNI的使用率低于美国。③适用人群出院时醛固酮受体拮抗剂的使用率明显高于美国。④ICD和CRT的使用率（植入率）明显低于美国（包括植入或推荐率）。⑤沙库巴曲缬沙坦使用率明显高于美国。

4. 高危人群治疗情况分析

根据2020年中国质控分析数据，存活出院并记录出院收缩压水平的心力衰竭患者有31676例，其中，收缩压＜90mmHg患者有604例，出院时口服ACEI患者96例，使用率为15.9%；口服ARB患者40例，使用率为6.7%；收缩压＜95mmHg有1912例，口服ARNI患者有678例，使用率为35.5%。存活出院时并记录出院时收缩压水平的HFrEF患者有12220例，其中，收缩压＜90mmHg患者391例，口服ACEI患者62例，使用率为15.9%；口服ARB患者20例，使用率为5.1%；出院时收缩压＜95mmHg的患者有1218例，口服ARNI患者555例，使用率为45.6%。

存活出院并记录出院时血肌酐水平的心力衰竭患者有14592例，其中血肌酐＞221μmol/L有

749例，口服ACEI有51例，使用率为6.8%；口服ARB有81例，使用率为10.8%；口服ARNI有58例，使用率为7.8%。存活出院并记录出院时血肌酐水平的HFrEF患者有6337例，其中血肌酐>221μmol/L有233例，口服ACEI有14例，使用率为6.0%；口服ARB有19例，使用率为8.2%；口服ARNI有38例，使用率为16.3%。

分析393例本次住院植入CRT患者发现，有113例（28.8%）植入前LVEF＞35%，101例（25.7%）植入前心电图QRS间期＜130ms，合计214例，占植入数的54.4%。

5. 未来工作重点

（1）提高数据填报数量和质量，形成高质量的中国心力衰竭医疗质量控制报告。目前，中国心力衰竭专病医联体已经形成了国家中心、省级/区域中心及医联体成员单位的三级管理模式，下一步要做的，一是加强医联体工作的推广，提高各级医疗机构，尤其一级/二级医院的参与度，提高心力衰竭医疗质控数据填报的数量，以便能够全面和准确反映我国心力衰竭患者的状况；二是通过质控数据平台技术核查、各医联体单位数据核查员人工核查及质控中心抽查等多种方式，提高心力衰竭医疗质控填报数据的质量，务必要真实、可靠和可溯源；三是细化医疗质控指标的定义和要求，形成标准化操作流程，并定期对医联体单位相关人员进行培训，确保心力衰竭医疗质控填报数据的准确性、完整性和连续性；四是加强各医联体单位心力衰竭患者的随访管理，制订随访计划，包括随访的对象、内容、频率和方式等，确保患者出院后有定期随访和及时填报，逐步实现心力衰竭患者的全程管理。

（2）采取切实有效措施，努力提高我国心力衰竭诊疗的规范化水平。一是要加强各级医院人员心力衰竭规范化诊疗的培训及继续教育，针对临床诊疗不足、治疗过度和失当现象，切实采取针对性措施，以提高临床诊疗的规范化；二是要通过定期发布心力衰竭医疗质控报告，及时反馈各级医疗机构质控结果，并开展质控结果执行评比及质控结果改进评比，提高不同等级医院，尤其是一级/二级医院的诊疗水平，从而真正提高国家的整体心力衰竭诊治水平；三是要根据临床诊疗进展和国情，更新和优化心力衰竭质控指标，从总体人群中找出质控指标的适用人群，对质控指标进行更精准管理。

（二）心力衰竭诊断与治疗质量评价和控制指标

1.LVEF测量完成情况

定义：有LVEF的心力衰竭患者比例。成像方式：超声心动图、核素心室造影、心脏磁共振成像、心室造影。时间：12个月以内。评估心力衰竭患者的LVEF可提供指导治疗所需的重要信息。尽管大多数患者都有LVEF的记录，但仍需强调LVEF的重要性，从而指导是否需要进一步治疗。

2. 利钠肽测量完成情况

定义：有利钠肽的心力衰竭患者比例。利钠肽包括BNP或NT-pro BNP。时间：12个月以内。利钠肽检测推荐用于心力衰竭筛查、诊断和鉴别诊断、病情严重程度及预后评估。尽管大多数患者都有利钠肽的记录，但仍需强调利钠肽在心力衰竭筛查、诊断、预后评估中的重要性。BNP和NT-pro BNP的测定在心力衰竭诊断与评估中具有重要价值。

3. 症状及活动能力评估完成情况

定义：记录同期临床症状和活动能力（量化）的心力衰竭患者的就诊比例。量化评估指标：NYHA 心功能分级、堪萨斯城心肌病患者生活质量量表（Kansas city cardiomyopathy questionaire scale，KCCQ）或明尼苏达心力衰竭生活质量调查表（Minnesota heart failure quality of life scale，MLHFQ）。心力衰竭的治疗能有效改善患者的症状和预后，正确使用这些治疗方法的前提是对心力衰竭患者进行准确诊断和全面评估，但目前我国心力衰竭患者的管理中对症状及活动能力评估较少，尤其是生活质量评估量表的使用。需定期对心力衰竭患者的症状及活动能力进行评估，依据评估结果制订初始治疗方案、监测指标和调整治疗方案。目前评估心力衰竭患者症状及活动能力较敏感的量表有 KCCQ 和 MLHFQ，通过患者自评可准确量化生活质量结果。

4. 症状管理完成情况

定义：与上次（至少间隔 1 个月）评估相比，症状改善、维持原症状、症状恶化需接受干预措施的心力衰竭患者的就诊次数百分比。症状评估可选择下列指标之一：NYHA 心功能分级、KCCQ、MLHFQ、6min 步行试验、峰值摄氧量、二氧化碳通气当量斜率。根据前后 2 次评估结果（间隔至少 1 个月）比较判断症状的变化。干预措施包括下列至少 1 项：调整药物及其剂量、器械治疗、改变生活方式（如限盐、康复训练）、安宁疗护、转诊。时间：12 个月以内。

心力衰竭治疗的主要目标包括缓解患者心力衰竭症状和改善患者活动能力。出院后因心力衰竭导致的生活质量下降是心力衰竭再住院和死亡的强预测因素。但目前我国心力衰竭患者管理中，对症状管理较少采用量化的指标。症状管理需要对至少 2 个时间节点（至少间隔 1 个月）的症状或生活质量评估结果进行比较，以判断患者是否从治疗中获益，对症状未改善的患者应寻找其原因，如病因误诊或漏诊，合并抑郁、肥胖、低血压、睡眠呼吸暂停、依从性差等，并进行干预。

5.HFrEF 患者中 β 受体阻滞剂使用情况

定义：HFrEF 患者（既往或目前 LVEF ≤ 40%）出院时或门诊就诊时 β 受体阻滞剂的使用比例。出院：出院带药或出院总结中记录有出院后继续使用 β 受体阻滞剂。门诊：在 12 个月内的门诊病历或药物处方中，至少有 1 次 β 受体阻滞剂使用记录。β 受体阻滞剂包括比索洛尔、卡维地洛、琥珀酸美托洛尔。长期应用 β 受体阻滞剂可改善慢性 HFrEF 患者的症状和生活质量，降低死亡、住院、猝死风险。一旦患者被诊断为 HFrEF 且病情稳定，应开始应用 β 受体阻滞剂，除非有禁忌证或不能耐受。中国心力衰竭中心注册研究的初期数据显示，29 个省 169 家三级医院 38494 例住院心力衰竭患者中，HFrEF 患者出院时 β 受体阻滞剂使用率为 79.1%，较 10 年前有明显提升，但基层医院的 HFrEF 患者中 β 受体阻滞剂的使用情况仍然不理想。

β 受体阻滞剂是慢性心力衰竭治疗的基石，无禁忌证者需长期使用。根据 2020 年中国质控分析数据，出院时 NYHA 心功能Ⅱ ~Ⅳ级的 HFrEF 患者，排除出院时收缩压＜ 90mmHg、心率＜ 50 次 /min 的患者有 10989 例，其中 9036 例口服 β 受体阻滞剂，使用率为 82.2%。在 HFrEF、HFmrEF 和 HFpEF 患者中出院时 β 受体阻滞剂的使用率分别为 82.2%、75.0% 和 63.0%。在种类上，使用最多的是琥珀酸美托洛尔（62.7%），其次为比索洛尔（19.2%）和酒石酸美托洛尔（占 17.0%），最少的为卡维地洛（1.1%）。此外，根据患者入院时间，从 2017 年至 2020 年，各类β受体阻滞剂历年的使用百分比，最高的均为琥珀酸美托洛尔（61.8% ~67.0%），酒石酸美托洛尔在 17.1% ~23.3%，比索洛尔在 8.7% ~20.7%，而卡维地洛仅为 1.0% ~1.3%。

6.HFrEF 患者中 ACEI/ARB/ARNI 使用情况

定义：HFrEF 患者（既往或目前 LVEF ≤ 40%）出院时或 12 个月内门诊就诊时 ACEI、ARB 或ARNI的使用比例。出院：出院带药或出院总结中记录有出院后继续使用ACEI/ARB/ARNI。门诊：在 12 个月内的门诊病历或药物处方中，至少有 1 次 ACEI/ARB/ARNI 使用记录。依据：使用 ACEI/ARB/ARNI 治疗可改善 HFrEF 患者的预后，长期应用可降低心力衰竭发病率和死亡率。中国心力衰竭中心注册研究的初期数据显示，住院 HFrEF 患者出院时上述药物使用率为 78.2%，较 10 年前有明显提升，但基层医院 HFrEF 患者中 ACEI/ARB/ARNI 的使用情况仍然不理想。

根据 2020 年中国质控分析数据，出院时 NYHA 心功能Ⅱ ~Ⅳ级 HFrEF 患者，排除血肌酐＞221μmol/L、血钾＞ 5.5mmol/L、收缩压＜ 90mmHg 的患者有 10351 例，其中，2983 例使用 ACEI，使用率为 28.8%；1578 例使用 ARB，使用率为 15.2%，两者合计使用率为 44.0%。研究证实，在常规标准治疗基础上，与依那普利相比，沙库巴曲缬沙坦（首个 ARNI 药物）可以进一步改善 HFrEF 患者预后。根据 2020 年中国质控分析数据，出院时 NYHA 心功能Ⅱ ~Ⅲ级，并排除血肌酐＞221μmol/L、血钾＞ 5.5mmol/L、收缩压＜ 95mmHg 的 HFrEF 患者有 7652 例，其中，2826 例使用 ARNI，使用率为 36.9%。因此，心力衰竭适用人群出院时口服 RAS 阻滞剂（包括 ACEI、ARB、ARNI）的总使用率为 80.9%。

7.HFrEF 患者中 ARNI 使用情况

定义：经 ACEI/ARB 治疗 3 个月后仍有症状，NYHA 心功能分级Ⅱ ~Ⅲ级的 HFrEF（既往或目前 LVEF ≤ 40%）患者，出院时或门诊就诊时将 ACEI/ARB 调整为 ARNI 的患者比例。出院：出院带药或出院总结中记录有出院后继续使用 ARNI。门诊：在 12 个月内门诊病历或药物处方中，至少有 1 次 ARNI 使用记录。依据：PARADIGM-HF 研究显示，与依那普利相比，ARNI 使 HFrEF 患者的主要复合终点（心血管疾病死亡和心力衰竭住院）风险降低 20%。近来一些新的临床试验、荟萃分析及真实世界数据同样支持 ARNI 替代 ACEI/ARB 可进一步降低 HFrEF 患者死亡率和发病率。

8.HFrEF 患者中β受体阻滞剂剂量达标情况

定义：HFrEF 患者中使用指南推荐的β受体阻滞剂（至少为目标剂量的 50%）的比例。依据：使用指南推荐的β受体阻滞剂治疗 HFrEF 患者时存在剂量－反应关系，达到目标剂量时可进一步改善预后。使用β受体阻滞剂治疗 HFrEF 患者时，起始剂量须小，每隔 2 ~4 周可剂量加倍，逐渐达到指南推荐的目标剂量或最大可耐受剂量，并长期使用。静息心率降至 60 次 /min 的剂量为β受体阻滞剂应用的最大可耐受剂量。

9.HFrEF 患者中 ACEI/ARB/ARNI 剂量达标情况

定义：HFrEF 患者中使用指南推荐的 ACEI/ARB/ARNI（至少为目标剂量的 50%）的比例。依据：使用 ACEI、ARB 或 ARNI 治疗 HFrEF 患者时存在剂量－反应关系，达到目标剂量时可进一步改善患者预后。使用 ACEI/ARB/ARNI 治疗 HFrEF 患者时，小剂量开始，每 2 ~4 周剂量加倍，逐渐达到目标剂量或最大可耐受剂量。临床试验中，ACEI/ARB/ARNI 剂量不是由患者的治疗反应决定的，而是增加至预定的目标剂量。临床医生应尝试使用在临床试验中被证实可以减少心血管事件的目标剂量，如不能耐受，也应使用患者能够耐受的最大剂量。

10.HFrEF 患者中醛固酮受体拮抗剂使用情况

定义：已使用 β 受体阻滞剂和 ACEI/ARB/ARNI，NYHA 心功能分级Ⅱ ~Ⅳ级，LVEF ≤ 35% 的心力衰竭患者或急性心肌梗死后 LVEF ≤ 40%，有心力衰竭症状或合并糖尿病患者中醛固酮受体拮抗剂使用比例。出院：出院带药或出院总结中记录有出院后继续使用醛固酮受体拮抗剂。门诊：在 12 个月内门诊病历或药物处方中，至少有 1 次醛固酮受体拮抗剂使用记录。依据：在使用 ACEI/ARB、β 受体阻滞剂的基础上加用醛固酮受体拮抗剂，可使 NYHA 心功能分级Ⅱ ~Ⅳ级的 HFrEF 患者获益，降低全因死亡、心血管疾病死亡、猝死和心力衰竭住院风险。我国住院 HFrEF 患者出院时醛固酮受体拮抗剂使用率达 83.6%。醛固酮受体拮抗剂的禁忌证：①血肌酐＞ 221mmol/L 或 GFR ＜ 30mL/（min·1.73m^2）；②血钾＞ 5mmol/L。使用醛固酮受体拮抗剂的主要不良反应是高钾血症和肾功能恶化，因此，使用醛固酮受体拮抗剂治疗后 1 周应监测血钾和肾功能，之后的前 3 个月每个月监测 1 次，以后每 3 个月监测 1 次。

醛固酮受体拮抗剂（我国仅有螺内酯）可以使 NYHA 心功能Ⅱ ~Ⅳ级的 HFrEF 患者获益，降低全因死亡、心血管疾病死亡、SCD 和心力衰竭住院风险。醛固酮受体拮抗剂适用于 RAS 阻滞剂和 β 受体阻滞剂应用后仍有症状的 HFrEF 患者。根据 2020 年中国质控分析数据，出院时 NYHA 心功能Ⅱ ~Ⅳ级的 HFrEF，且排除血肌酐＞ 221μmol/L、血钾＞ 5mmol/L 的患者 9931 例，其中 8719 例应用螺内酯，使用率为 87.8%。HFrEF、HFmrEF 和 HFpEF 患者的螺内酯使用率分别为 87.8%、77.9% 和 63.0%。

11.HFrEF 患者中 SGLT2 抑制剂使用情况

定义：NYHA 心功能分级Ⅱ ~Ⅳ级的 HFrEF 患者门诊就诊时钠－葡萄糖协同转运蛋白 2（sodium–glucose cotransporter 2，SGLT2）抑制剂的使用比例。门诊：在 12 个月内的门诊药物处方中至少有 1 次 SGLT2 抑制剂使用记录。SGLT2 抑制剂包括达格列净、恩格列净。依据：已给予现有心力衰竭指南推荐治疗的 HFrEF 患者，加用 SGLT2 抑制剂可降低心血管疾病死亡或心力衰竭再入院风险 25% ~26%，DAPA–HF 研究和 EMPEROR–Reduced 研究分别证实了达格列净和恩格列净在 HFrEF 患者中的有效性和安全性。SGLT2 抑制剂常见的不良反应为泌尿生殖系统感染，少见的不良反应有酮症酸中毒。

12. 合并糖尿病的心力衰竭患者中 SGLT2 抑制剂使用情况

定义：合并糖尿病的心力衰竭患者出院时或门诊就诊时 SGLT2 抑制剂使用比例。出院：出院带药或出院总结中记录有出院后继续使用 SGLT2 抑制剂。门诊：在 12 个月内门诊病历或药物处方中，至少有 1 次 SGLT2 抑制剂使用记录。SGLT2 抑制剂包括达格列净、恩格列净、卡格列净等。依据：2 型糖尿病与心力衰竭并存在临床是常见的，30% ~40% 的心力衰竭患者合并糖尿病，中国心力衰竭中心注册研究的数据显示，我国住院心力衰竭患者中 29.2% 合并糖尿病。与无糖尿病的心力衰竭患者相比，合并糖尿病的心力衰竭患者发生临床症状恶化、全因死亡和心血管疾病死亡的风险增加。日本的一项研究也发现急性失代偿性心力衰竭患者入院时血糖与随后的临床事件发生率相关，低血糖和高血糖均与急性失代偿性心力衰竭再住院风险升高独立相关，血糖失调指数与急性失代偿性心力衰竭患者心源性死亡和 SCD 相关，因此控制心力衰竭患者的血糖波动对于改善预后十分关键。近年来多项研究显示 SGLT2 抑制剂能够降低具有心血管高危风险的 2 型糖尿病患者的心血管疾病死亡率和心力衰竭住院率。

13.HFrEF 患者经优化药物治疗后 ICD 植入建议情况

定义：对经 β 受体阻滞剂和 ACEI/ARB/ARNI 等药物优化治疗至少 3 个月后 LVEF 仍≤ 35% 的 HFrEF 患者，医生建议植入 ICD 以预防 SCD 的患者比例。依据：ICD 可预防部分 HFrEF 患者因恶性室性心律失常导致的猝死。然而，ICD 频繁或不适当放电会降低患者生活质量。考虑到植入 ICD 同时存在以上风险和获益，应使符合条件的患者充分了解有关猝死及非猝死的风险，植入 ICD 的获益和风险，从而能根据 SCD 的风险高低更好地做出决策。中国心力衰竭中心注册研究的数据显示，住院 HFrEF 患者 ICD 植入率为 2.1%，远远低于 ESC-HF-LT 注册研究（ICD 植入率为 34.8%）和美国 GMTG-HF 注册研究（ICD 植入率为 14.7%）。需要加强 HFrEF 患者出院后的随访管理，经过 3 ~ 6 个月优化药物治疗后是否有 ICD 或 CRT 植入指征，以保证治疗的连续性，缩小临床实践与指南的差距。

心律失常导致的 SCD 是心力衰竭患者的常见死因。ICD 能明显降低猝死率，适用于心力衰竭患者 SCD 的一级预防和二级预防。根据 2020 年中国质控分析数据，在 34938 例心力衰竭患者中植入 ICD 的患者有 563 例，总人群使用率为 1.6%，较 China-HF 研究人群的 ICD 使用率（0.3%）明显升高，但低于美国 GWTG-HF 项目中住院心力衰竭患者的使用率（9.5%）。在植入者中，5 例为既往植入，558 例为本次住院植入，后者中用于一级预防占 54.5%，二级预防占 45.6%。入院时 NYHA 心功能Ⅱ级或Ⅲ级且 LVEF ≤ 35% 的患者有 5883 例，植入 ICD 的患者有 186 例，使用率为 3.2%；入院时 NYHA ≤心功能Ⅱ级或Ⅲ级，LVEF ≤ 35%；出院时口服利尿剂、RAS 阻滞剂、β 受体阻滞剂及螺内酯的患者有 3089 例，植入 ICD 的患者有 121 例，使用率为 3.9%。

14.HFrEF 患者经优化药物治疗后 CRT 植入情况

定义：经 β 受体阻滞剂和 ACEI/ARB/ARNI 等药物优化治疗至少 3 个月后 LVEF 仍≤ 35%，完全性左束支传导阻滞（left bundle branch block，LBBB），QRS 间期≥ 150ms，NYHA 心功能分级Ⅱ ~ Ⅳ级患者中行 CRT 的比例。依据：CRT 可改善 LVEF ≤ 35%、完全性 LBBB 和 QRS 间期≥ 150ms 的症状性心力衰竭患者的生存率和症状。中国心力衰竭中心注册研究的数据显示，住院 HFrEF 患者 CRT 植入率为 2.7%。不同于 ICD，CRT 不仅可以改善预后，还可以改善症状，因此应建议患者植入 CRT。

在标准和优化的药物治疗基础上应用 CRT，包括只具有起搏功能的 CRT-P 或兼有 ICD 功能的 CRT-D，可以进一步改善心力衰竭患者预后。根据 2020 年中国质控分析数据，34938 例患者中植入 CRT 的有 402 例，总人群使用率为 1.2%，较 China–HF 研究人群的使用率（0.3%）明显升高，但明显低于美国 GWTG–HF 项目中住院心力衰竭患者的使用率（7.5%，包括 CRT–P 使用率 1.0% 及 CRT–D 使用率 6.5%）。在植入 CRT 患者中，9 例为既往植入，393 例为本次住院植入，后者中 302 例为 CRT–D（76.8%），84 例为 CRT–P（21.4%），其余 7 例（1.8%）CRT 类型未记录。入院时 NYHA 心功能Ⅱ ~Ⅳ级，LVEF ≤ 35%，存在 LBBB，且 QRS 间期≥ 130ms 的患者有 752 例，植入 CRT 的有 105 例，植入率为 14.0%。入院时符合上述基本适应证，且出院时口服利尿剂、RAS 阻滞剂、β 受体阻滞剂和螺内酯的患者有 418 例，其中，植入 CRT 的有 61 例，植入率为 14.6%。在本次住院植入 CRT 的 393 例患者中，符合窦性心律、入院时 NYHA 心功能Ⅱ ~Ⅳ级、LVEF ≤ 35%，且可以判断是否存在 LBBB 及 QRS 间期的患者有 233 例，其中，符合 CRT 适应证Ⅰ类推荐的仅占 47.2%（110/233），符合Ⅱ a 类和Ⅱ b 类适应证的分别占 24.0% 和 8.2%，符合Ⅲ类适应证（即禁忌证）的占 20.6%。

15. 患者教育完成情况

定义：12 个月内接受过至少 1 次患者教育的心力衰竭患者比例。患者教育内容需涵盖心力衰竭的基础知识、症状的监控方法、药物治疗及剂量调整的重要性、促进治疗依从性的行为、饮食指导、生活方式干预、运动指导、如何监测体重等。依据：患者缺乏自我管理的知识和技巧是心力衰竭反复住院的重要原因之一。患者教育是心力衰竭护理的重要部分，通过教育能提高患者的自我管理能力和治疗依从性，改善患者健康状况并减少心力衰竭再入院的发生。患者教育的形式和方式由临床医生针对患者的需求决定。一些学术团体 / 医院已经开发了针对心力衰竭患者教育的材料，如中国心力衰竭中心联盟心力衰竭患者教育平台。

16. 出院时随访预约完成情况

定义：出院记录或诊断证明中记录到“心力衰竭患者出院 1 周内、1 个月、3 个月随访”的建议及安排的比例。随访方式包括具体的时间、地点及方式，如心力衰竭门诊就诊、电话随访、社区医院。依据：心力衰竭患者出院后早期门诊随访（7d 内）与较低的 30d 再入院风险相关。心力衰竭住院患者出院后 3 个月内死亡率和再住院率高达 15% 和 30%，因此，将出院后早期心血管事件高发的这一时期称为心力衰竭的易损期。优化慢性心力衰竭的治疗是降低易损期心血管事件发生率的关键，因患者病情不稳定，需进行药物调整和监测，故强调患者进行门诊随访。

三、急诊急性心力衰竭建设优化方向

急诊科在急性心力衰竭患者的诊断评估中发挥着重要作用，是建立急性心力衰竭当前最佳实践和未来优化处置决策的关键领域，急诊科医生是急诊处置的关键决策者。早期的急性心力衰竭研究主要集中在住院患者，最近的几项研究已将焦点转移到急诊科出院后的结局。研究表明急诊急性心力衰竭患者是一类复杂的人群，风险与住院患者相似，30d 死亡率始终在 2.5% ~4%。筛选出风险较低的患者，并提供安全过渡到专科门诊的治疗，对急诊科医生来说仍然是巨大的挑战。

（一）急诊科的评估

急诊急性心力衰竭患者的评估和管理包括实现血流动力学稳定、改善心功能和识别失代偿的潜在诱因。具体来说，急诊科医生必须：①确定患者发生短期严重不良事件的风险；②帮助患者改善症状；③发现并解决病情加重的原因；④确保良好的后续治疗方案。

对于急性心力衰竭患者，有效的诊断很重要，因为救治延迟可能会导致死亡风险增加、住院时间延长和经济成本上升。评估还应包括胸部 X 线、心电图（ECG）、生物标志物和床旁超声，这些评估的结果有助于急性心力衰竭的鉴别诊断、确定疾病的严重程度并识别诱因。

在监测患者对初始治疗的反应后，急诊科医生需提供下一步治疗方案，特别是决定哪些患者需要住院。危重患者，如呼吸衰竭、心源性休克、持续性室性心动过速及需要紧急诊断或治疗的患者，通常需要到 ICU 住院。具有某些高危因素的患者也需要入院，包括疑似亚急性低灌注、利尿抵抗、晚期慢性肾脏病、不受控制的房性心律失常、严重的瓣膜疾病、明显充血或新发心力衰竭等。

急诊科医生需要发现低风险的急性心力衰竭患者。多项研究描述了急诊低风险患者的特征，如年龄较小、体重指数较低、重要并发症风险较低。另外，在急诊就诊期间获得的数据可以提高风险分层的准确性，如生命体征（最常见的是 SpO_2 和血压）、实验室检查（最常见的是肾功能、肌钙蛋白和利钠肽）以及到达方式（救护车或自行步入）。

急性心力衰竭患者的急诊出院评估首先需要识别出 30d 内低死亡风险的患者，然后为其制订一个治疗方案以确保出院后症状持续改善，包括提高心力衰竭药物剂量和早期随访建议，这些措施能降低再次急诊就诊和住院的风险。风险评估还应包括急性心力衰竭特有风险、非心力衰竭医疗风险、非医疗风险（包括个人和社区支持）及家庭护理的选择。

1. 准确的生理风险评估

准确预测急诊患者的短期风险对于制订安全的、以患者为导向的护理计划及改善患者预后和分配急诊资源至关重要。多数共识指南均建议进行风险分层，但很少能提供客观的措施来帮助对急诊患者的处置做出决策。早期的研究侧重于识别与发病率、死亡率增加相关的高风险标志物。然而，最大的挑战在于多达 50% 的急诊患者缺乏这些特征性高风险标记物，而高危特征的缺失并不等于该急诊患者的风险降低。

最近的数据表明，中高危患者从急诊科离院及低风险患者急诊入院是很常见的，这种现状提示可以通过更准确的风险评估来改善患者的预后，并将急诊资源分配与急性心力衰竭风险分层相结合。重点关注急性心力衰竭特有的风险，同时仔细评估并发症风险。

目前已经开发出了几种专用于急诊科的急性心力衰竭风险分层工具，目的是识别出可以从急诊科安全离院的低风险患者，最常见的是通过估计短期发病率和死亡率来分析数据。开发的大多数工具被用来预测 30d 的主要不良事件，这是急性心力衰竭患者最常见的临床报告结果。其中，渥太华心力衰竭风险量表（Ottawa heart failure risk scale，OHFRS）、急性心力衰竭死亡率风险组（emergency heart failure mortality risk grade，EHMRG）和急性心力衰竭患者基于急诊科西班牙评分的多重风险评估分数均经过了前瞻性验证，能够较好地识别出低风险队列。

以上这些评估工具有望准确地确定可以从急诊安全离院的患者，但加拿大、西班牙和美国的急诊实践模式与中国存在差异，这可能限制其推广性。这些差异包括在急诊科的总体住院时间、急诊入院率、不同的患者群体住院和再次入院的管理措施等。要实施的最佳风险模型的选择应基于当地实践模式、模型预测的准确性、内部和外部验证过程（队列规模、验证位置）、目标结果测量、既往记录的可用性及可执行性。正在进行的实践研究将有助于进一步定义这些特征。最近一项评估 EHMRG 对临床决策的附加价值的研究发现，格式化信息和风险工具的组合使用改进了预测效果。还有更多类似的研究正在进行以评估风险工具实施的可行性。这些结果将为医务人员提供选择理想的实践工具的参考信息。

2. 自我护理能力的评估

对患者自我护理能力的评估必须与生理风险评估同时进行。自我护理行为，如症状监测、服药、饮食依从性和锻炼，与再入院减少有关。必须识别出有护理障碍的患者，并提供解决方案，从而促进急诊出院的心力衰竭患者的症状持续改善。在这个过程中，组建一个多学科团队至关重要，可以为老年人、有多种并发症和复杂社会需求的患者提供帮助及制订护理计划。如果在急诊评估时无法获得可行的家庭环境（包括提供足够的护理支持和获得健康食品和药物的计划）则可能需要入院。

最近的一项随机试验对急诊出院的患者进行了自我护理干预，结果发现患者在随后的急诊、住院次数和健康状况方面都有所改善。这项试验在 3 个月的时间里，通过家访和 2 周 1 次的自我护理指导电话来教授患者可持续的自我护理方法。这些干预措施旨在将护理从急性环境过渡到家庭环境，从而确保患者的安全，避免不必要的住院治疗。试验发现干预组和常规护理组在第 30 天有显著差异，这表明自我护理干预是可行的，并可能改善急诊出院患者的心力衰竭相关结局。虽然两组之间的显著差异并没有持续到 90d，但将简洁和易于提供的自我护理干预纳入标准的急诊出院过程中，可能是安全、早期从急诊科过渡到家庭环境的一个重要组成部分。

几项研究强调了通过关注从急诊到门诊的护理过渡来改善患者预后的其他非药物策略。这些过渡策略包括使用多学科方法来改善患者的生活质量、身体状况和依赖性。理想情况下，多学科护理应从急诊科开始，并在出院后持续进行。干预措施可以在医院就诊期间进行，也可以在患者家中进行，包括教育、症状监测、远程监测、药物管理、心脏康复、心理支持和姑息治疗等。

3. 症状改善或恶化的重新评估

在生理风险和自我护理能力得到量化，并进行了早期急诊治疗后，对患者进行重新评估是非常重要的。早期利尿治疗可在 2 ~6h 后改善大多数患者的症状，这是一个很好的重新评估的时间窗。

相关指南建议使用尿钠浓度和（或）尿量作为标志物评估利尿剂反应来有效滴定利尿剂剂量。然而，与尿量相比，尿钠策略尚未进行前瞻性测试，准确的尿量收集具有挑战性。袢利尿剂具有陡峭的剂量 / 反应曲线，在达到阈值之前几乎没有效果，超过阈值后反应迅速接近上限。在获得有关尿钠作为指导的前瞻性疗效数据之前，应使用尿量和症状反应评估利尿剂的反应性，并作为滴定依据。还必须评估患者利尿剂反应不佳的潜在原因，这些患者通常都需要住院。

除了重新评估患者的症状外，还应调查诱因。常见的诱因包括饮食改变导致盐或液体摄入过多、药物使用不当或不依从、心律失常、缺血和感染等。

4. 健康问题社会决定因素的评估和解决

在确定方案时，必须考虑健康问题和社会决定因素。基本医疗保险覆盖范围、护理获得、教育、健康素养、社会支持、药物获得、交通、食品和住房安全、当地空气质量等与心力衰竭患者的预后和生活质量均有关。

急诊科作为医疗安全保障中的一环，多为弱势患者提供医疗服务。几项基于急诊的研究描述了针对获得护理和覆盖范围、护理过渡、家庭送餐提供医疗定制膳食及增加交通便利的干预措施，这些研究显示出可行性和可接受性，并对医疗资源、急诊就诊和健康状况产生了积极的影响。因此，应授权急诊系统与患者合作，在护士、社会工作者、药剂师和其他医疗保健提供者的帮助下解决这些社会决定因素。还需要进一步研究和分配资源，以了解如何以最佳方式实施干预措施，解决健康问题、社会决定因素及其对患者结局的影响。多方面的护理模式似乎最适合急诊，同时根据患者的特定需求进行定制，包括护士、社会工作者、药剂师和其他医疗保健提供者。与门诊就诊类似，在一次急诊就诊中全面管理健康问题社会决定因素具有挑战性。

5. 急诊科处置计划中的医患共同决策

一旦患者被准确划分为低风险，并具有足够的自我护理能力，医患共同决策对话可以根据患者、护理人员和提供者的意见为持续护理提供最佳策略。医患共同决策允许慢性疾病间歇性症状恶化的患者考虑在其症状和疾病轨迹的不同点进行不同强度的治疗。这些关于治疗方案的共同决定可以根据患者的慢性病、护理目标、心力衰竭症状的严重程度和社会支持来优先考虑。那些有严重症状的急性患者可能有几种选择，而那些有严重症状的慢性病患者的选择可能仅限于与高级心力衰竭治疗相关的选项。

出现轻度急性心力衰竭恶化的患者可能会在短暂地基于急诊科的管理后出院。医患共同决策在这类患者的出院过程中起着关键作用。急诊医患共同决策的挑战包括单个患者病程的不确定性、疾病急性期的参与困难程度、不了解危及生命的潜在状况、难以解释的数据和统计、认知功能受损及急诊护理的时间压力。使用客观、实时和可靠的风险工具提供易于解释的 30d 不良事件的衡量标准有助于解决以上挑战。此外，特别脆弱的急诊人群，如老年人、健康状况较差或智力障碍的人可能对医患共同决策兴趣较小，可将经过验证的生理风险工具与自我护理干预相结合，以适合患者的方式在所有利益相关者之间进行联合决策。

（二）重塑急性心力衰竭患者的风险认知和最佳护理途径

急诊科的急性心力衰竭患者是一类复杂且异质性较大的人群。急诊科医生在对这些患者进行风险评估及处置时面临着巨大的挑战。这些患者通常具有未知的风险，即使处于稳定期。在确定最佳治疗方案和护理途径时，需要考虑该人群高发病率和高死亡率的背景。

1. 确定潜在的死亡率基准以指导处置决策

随着基于急诊急性心力衰竭患者的风险评估工具和结果数据越来越多，可使用风险模型来确定风险较低的患者队列，指导处置决策。在一项针对美国患者的大型多中心研究中，大约 50% 的患者被确定为低至中等风险，30d 死亡率约为 2%。在一项针对加拿大患者的大型研究中，基于 EHMRG 风险模型的应用发现，高达 50% 的患者 7d 死亡风险小于 1%。另一项研究中，急诊科医生使用 EHMRG 工具识别 7d 死亡率阈值＜ 1% 的患者，以协助进行出院决定。这些研究发现，使用工具增加了急诊的安全出院率，患者风险与护理强度的匹配更优。

2. 提高急诊科医生的风险承受能力

对急诊科医生的调查显示，在多数急性情况下，大多数医生不愿意接受超过 1% 的不良事件风险。基于急性心力衰竭患者高发病率和高死亡率的事实，提高急诊科医生对这类人群的风险承受能力，有助于加强对个体的仔细评估及处置决策的制定。

（三）住院之外的思考：持续护理的替代场所

急性心力衰竭患者从急诊科出院后，安全、高效的过渡性护理计划是必不可少的。出院后的模式通常包括临床护理、多学科护理和病例管理。病例管理和多学科护理计划对死亡率和再住院有积极影响。

1. 观察单元

观察单元是向家庭过渡的理想场所。在观察期间可以继续使用静脉利尿剂，根据利尿剂和利钠反应，确定是否需要入院治疗；还能进行进一步的风险分层评估，使护理团队能够确定临床稳定性；重要的是，还可以确定优化自我护理策略，安排早期门诊随访。研究表明，与风险匹配的入院患者组相比，在观察环境中进行管理的急性心力衰竭患者具有相似的结果且资源使用情况有所改善。

2. 门诊输液单元

目前已经有专门用于心力衰竭的门诊输液单元，可提供门诊正性肌力输液。近年来，门诊输液还可进行静脉注射利尿剂，以减少就诊次数和住院次数。美国各地的几个门诊输液单元已经发现：①在相似匹配的患者中，与住院患者相比，门诊患者的临床结果相似；②患者更愿意使用这些门诊输液单元；③减少了随后的急诊和医院就诊次数。这些单元适合用来降低那些经常急诊就诊患者的住院频率，例如对医疗方案依从性有限的患者和需要从疾病终末期过渡到临终关怀的患者，他们往往希望在不住院的情况下缓解充血症状。

3. 进出医院的桥接单元

桥接单元是在连续护理过程中可以用于多个治疗节点过渡的创新单元。对于利尿剂反应良好的住院患者，将患者从高强度急诊或住院状态转移到资源密集度较低的环境以完全缓解充血症状可能是最佳选择。对利尿剂具有良好的利尿钠反应和大量外周液体要动员的患者是合适的候选人。作为另一种静脉利尿剂的桥接选项，移动心力衰竭护理单元调查和熟练的每日居家评估，有望减少急诊入院次数。为了简化急诊、住院病房和家庭之间的过渡，桥接单元可以位于出院后随访地点附近，如果出院后再次出现充血症状，可以提供早期干预病程的机会。

4. 家庭医院

在急诊评估和稳定后，低风险患者可通过家庭医院进行护理。早期研究表明，其在临床结果、医疗保健使用、生活质量和成本方面有改善的希望。需要进一步研究以更好地确定急性心力衰竭患者标准、门诊医生和病例管理随访的选项、报销流程及从急性到慢性稳定的过渡护理单元。

（吴淼）

第二节 人工智能在心力衰竭管理中的应用

近年来，随着数字经济发展的不断深入和医疗领域信息化水平的提高，大数据技术已逐步运用于医疗行业，尤其是心血管疾病领域。为了更好地解决心力衰竭患者管理困难的问题，各个研究机构都在构建心力衰竭临床数据平台，其中包括中国心力衰竭中心认证云平台随访数据库及心力衰竭临床数据库等。心力衰竭数据库的建立必将产生海量的数据，如何利用这些数据进行分析和评估，实现对心力衰竭患者科学和精准化的管理，是迫切需要解决的难题。人工智能的迅猛发展将有助于解决这项难题。量大、类多、来源复杂的心力衰竭患者数据，正是人工智能的用武之地。人工智能已广泛应用于 ECG、心脏彩超、心血管成像检查、心血管疾病风险评估、心血管疾病临床研究和药物研究。

一、人工智能概述

人工智能（artificial intelligence，AI）是计算机科学的一个分支，是研究使用计算机来模拟人的某些思维过程和智能行为（如学习、推理、思考、规划等）的学科，涉及计算机科学、心理学、哲学和语言学等学科，其范围已远远超出了计算机科学的范畴。AI 的核心是机器学习（machine learning，ML），这是使计算机具有智能的根本途径。它使用基于训练数据的模型来做出决策，并对算法进行编程以解决问题。根据其模型和相应算法的不同，可以将 ML 分为监督学习、无监督学习及深度学习（deep learning，DL）。

监督学习的原理是通过已有标记的训练样本（即已知数据及其对应的输出）去训练得到一个最优模型（这个模型属于某个函数的集合，最优则表示在某个评价准则下是最佳的），再利用这个模型将所有的输入映射为相应的输出，对输出进行简单的分析与判断。在临床工作中，这种方法可应用于心血管疾病的诊断与预测。比如，我们可以将血压、血脂、心肌酶谱、ECG 的 QT 间期等心血管疾病相关检查指标作为样本（已知相应生存、死亡或患病的结局）。利用算法，通过不断训练就可形成一个基于这些检查指标的预测最终结局是生存、患病或是死亡的计算模型。利用该模型，我们就可以反过来针对某一患者的相应危险因素指标，得出个体化的风险评估，进一步有针对性地指导该患者的临床治疗。

无监督学习是另一种研究比较多的学习方法。它与监督学习的不同之处在于训练样本并未被标记，而是直接对数据进行建模。无监督学习典型的例子就是聚类。聚类的目的在于把相似的东西聚在一起，而并不关心这一类是什么。因此，一个无监督学习算法通常需要学习的是如何计算相似度，从而实现对一个群体的内在模式进行分析。这种方法对于精准分析原发性疾病的病因病理机制有着重要作用。例如对于心肌炎这类机制不明的疾病，如果很多临床患者具有相似的急性收缩性心力衰竭，我们可以分别做心肌活检，并通过免疫组化等技术描述其细胞组成，再通过无监督学习的方法得到其是否具有相似的细胞组成模式，从而在病理生理学层面分析其可能的发病机制，并指导与之对应的临床治疗。

DL 是机器学习研究中的一个新的领域，也是目前的研究热点。其动机在于建立模拟人脑进行分析学习的神经网络，并模仿人脑的机制来解释数据，尤其是图像数据。DL 可以进一步细分为人工神经网络（artificial neural network，ANN）、卷积神经网络（convolutional neural networks，CNN）和循环深度学习。DL 通过模拟人脑视觉系统的分级处理，利用计算机通过各种算法实现这个过程的建模，即从原始的像素开始逐层学习特征，并在相关纹理特征、颜色特征、局部特征基础上进行统计、量化、编码或通过其他方法得出有意义的特征表示模型，来用于后续的图像识别。基于 DL 的图像识别技术可以在心内科的影像学诊断方面发挥巨大作用，大大改善目前影像数据依赖专家读取且易受干扰的现状。

从 20 世纪 60 年代起，AI 开始应用于医疗领域，由于它具备从医疗大数据中挖掘和转化医学信息及自我计算演算发展的能力，在医学研究领域的应用越来越广泛。AI 可以应用于疾病诊疗的每个阶段，从研究、发现、诊断到选择治疗，诊疗过程将变得更高效、更方便、更个性化。这不仅可以把临床医生从海量数据中解脱出来，大幅度提高工作效率，而且能使患者获得更准确、有效的治疗，提高患者的满意度。在心血管疾病领域，AI 的 ML 的核心用途是将各种来源的医学数据（临床测量和观察、生物组学、实验结果、环境信息、可穿戴设备）整合到描述和预测人类疾病的合理模型中。

二、心力衰竭风险预测

评估心力衰竭风险的传统方法主要基于对患者病史、体检报告的分析及医生对相关症状的回顾，这通常会导致诊断不准确，有时会因为判断错误而造成诊断延迟。FHS HF 和 ARIC HF 风险计算器是现有的评估心力衰竭风险的方法，提出了简单有效的心力衰竭风险评分。近年来，随着 AI 技术的发展，心力衰竭风险预测研究主要集中于利用不同的算法构建风险评估的临床决策支持系统（clinical decision support system，CDSS）。例如：Das 等提出了一个基于 ANN 的 CDSS，使用了克利夫兰心脏病数据库的数据，其分类准确率有 89.01%，在心脏病诊断中的敏感性和特异性分别为 80.95% 和 95.91%。但是这些现有的基于 ANN 的系统，通常假设高频属性对高频诊断具有同等的风险贡献。然而，既往有研究表明这些属性的风险贡献并不相同。因此，与现有 ANN 方法相关的等风险假设概念不能正确反映心力衰竭患者的诊断状态。由此 Samuel 等提出了基于 ANN 和模糊层次分析法（fuzzy analytic hierarchy process，Fuzzy-AHP）的心力衰竭风险预测综合决策支持系统，在这项研究中，考虑了常用的 13 种心力衰竭属性，其权重由经验丰富的心内科临床医生确定，利用 Fuzzy-AHP 技术，根据属性的个体贡献计算属性的全局权重。然后应用代表属性贡献的全局权重来训练用于预测患者心力衰竭风险的神经网络分类器。他们使用 297 例心力衰竭患者的在线临床数据集，评估了新提出的基于 ANN 和 Fuzzy-AHP 集成的 CDSS 的性能，并与传统的 ANN 方法进行了比较。结果表明，该方法的平均预测精度为 91.10%，比传统的 ANN 方法高出 4.40%。

还有一些研究基于临床检查项目，例如 ECG 利用 AI 算法构建模型评估罹患心力衰竭的风险。有学者利用标准 12 导联 ECG 建立的深度残差 CNN 构建预测心力衰竭的 ECG-AI 模型，评估了 ECG 在心力衰竭风险预测中的作用。研究共有 14613 名参与者，其中 803 名参与者（5.5%）在基线检查后 10 年内出现心力衰竭。该模型在保持测试数据上的 AUC 为 0.756（0.717 ~0.795），而 ARIC 和 FHS HF 风险计算器得出的 AUC 分别为 0.802（0.750 ~0.850）和 0.780（0.740 ~0.830）。研究还发现当 ECG-AI 模型将年龄、性别、种族、体重指数、吸烟状况、流行冠心病、糖尿病、收缩压和心率用作心力衰竭的预测因子时，获得最高 AUC 为 0.818（0.778 ~0.859）。ECG-AI 模型仅基于 ECG 中提取的信息，能够独立预测心力衰竭，其准确度与现有 FHS HF 和 ARIC HF 风险计算器相当。

三、辅助心力衰竭诊断

（一）ECG

对所有可疑的急性心力衰竭患者均需要进行 ECG 检查，虽然 ECG 异常对心力衰竭不具备诊断意义，但 ECG 可以评价心率、心律、心脏传导功能，可提供病因线索及并发症诊断。虽然现在对于 ECG 的解读具备良好的标准化和可复制性，但目前现有的 ECG 自动识别技术对于现实中情况多变的 ECG 读取往往存在巨大的限制，如难以识别干扰波形、易误读起搏器节律、无法区分早期复极与 ST 段抬高的心肌梗死，以及对 QT 间期测量的可靠性有限等。对于上述这些缺陷，可使用以 DL 的 CNN 为基础构建的模型进行弥补，即通过建模对大量临床 ECG 数据进行学习，从而识别干扰波、起搏器节律等种种富于变化的波形数据，最终实现模拟人脑的智能读图。CNN 已被应用于分析常规 12 导联 ECG，一项研究开发了一种基于 CNN 的 AI-ECG，可以用于基于 12 导联 ECG 的 21 种不同心律诊断。这一发展使完全自动化的 AI 模型可以模仿人类思维对 ECG 进行解读，与传统的基于规则的计算机解释相比，具有更高的诊断准确性和工作效率。

对于心力衰竭的诊断，许多研究通过 ECG 信号如 QRS 波群、QT 间隔和 RR 间期差异等重要特征进行检测，以此辅助诊断心力衰竭。其中，RR 间期差异的变化情况又被称为心率变异性（heart rate variability，HRV），HRV 分析是一种用于评估心血管自主神经系统功能的非侵入性方法，已应用在临床心脏疾病和非心脏疾病研究的各个领域中。近些年来，越来越多的研究证明了 HRV 与充血性心力衰竭的相关性，心力衰竭患者和健康人的 HRV 在多个特征参数上都具有明显差异性。因此，可以通过 HRV 分析提取特征参数来检测心力衰竭。一项研究选取 HRV 信号的时域分析、频域分析、非线性分析下 14 种参数作为多特征，使用 ML 实现对心力衰竭信号的识别。结果表明，ML 模式识别方法均能有效检测心力衰竭信号，其准确率最高可达 98.81%。

Jinwoo 等开发了一种基于 CNN 的 AI-ECG 算法进行 HFrEF 筛查，并进行了内部和外部验证。

在内部和外部验证期间，使用12导联ECG检测HFrEF的AI算法AUC分别为0.913和0.961，使用单导联ECG的AI算法AUC分别为0.874和0.929。因此，基于DL的AI算法不仅可使用12导联ECG，即使使用单导联ECG，也能够很好地检测HFrEF。同时这些结果也表明HFrEF可以使用采用AI算法的可穿戴设备执行的单导联ECG进行筛查。Kwon等人开发并验证了一个基于集合神经网络的DL模型，用于筛选HFpEF，该模型使用12、6和单导联ECG，显示出了合理的性能。DL模型定义为高风险的患者发生HFpEF的概率显著高于低风险组（33.6% vs. 8.4%，$P < 0.001$）。因此证明将DL模型应用于ECG来筛查HFpEF是有价值的。LVEF降低定义了心力衰竭患者的一个大的亚组，但LVEF下降可能在很长一段时间内无症状，因此被定义为无症状性左室功能不全（asymptomatic left ventricular dysfunction，ALVD）。来自梅奥医学中心的研究认为AI-ECG可以作为诊断ALVD标志物。Attia等通过使用梅奥医学中心的44959名患者的ECG和超声心动图数据，对CNN模型进行了训练，根据单独的ECG识别ALVD患者；然后在52870名完全独立的患者身上测试该模型，其检测左室功能障碍的AUC为0.93，相应的敏感性、特异性和准确性分别为93.0%、86.3%和85.7%。与此同时，与心肌梗死和缺血性心脏病中缺血级联的范例类似，细胞水平改变（如钙稳态变化）和机械功能改变的临床前级联可能反映在ECG中，并可通过经过训练的DL的CNN的AI-ECG模型检测到。这一观察结果提出了一种可能性，即该模型可用于识别早期或亚临床左室功能障碍患者，甚至是有心力衰竭风险的心室功能正常患者。在随后的前瞻性验证中，对3874名30d内接受超声心动图和ECG记录的患者应用AI-ECG算法，在这些患者中，该算法能够检测到LVEF ≤ 35%的患者的特异性为86.8%，敏感性为82.5%，准确性为86.5%。Adedinsewo等对此进行了外部验证，利用AI-ECG对在急诊科就诊的急性呼吸困难患者进行诊断，以识别其中的急性心力衰竭患者：共纳入1606名患者，基于AI-ECG算法识别出左室间隔缺损导致的心力衰竭（LVEF ≤ 35%），其AUC为0.89，准确率为85.9%。敏感性、特异性、阴性预测值和阳性预测值分别为74%、87%、97%和40%，优于NT-pro BNP等生物标志物。

（二）超声心动图

超声心动图是临床上评估心脏结构和功能的首选方法，可以提供关于心室收缩或舒张功能、心脏瓣膜、室壁厚度等的即时信息，其中左心室功能评估是超声心动图诊断中最重要和常规的检查程序之一。LVEF是评价左室收缩功能最方便、最常用的指标，也是急性心力衰竭诊断和治疗的重要依据。二维超声心动图获取射血分数值的方式包括M型超声心动图法和辛普森双平面法。无论采用何种方法，评估都依赖于视觉观察和手动边界追踪，而重复性和准确性则取决于医生的经验。超声医生掌握超声心动图的基本原理和操作方法通常至少需要1年，对于急诊科医生来说，操作规范和图像解读更是异常艰难。ML技术具有同时从超声心动图中提取多个数据集的潜力，通过ML模型可以对这些数据集进行高效和自动化的解读。ML实现超声心动图自动量化的基础是精准的图像识别以及解剖结构的分割。2018年，一项研究收集了500多名患者的二维超声数据集和7000个视频，然后使用CNN的方法将它们划分为7组不同的心脏视图，构建分类模型，该模型的分类准确率达到98%。另一项研究中收集了267名患者的超声心动图图像，使用DL方法对静态和动态原始图像进行分类，并根据 15 个标准切片的分类标准建立自动切片识别模型。结果显示，识别准确率达到 97.8%，而医生识别准确率为 70.2% ~83.5%。表明利用 AI 可以快速识别超声心动图标准截面，并在一定程度上缩短评价时间，提高检测能力和新手准确率。

DL 在超声心动图图像数据分析方面表现出色，一项针对中国人群的研究比较了自动和手动超声心动图的结果，结果发现两种方法所测得的 LVEF 相同，建议使用自动超声心动图设备代替手动超声心动图来评估心室容积和射血分数值以诊断心力衰竭。Asch 等利用 5 万份来自超声心动图数据库的图像构建 DL 模型，模拟人眼直接评估 LVEF，之后将构建的模型用于 99 例患者的检测，自动获取射血分数值，最后将模型检测结果与 3 名超声专家使用上述 2 种传统方式获得的射血分数值进行比较，两种方式的一致性高（$r = 0.94$，偏倚 1.4%），一致性限度为 ±13.4%，敏感度为 93%，特异度为 87%，表明该模型自动获得的射血分数值和专家组人工获取的射血分数值可信度相当。DL 已应用于自动 LVEF 的测量，但很少针对各种心脏病评估诊断性能。Liu 等开发了一种新的基于二维超声心动图图像自动测量LVEF的DL算法，并评估了 3 种心脏病表型对LVEF自动测量的影响。研究数据来自 340 名患者的 36890 帧二维超声心动图，并将双平面辛普森方法应用于 LVEF 计算。结果显示该算法在左心室分割和 LVEF 测量方面表现出色。正常心脏和疾病表型（包括心房颤动、肥厚型心肌病、扩张型心肌病）的受试者特征曲线面积分别为 0.974、0.948、0.968 和 0.972。表明在具有不同表型的心脏病病例中使用该算法获得了用于测定心力衰竭的高诊断性能，并且在大规模数据集中观察到高性能，表明该算法在不同超声心动图系统中具有高度适应性。

上述研究使用 DL 模型来评估心脏功能依赖于收缩期和舒张期的静态图像，而不是使用实际的超声心动图视频。2020 年人工智能在超声方面有一重大进展。Ouyang 等提出了一种基于视频的 DL 算法 EchoNet-Dynamic，该算法基于神经网络中时间和空间信息的特征来准确分割左心室、估计射血分数和识别心肌病。通过超声心动图视频进行训练，EchoNet-Dynamic 以 0.92 的 Dice 相似系数精确地分割左心室，预测射血分数，平均绝对误差为 4.1%，并可靠地对 HFrEF 进行分类（AUC 为 0.97）。在另一个医疗系统的外部数据集中，EchoNet-Dynamic预测射血分数的平均绝对误差为6.0%，并将 HFrEF 进行了分类，其 AUC 为 0.96。通过重复的人工测量进行前瞻性评估，确认该模型的方差与人类专家的方差相当或小于人类专家的方差。相比于分析静态的超声图像，EchoNet-Dynamic 可能有助于临床医生对心脏功能进行更精确和可重复的评估，并且可以检测超出专业超声医生精度的射血分数的亚临床变化。

（三）人工智能临床决策系统

人工智能临床决策系统（AI-CDSS）是一种健康信息技术，可帮助医生做出临床决策。基于计算机的临床决策的概念在几十年前就已经作为信息学发展起来，逐渐形成基于 AI 的临床决策支持系统。AI-CDSS 包含两种决策系统，分别是基于专家驱动开发和基于 ML 驱动开发。用于心脏病学的 AI-CDSS 是混合了两种决策系统，研究证实 AI-CDSS 有助于心力衰竭诊断：Choi 等利用一个由 1198 名有心力衰竭和不伴心力衰竭的患者组成的回顾性队列开发 AI-CDSS（训练数据集，$n = 600$）并进行测试性能（测试数据集，$n = 598$），研究发现，测试数据集中 AI-CDSS 与心内科专家诊断的一致性率为98.3%，HFrEF患者、HFmrEF患者、HFpEF患者、无心力衰竭患者的诊断一致性率分别为100%、100%、99.6%和91.7%。随后又针对97例呼吸困难患者进行了前瞻性临床试点研究，比较了AI-CDSS与非心内科医生的诊断的准确性。其中44%的患者患有心力衰竭，AI-CDSS与心内科医生的诊断一致性率为98%，而非心内科医生与心内科医生之间的诊断一致性率为76%。表明AI-CDSS对心力衰竭的诊断准确性很高，在门诊、急诊没有心内科医生的时候，AI-CDSS有助于心力衰竭的快速诊断。

四、鉴别心力衰竭分型

基于LVEF，根据美国超声心动图学会和欧洲心血管成像协会指南可以将心力衰竭分为3类。不同临床表型的心力衰竭的处理措施不尽相同，准确识别不同表型的心力衰竭，有利于拟定个体化治疗干预措施。AI算法已被应用于心力衰竭分型的研究，以期帮助临床医生解决这一难题。Mohanad等建立回归和分类训练DL模型，然后使用CNN开发和训练两个基于DL的模型，以从临床特征中估计LVEF水平，并进一步研究基于LVEF的阈值来检查DL模型在分组范围较窄的心力衰竭类别之间的辨别能力。临床特征包括13种人口统计学和临床标志物，分为心血管危险因素、药物和病史。研究结果显示回归模型成功估计了LVEF水平，总体精度为90%，平均均方根误差为4.13，相关系数为0.85。分类模型预测心力衰竭类别的精度≥93%，灵敏度≥89%，特异性<5%，平均AUC为0.98。表明基于DL的模型可以快速且有效实现心力衰竭自动预测和分型，同时该模型只需要输入临床概况和相应的信息，无须进行有创、昂贵且耗时的临床检查。同时该研究还发现13种临床特征中有7种临床标志物对于区分3种心力衰竭类别很重要。

HFpEF潜在机制包括全身性微血管炎症、心脏代谢异常以及细胞和细胞外结构变化等。然而，针对这些机制的研究产生了不同的结果。一项研究使用基于ML的密集表型数据（表型映射）的无偏聚类分析识别表型不同的HFpEF类别，前瞻性纳入了397例HFpEF患者详细的临床、实验室、ECG和超声心动图等检查结果，使用了几种AI算法来定义和描述构成HFpEF新分类的互斥组。表型图分析将患者分为了3个不同的组，表型组1更年轻，BNP更低；表型组2肥胖、糖尿病和阻塞性睡眠呼吸暂停的患病率最高，空腹血糖最高；表型组3年龄最大，最有可能患有慢性肾脏病（血肌酐最高，肾小球滤过率最低），BNP和MAGIC风险评分值最高。不同表型组的ECG特征、心脏结构和功能以及有创血流动力学数据的差异巨大。表型组1的电重构和心肌重构及功能障碍最少，血流动力学紊乱最少；表型组2的左室舒张功能最差，PAWP最高，肺血管阻力最高；表型组3的电重构和心肌重构最严重。尽管表型组之间存在这些差异，但3组之间的心力衰竭持续时间相似。该研究为HFpEF提供了一种新的分类方法，最终目标是定义治疗上同质的患者亚类。

五、辅助心力衰竭的治疗决策

心力衰竭的治疗需基于循证医学证据，依据相关指南，制订个体化治疗方案。在心血管领域，AI最早被应用于药物治疗领域。基于AI的预测分析方法可预测分层队列患者的药物疗效，有利于减少药物的潜在不良反应并提高治疗的成功率。Ahmad等利用ML算法将44885例心力衰竭患者依据不同临床特征分为 4 个亚组，不同亚组的患者对药物治疗的反应不同，其中两组患者从 β 受体阻滞剂的治疗中获益更多（HR 分别为 0.82 和 0.56），所有亚组的患者从 ACEI 治疗中获益相当。表明利用 AI 算法可识别不同心力衰竭表型并针对性地优化个体化的药物治疗方案。AI-CDSS 是一种辅助医生进行临床决策的健康信息系统，具有治疗方案管理功能，可确保临床医生按照指南原则使用药物。Chen 等开发了一套 AI 辅助的心力衰竭治疗决策系统，该系统的输入参数包括 3 条患者个人信息（性别、年龄、种族），10 个测量值（体重、LVEF、心功能分级等），以及 25 种与心力衰竭相关的疾病（急性冠状动脉综合征、心肌梗死、糖尿病、卒中等），输出的关于心力衰竭的治疗方法包含 13 种药物（利尿剂、血管紧张素转化酶抑制剂、血管紧张素Ⅱ受体阻滞剂等）、9 个管理目标（控制血压、体重、血糖、血脂等）和 4 种手术治疗方案（置入型除颤器、心脏再同步化治疗等），当医生按照指南实施治疗遇到困难时，系统可自动进行辅助。研究人员利用该系统在 10 位模拟患者和 21 位真实心力衰竭患者中进行了测试，以心脏病学专家建议为参考检验系统独立决策的准确性，结果显示系统提出的建议中有 94% 是合理有效的，比如为一例 79 岁的 NYHA 心功能Ⅰ级、LVEF 为 32% 的心肌梗死患者推荐置入 CRT-P 的治疗方案，与心脏病学专家推荐相符。此类系统可能会扮演自动化助理的角色为医生提供基础建议，但暂不会取代心内科专科医生。ML 也已被用于心脏再同步化治疗潜在获益患者的筛选。Cikes 等采用无监督 ML 算法根据包括临床和超声心动图参数在内的 50 个变量将患者分为 4 个表型组，其中两组患者从心脏再同步化治疗获益更多，发生非致命性心力衰竭事件或全因死亡的风险分别降低 64% 和 65%。因此，无监督 ML 算法可以通过整合全心动周期数据和临床参数，为不同表型心力衰竭患者提供具有临床意义的分类，帮助识别最有可能从特定疗法中获益的患者。

六、评估心力衰竭预后

在过去几十年中，急性心力衰竭的死亡率随着治疗的进步而降低，但急性心力衰竭仍然是全世界死亡率较高的疾病之一。预后预测对于识别急性心力衰竭高危患者和制定治疗决策至关重要，准确的预后预测有助于尽早筛选出高危患者，实施个性化的治疗方案，延长患者生存期。但是，临床医生难以通过大量临床参数来预测每位患者的预后，虽然目前提出的有几种心力衰竭的预后预测模型，如 GWTG-HF 评分、MAGIC 评分，但是这些模型被证实在临床实践中存在很大缺陷，准确性并不令人满意。AI 具有整合患者在疾病过程中的多种离散信息并分析其相关性的独特优势，近年来 AI 在心力衰竭预后预测方面的研究也表明基于 AI 建立的心力衰竭风险评估模型可更准确地预测患者预后，具有极大的临床应用价值。

Candelleri 等使用 KD 模型来预测处于稳定期的心力衰竭患者是否会发生失代偿，准确率为 92.03%，灵敏度为 63.64%，误报率为 6.90%。Guidi 等使用 5 种 ML 算法预测了首次住院后的 1 年内心力衰竭失代偿的概率，准确率达到了 87.6%。Turgeman 等基于 ML 的方法开发了心力衰竭患者再入院的预测模型，纳入 4840 名心力衰竭患者 8 年的临床数据进行分析验证发现该模型总准确度范围为 81% ~ 85%。Koulaouzidis 等研究了心力衰竭出院患者非侵入性远程监控服务中收集的每日生理数据对心力衰竭再住院治疗的预测价值。结果发现通过所提出的方法，结合使用体重和舒张压信号，可以获得最佳预测结果。通过这种方式，使用8d远程监控数据实现了最高的预测性能，AUC为0.82±0.02。其次，基于4d远程监控数据的预测也是可行的，但准确性略低，AUC为0.77±0.01。

Kwon等开发和验证了基于DL的AI模型——DAHF，用于预测急性心力衰竭的死亡率，并与GWTG-HF评分、MAGIC评分以及其他ML模型进行了比较。在预测住院死亡率时，DAHF的AUC为0.880，明显优于GWTG-HF和其他ML模型；在预测12个月和36个月的死亡率时，DAHF（0.782和0.813）显著优于MAGIC评分（0.718和0.729）；在36个月的随访期间，DAHF定义的高危组的死亡率明显高于低危组（$P < 0.001$）。DAHF可以比现有的风险评分和其他ML模型更准确地预测急性心力衰竭患者的住院和长期死亡率。Davide等人分析了299例心力衰竭患者的数据集，应用多个ML分类器来预测患者的生存率，并对最重要的危险因素对应的特征进行排序，再通过使用传统的生物统计学测试进行了另一种特征排序分析，最后将这些结果与ML算法提供的结果进行了比较。两种特征排序方法都清楚地将血肌酐和射血分数确定为两个最相关的特征，因此仅基于这两个因素构建了ML生存预测模型。随后再对每位患者的随访数据进行了分析，血肌酐和射血分数也是数据集最具预测性的临床特征，足以预测患者的生存率。这一发现有可能影响临床实践，成为医生预测心力衰竭者能否存活的新辅助工具。

综上所述，越来越多的研究表明AI可以应用于心力衰竭患者的管理，在心力衰竭的病因病理机制研究、筛选高危人群及临床诊疗的各个环节中，AI均可以起到积极的作用，而且更加准确、高效。AI也正在不断进步，许多新的算法和系统模型正在开发和测试中，虽然不能取代人脑的专业知识，但它有潜力充当辅助工具，实现急性心力衰竭患者个性化和精准化的管理，提高患者生活质量和延长患者的寿命。

（邢赛）

参考文献

[1]SAX D R, MARK D G, RANA J S, et al.Current emergency department disposition of patients with acute heart failure: an opportunity for improvement[J].Journal of Cardiac Failure,2022,28（10）:1545-1559.

[2]CHEW D S, LI Y, ZEITOUNI M, et al. Economic outcomes of rehabilitation therapy in older patients with acute heart failure in the REHAB-HF Trial： a secondary analysis of a randomized clinical trial[J]. JAMA Cardiol,2022,7（2）:140-148.

[3]PINA I L, ALLEN L A, DESAI N R. Managing the economic challenges in the treatment of heart failure[J]. BMC Cardiovasc Disord,2021,21（1）: 612.

[4]RIDER I , SORENSEN M , BRADY W J ,et al.Disposition of acute decompensated heart failure from the emergency department: An evidence-based review[J].The American Journal of Emergency Medicine, 2021, 50: 459-465.

[5]SUPPLES M, JELDEN K, PALLANSCH J, et al. Prehospital diagnosis and treatment of patients with acute heart failure[J]. Cureus,2022,14（6）: e25866.

[6]SHIRAISHI Y, KAWANA M, NAKATA J, et al. Time-sensitive approach in the management of acute heart failure[J]. ESC Heart Fail,2021,8（1）: 204-221.

[7]COX Z L, NANDKEOLYAR S, JOHNSON A J, et al. In-hospital initiation and up-titration of guideline-directed medical therapies for heart failure with reduced ejection fraction[J]. Cardiac Failure Review,2022,8: e21.

[8]国家心血管病医疗质量控制中心专家委员会心力衰竭专家工作组. 2020中国心力衰竭医疗质量控制报告[J]. 中国循环杂志，2021，36（3）: 221-238.

[9]DAS R, TURKOGLU I, SENGUR A. Effective diagnosis of heart disease through neural networks ensembles[J]. Expert Systems with Application, 2009, 36（4）: 7675-7680.

[10]SAMUEL O W, ASOGBON G M, SANGAIAH A K, et al. An integrated decision support system based on ANN and Fuzzy-AHP for heart failure risk prediction[J]. Expert Systems with Applications, 2017, 68:163-172.

[11]AKBILGIC O, BUTLER L, KARABAYIR I, et al. ECG-AI： electrocardiographic artificial intelligence model for prediction of heart failure[J]. European Heart Journal-Digital Health, 2021, 2（4）: 626-634.

[12]SEGAR M W, JAEGER B C, PATEL K V, et al. Development and validation of machine learning-based race-specific models to predict 10-year risk of heart failure a multicohort analysis[J]. Circulation, 2021, 143（24）: 2370-2383.

[13]张敏, 赵兴群. 使用HRV多特征参数和机器学习的HF诊断方法研究[J]. 电子器件, 2021, 44（4）: 1005-1010.

[14]ATTIA Z I, KAPA S, LOPEZ-JIMENEZ F, et al. Screening for cardiac contractile dysfunction using an artificial intelligence-enabled electrocardiogram[J]. Nature Medicine, 2019, 25（1）: 70-74.

[15]ADEDINSEWO D, CARTER R E, ATTIA Z, et al. Artificial intelligence-enabled ECG algorithm to identify patients with left ventricular systolic dysfunction presenting to the emergency department with dyspnea[J]. Circulation Arrhythm Electrophysiology, 2020, 13（8）: e008437.

[16]KWON J M, KIM K H, JEON K H, et al. Development and validation of deep-learning algorithm for electrocardiography-based heart failure identification[J]. Korean Circulation Journal, 2019, 49（7）: 629-639.

[17]KWON J M, KIM K H, EISEN H J, et al. Artificial intelligence assessment for early detection of heart failure with preserved ejection fraction based on electrocardiographic features[J]. European Heart Journal-Digital Health, 2020, 2（1）: 106-116.

[18]LIU X, FAN Y T, LI S, et al. Deep learning-based automated left ventricular ejection fraction

assessment using 2–D echocardiography[J]. American Journal of Physiology–Heart and Circulatory Physiology, 2021, 321（2）: 390–399.

[19]OUYANG D, HE B, GHORBANI A, et al. Video–based AI for beat–to–beat assessment of cardiac function[J]. Nature, 2020, 580（7802）: 252–256.

[20]SHAH S J, KATZ D H, SELVARAJ S, et al. Phenomapping for novel classification of heart failure with preserved ejection fraction[J]. Circulation, 2015, 131（3）: 269–279.

[21]CIKES M, SANCHEZ–MARTINEZ S, CLAGGETT B, et al. Machine learning–based phenogrouping in heart failure to identify responders to cardiac resynchronization therapy[J]. European Journal of Heart Failure, 2019, 21（1）: 74–85.

[22]TURGEMAN L, MAY J H. A mixed–ensemble model for hospital readmission[J]. Artificial Intelligence in Medicine, 2016, 72: 72–82.

[23]KOULAOUZIDIS G, IAKOVIDIS D K, CLARK A L. Telemonitoring predicts in advance heart failure admissions[J]. International Journal of Cardiology, 2016, 216: 78–84.

第三章

急性心力衰竭的急诊评估

第一节　急性心力衰竭的紧急评估

急性心力衰竭是常见急症，常危及生命，必须进行快速诊断和紧急医疗干预，因此对该类患者的紧急评估显得格外重要。本节主要就急性心力衰竭的紧急评估展开叙述。

一、急性心力衰竭的临床表现

急性心力衰竭的临床表现以肺淤血或肺水肿、体循环淤血、低心排血量和组织器官低灌注为特征，严重者并发急性呼吸衰竭、心源性休克。急性失代偿性心力衰竭发生在既往有明确心力衰竭病史的患者，常呈渐进性起病，表现为原有肺淤血、体循环淤血甚或组织器官低灌注的恶化或加重；新发的急性左心衰竭主要表现为急性肺淤血，甚至肺水肿，伴或不伴有组织器官低灌注；急性右心衰竭主要表现为低心排血量、组织器官低灌注及体循环淤血。

二、急性心力衰竭的紧急评估处理流程

（一）急性心力衰竭的紧急评估——院前阶段

院前评估首先应该对患者进行快速、集中的病史和体格检查，包括急性症状、既往史、当前用药、药物依从性和饮食等方面。这是现场评估急性心力衰竭的重要第一步。如果患者出现急性呼吸窘迫、低氧血症、呼吸急促、啰音或喘息、明显的高血压等症状，即使没有明显外周水肿，院前急救人员也应高度考虑心源性肺水肿的可能。这类患者多有血压控制不良和（或）既往心脏疾病史。急性心力衰竭患者的血压若高于180/120mmHg，迅速降低血压往往能使呼吸困难迅速缓解。当急性呼吸窘迫和喘息的患者合并有显著高血压时，尤其是既往无哮喘史或肺部感染，也高度提示急性心力衰竭。院前急救人员在诊断急性肺水肿之前也应考虑其他病因的可能，如肺栓塞、肺炎、COPD和哮喘。

在临床工作中尤其是院前急救系统中，心源性呼吸困难和肺源性呼吸困难常常难以鉴别，因此需要院前急救人员正确识别诱因，并迅速开始适当的治疗，这是改善患者预后的关键，误诊、误治可能会对患者造成不可逆的损伤。

院前阶段紧急评估的要点主要包括以下内容。① 12 导联心电图，可评估是否存在急性心脏诱

因，如是否存在急性心律失常或恶性心律失常、是否合并急性心肌缺血等。②早期的无创监测，包括指脉氧饱和度、血压、呼吸频率以及连续的心电监测等。若 $SpO_2 < 90\%$，应及时给予常规氧疗如鼻导管或面罩吸氧，对于呼吸困难明显的患者，若无禁忌证，可尽早使用无创正压通气或经鼻高流量氧疗，必要时可考虑行气管插管进行有创机械通气，即使在转运途中，有条件者也应尽早应用。③建立静脉通路，根据患者血压情况和淤血程度决定是否需要应用血管扩张剂或利尿剂，是否需要应用升压药；若需要应用升压药，首选去甲肾上腺素。④尽快转移至附近具有完备急诊科、心内科和 CCU/ICU 的大中型医院或区域医疗中心。在院前阶段启动紧急评估与管理是实现急性心力衰竭患者早期治疗的关键部分。有许多诊断和治疗工具在救护车中可以使用，诊断不明时，也应根据现有的检查结果立即开展治疗，而不是继续等待进一步的检查结果。

（二）急性心力衰竭的院内早期评估——急诊科部分

一旦患者进入急诊科，应当立即启动急性心力衰竭的院内早期评估。有呼吸衰竭或血流动力学不稳定的患者应分诊到可随时进行呼吸和循环支持的抢救单元。

1. 疑似急性心力衰竭患者的初始评估

对疑似急性心力衰竭患者（不包括心源性休克）的初始评估中，关键的步骤是根据呼吸困难程度、血流动力学状态、心律等来判断急性心力衰竭患者心肺功能异常的严重程度，并记录患者的以下情况：①客观测定患者呼吸困难的严重程度，包括呼吸频率、仰卧位不耐受、呼吸困难和缺氧的程度；②收缩压和舒张压；③心率及心律；④灌注不足的征象（四肢冰凉、脉压减少、意识状态）。

2. 症状和体征方面的进一步评估

明确患者是否具有体循环和肺循环淤血的症状和体征，包括外周水肿、肺部啰音（尤其是无发热症状的患者）、颈静脉压升高等；控制和记录患者出入液量，每日称重，反复评估患者的容量状态、淤血证据，评估患者是否存在呼吸困难及是否需要基础的氧疗及通气支持等。

3. 无创辅助评估

常见的有心电图监测、实验室检查、影像学检查等。医护人员要充分认识到大部分急性心力衰竭患者都会表现出心电图异常，其阴性价值较高，对于呼吸困难的快速诊断不可或缺。虽然心力衰竭患者的心电图缺乏特异性，但心电图异常对于协助确定心力衰竭的心脏病因和（或）诱因如心肌梗死、心律失常等很有价值。此外，急性心力衰竭住院患者的心电图异常还可能提供重要的短期与长期不良结局的预后信息，应仔细评估。

对怀疑急性心力衰竭患者应立即完成下列检测：脑钠肽、肌钙蛋白、BUN、血肌酐、电解质、血糖、血常规、D– 二聚体、血气分析等。脑钠肽水平可鉴别非心源性呼吸困难，许多病理状态如缺血性卒中、肾功能不全、肝硬化伴腹腔积液、肺血栓栓塞症、甲状腺疾病、营养不良或低蛋白血症、严重感染或脓毒症等都可引起脑钠肽升高，因此要充分结合临床，科学评估。随着肌钙蛋白敏感性的提高，部分急性心力衰竭患者的肌钙蛋白水平难以和急性冠脉综合征鉴别，但肌钙蛋白可用于预测急性心力衰竭患者的预后，肌钙蛋白水平的升高提示预后较差。研究认为，心肌肌钙蛋白 I（cardiac troponin I，cTnI）或心肌肌钙蛋白 T（cardiac troponin T，cTnT）升高的急性心力衰竭患者病死率和再住院率明显增高。高敏肌钙蛋白对评价早期、进展性心肌损伤及其严重程度的意义越来越受到重视，可独立地评估急性心力衰竭患者的死亡和再住院等不良预后。肾功能是急性心力衰竭患者死亡和疾病严重程度的重要预测因素，急性失代偿性心力衰竭或心力衰竭恶化也可能导致肾功能恶化，常被称为心肾综合征。有研究表明肾小球滤过率下降是急性心力衰竭患者短期死亡率的预测因素之一，肾功能恶化的患者住院时间更长，短期和长期死亡率均增加。建议患者在急诊科、观察室或住院期间每 1 ~2d 测量 1 次血肌酐、BUN 和电解质，出院前测量血肌酐、BUN、电解质和脑钠肽，并根据病情的严重程度适当增加检测频率。对怀疑急性肺栓塞的患者需检测D–二聚体。SpO_2 虽然能及时获得氧合信息，但循环灌注不良和（或）休克的情况下不能真实反映动脉氧饱和度（SaO_2）水平，应以动脉血气为准。急性心力衰竭时 PaO_2 可有不同程度的降低，并由于组织缺氧产生无氧代谢，导致代谢性酸中毒。$PaCO_2$ 在病情早期多因过度换气而降低，但在病情晚期升高可出现混合型酸中毒。动脉血气分析虽不能直接用于急性心力衰竭的诊断，但对于确定呼吸衰竭有不可代替的价值，是评估急性心力衰竭严重程度、指导治疗的必要检查之一。

超声心动图可以准确评估心脏形态、结构、运动及功能，特别是可以清晰区分收缩功能还是舒张功能异常。对于所有首发急性心力衰竭的患者和心脏功能不明的患者，应当尽早进行超声心动图检查（最好在入院 48h 内）。但对于血流动力学不稳定特别是发生心源性休克的患者，或是怀疑有致命性的心脏结构和功能异常（如机械并发症、急性瓣膜反流、主动脉夹层等）的患者，应行紧急床旁超声心动图检查。急诊床旁超声检查可以发现肺间质水肿的迹象（B 线，呈现肺“火箭征”），可鉴别患者的呼吸困难是急性心力衰竭或非心源性原因。急诊床旁超声可用于诊断和监测肺淤血或肺水肿，评价心力衰竭患者治疗效果和病情变化，已成为管理心力衰竭患者的一种可定量、简单、快速和可动态评估的方法。在急性心力衰竭患者中，胸部 X 线诊断肺水肿的敏感度只有 56.9% ~76.5%，特异度是 87% ~89%，而肺部超声诊断肺水肿远比胸部 X 线更敏感，其检出 B 线的敏感度和特异度均在 90% 以上。

胸部 X 线或 CT 可排除其他原因导致（肺炎、气胸等）的呼吸困难。急性心力衰竭患者胸部 X 线的典型表现为肺淤血、胸腔积液、间质性或肺泡性肺水肿，心影增大。患者情况或检查条件允许时，也可尽早行胸部 CT 扫描，以进一步全面了解心肺情况。

4. 有创血流动力学监测

医护人员应对血流动力学不稳定、病情严重且治疗效果不理想、心功能恶化机制不明的患者尽早进行有创血流动力学监测。动脉内血压监测、脉搏指示连续心排血量监测等能够获得较为全面的、准确的血流动力学参数，有利于深入和全面了解病情，尤其是危重症患者。临床上应根据患者的病情与治疗的需要权衡利弊，选择合适的监测手段。

5. 医护协作

急性心力衰竭的评估和治疗需要医护协作。不仅需要医生对患者的病情做出评估，也需要护理人员对患者进行一系列的护理评估，并进行急性心力衰竭患者的分诊。具体包括：①将患者分诊到合适的医疗单元中进行临床护理，以确保患者能得到及时、有效的诊治；②应用客观指标监测患者症状和体征的变化以评估治疗效果；③出院计划和转诊到多学科疾病单元。护理人员应及时回答患者及家属的疑问并提供明确信息以缓解患者的焦虑，能对患者临床状态的相关变化进行及时处理并告知医生，能够与患者和（或）家属保持有效和一致的沟通。护理人员能够进行快速护理评估，以优化患者的分类，使其及时获得适当的护理级别，并为管理计划提供信息。对治疗效果的持续监测不应少于4h，包括监测血流动力学、呼吸和意识状态及液体平衡。还应记录治疗的不良反应，如电解质失衡等。病情发生重大变化时护理人员应与医生沟通，最好附带管理计划。若患者出现治疗的不良反应（持续性低氧饱和度、低血压、少尿），护理人员应立即告知医生。上述操作应由具备专业知识和技能的护士在安全的人员配置条件下进行，从而减少不良事件的发生。应定期向患者及家属提供有关管理计划的一致信息，以提高对护理和患者结局的总体满意度。病情稳定后，应该使用客观且有效的工具进行结构化的临床、心理和社会评估。这应该是出院计划和转诊到多学科疾病单元的基础。

在急诊科循环和（或）呼吸评估与支持基本稳定的同时，应尽快采取综合措施迅速识别出急性心力衰竭的致命性病因以及导致心功能恶化的各种可逆性因素，并及时给予相应紧急处理。院前和急诊科对急性心力衰竭患者的初始评估和紧急处理流程充分体现了急诊特有的“先救命后治病”思维与临床实践。早评估、早诊断、早治疗可明显改善急性心力衰竭患者的预后。

（三）急性心力衰竭患者的院内进一步评估——急诊观察单元部分

低血压、肾功能恶化、低钠血症、脑钠肽水平显著升高、肌钙蛋白阳性等都是急性心力衰竭患者的高危特征，不具有上述特征的低风险患者可以在急诊科的观察单元进行治疗，医生可以有更多的时间进一步评估患者的初始治疗效果。

急诊观察单元是低风险急性心力衰竭患者的经济、有效的治疗场所，在急诊科进行初步评估和治疗后，急性心力衰竭患者可出院、住院或作为观察患者在急诊观察单元接受进一步管理。观察患者中最终接受重症监护、机械通气和循环支持或接受侵入性诊断或治疗干预的比例很低，大部分观察患者可避免住院治疗。经过适当的危险分层后，低风险的急性心力衰竭患者可以在急诊观察单元中以较低的成本得到安全、有效的管理。

（四）急性心力衰竭患者的院内进一步评估——CCU或ICU部分

急性心力衰竭患者如果有明确的呼吸困难或血流动力学不稳定，应分流到可以立即进行复苏支持的单元，急性心力衰竭的住院患者应由具备专业知识和专业技能的医生和护士管理。高风险患者尤其是合并急性冠脉综合征或经过治疗后仍有严重呼吸困难或血流动力学不稳定的患者，应尽快转诊至CCU或ICU住院治疗。入住CCU或ICU的急性心力衰竭患者应具有以下特征：RR＞25次/min，SpO_2＜90%，应用呼吸机辅助呼吸，收缩压＜90mmHg，需要气管插管或已进行气管插管，有低灌注表现（少尿、外周湿冷、意识改变、乳酸＞2mmol/L，代谢性酸中毒等）。

总体来讲，急性心力衰竭患者的紧急评估流程可归纳为图3–1。

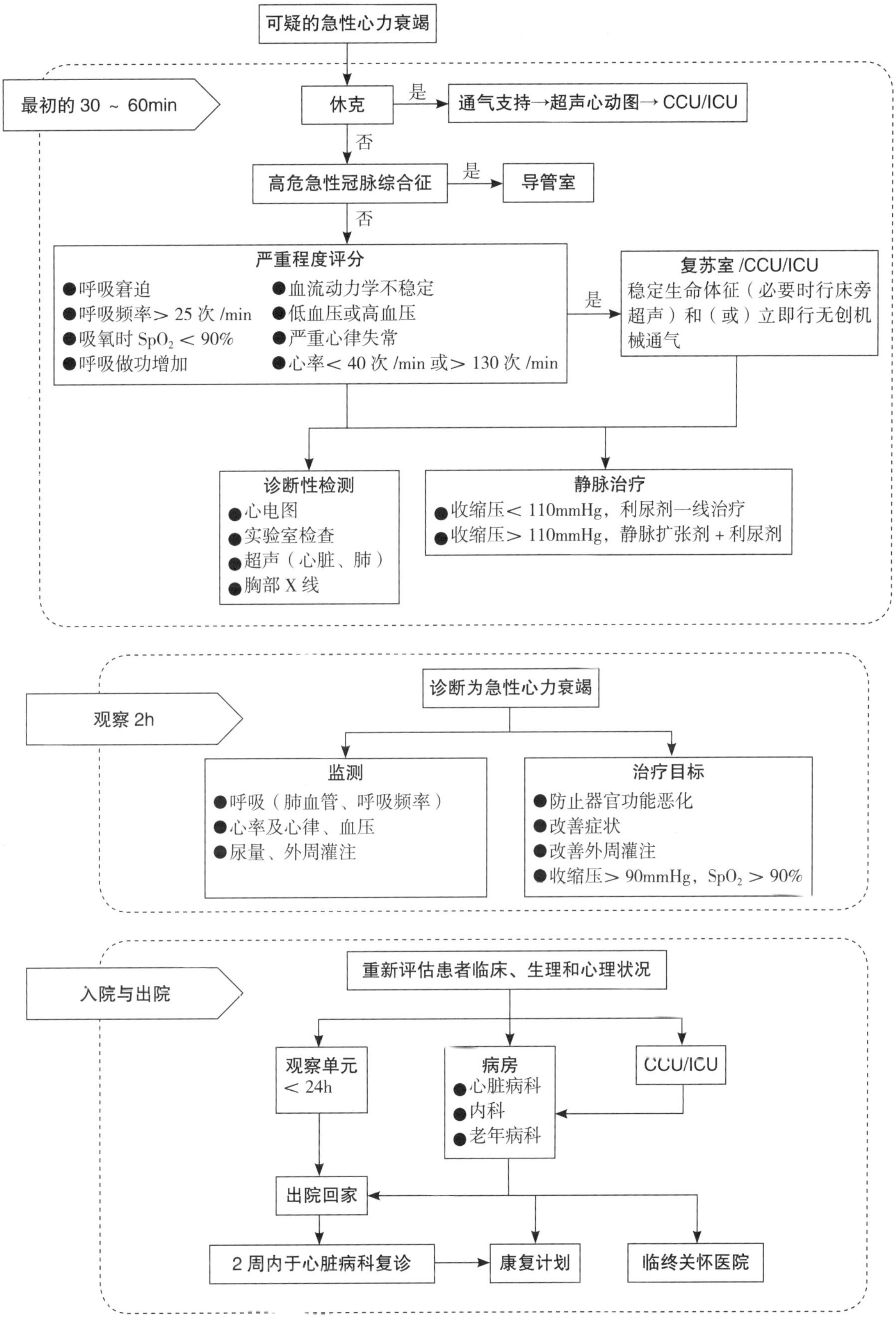

图 3-1 急性心力衰竭的紧急评估流程

急性心力衰竭患者的紧急评估很重要，准确的评估能够尽早发现急性心力衰竭患者，尽早区分出高危的急性心力衰竭患者，并给予有效合理的治疗，尤其是院前及院内早期的评估治疗影响到患者的后续治疗效果及转归，进一步的评估流程及手段仍需进一步探讨及更多的临床实践证实。

（张佩迪）

第二节　急性心力衰竭的容量评估

容量负荷的改变是心力衰竭急性发作的常见原因，容量管理是急性心力衰竭治疗的关键环节。容量管理包括心脏容量状况的准确评估、急性心力衰竭管理目标的确定、选择合适的处置方式、确定容量管理的个体化方案。由于患者的年龄、基础疾病、经济状况存在差异，急性心力衰竭的病因往往各不相同，这些进一步增加了早期容量评估的难度，因此需要多层面、多维度进行分析，尽量做到全面、准确地评估。容量评估包括容量状态评估（容量正常、容量超负荷、容量不足）和容量分布评估（主要是体循环淤血或肺循环淤血）。

一、根据临床症状及体征进行容量评估

急性心力衰竭多表现为肺循环淤血或体循环淤血症状。肺循环淤血主要表现为突然而剧烈的呼吸困难（可表现为端坐位、大汗、咳粉红色泡沫痰伴烦躁不安，严重者可出现意识障碍甚至心搏骤停）、夜间阵发性呼吸困难、劳力性呼吸困难等。体循环淤血主要表现为腹胀、恶心、呕吐等胃肠道淤血症状。患者出现上述症状多提示容量超负荷，需要进一步完善相关体格检查及辅助检查来明确容量状况。患者若出现皮肤弹性差、干涩及眼窝凹陷，则提示容量不足。

心力衰竭患者的体格检查需重点关注心肺体格检查、颈静脉怒张、肝颈静脉反流征及水肿等。肺部听诊时闻及奔马律提示可能有肺淤血，肺淤血还可表现为双肺满布湿性啰音或哮鸣音，同时伴有呼吸急促。对于急性心肌梗死引起的心功能不全多采用 Killip 分级。

肝颈静脉反流征阳性多在右心力衰竭时出现，按压肝脏时肝淤血增加了下腔静脉和右心房的回心血量，但右心力衰竭时下腔静脉回流受阻，经侧支向上腔静脉循环血流增多，从而造成颈静脉充盈更明显。水肿可反映体循环淤血，可评估容量超负荷程度。水肿首先出现在身体下垂处，多为对称分布的凹陷性水肿。同时伴有肾功能不全、下肢静脉血栓或静脉瓣膜功能障碍等情况时会加重水肿程度。患者容量负荷的动态变化还可通过尿量、体重等客观反映出来。患者短期尿量减少，体重明显增加，多提示容量超负荷。

二、根据辅助检查结果进行容量评估

（一）胸部X线

胸部X线是评估肺水肿及其严重程度的常用手段，也有助于对急性呼吸困难的病因进行鉴别。心力衰竭时可出现肺静脉淤血、心脏扩大、肺间质水肿等表现。肺间质水肿时，由于间质或部分肺泡出现液体渗漏减少了含气量，胸部X线会显示肺野透亮度下降。当肺水肿进一步加重时，会在肺门附近出现模糊的阴影，呈条形放射状环绕肺门，一般为长2～5cm的直线，称为克利A线，是肺间质水肿的表现。当然，也有部分心力衰竭患者的X线并无异常。此外，在晚期心力衰竭患者中，胸部X线在识别急性心力衰竭的敏感性、特异性和预测价值都不高。当胸部X线发现心脏扩大时并不一定是存在液体潴留，但提示有心力衰竭病史，可能存在心脏容量超负荷。

（二）中心静脉压和右心导管插入术

中心静脉压（CVP）是右心房或上腔静脉的局部压力。CVP是通过放置在中心静脉开口处的压力传感器所生成压力信号产生的数值，是临床上常用的电子测量方法。右心导管插入术（right heart catheterization，RHC）是一种侵入性的血流动力学操作，可直接测量右心压力并计算心排血量。CVP和RHC可优化急性心力衰竭患者的治疗，特别是对于常规治疗无效的患者。然而既往研究发现CVP的影响因素复杂，其测量的准确率只有约50%，不准确的CVP可能会影响治疗策略，从而增加再入院的风险。另一方面，RHC测量心房压和心室充盈压需要由经验丰富的医生在设施完善的医疗环境中进行，其明显缺点是有创、耗时、费用高，并有许多潜在的严重风险，包括血管并发症、气胸、感染、心律失常、瓣膜损伤等。需要注意的是CVP和RHC都是通过压力来评估容量状态，但压力的影响因素复杂多变，并不都与容量相关。目前尚不清楚容量超负荷是否会增加心脏压力，或者增加的压力是否会导致循环淤血。此外，部分患者也可能有容量超负荷症状但无血管充血或淤血的表现。

（三）BNP和NT-pro BNP

心室壁受到拉伸和张力增加时，心室肌细胞合成的BNP前体被蛋白酶降解，分裂成具有生物活性的BNP和NT–pro BNP。与BNP相比，NT–pro BNP在肌肉、肝脏等组织中降解，血浆半衰期更长。此外，NT–pro BNP受药物影响较小，因此使用心力衰竭药物时检测NT–pro BNP较为适宜。在心力衰竭的诊断和预测预后方面，BNP和NT–pro BNP具有相同价值。BNP还可以提供容量状态的全面评估。肥胖患者、老年患者、肾病患者的BNP和NT–pro BNP也有较大的差异。这些因素对检测的敏感性、特异性都有影响。

（四）心阻抗血流图

心阻抗血流图（impedance cardiogram，ICG）又称心阻抗图，是用电生物阻抗技术测定心排血量，评判心脏功能的无创性方法。ICG的基本原理是基于生物体变化时引起电阻抗的变化。胸腔组织是导电体，在其两端安放电极，经过电极导联线向胸部输入高频低幅恒量电流，心脏收缩与舒张周期性活动引起胸腔血液流动发生周期性变化，造成胸腔电阻呈周期性改变，用多导生理记录仪描记出来，就是ICG。ICG具有无创伤、费用低、安全可靠、简便易行、耗时短等优点，能大大减轻患者的不适及医生的操作压力。它可以反映心脏及其血管系统的生理病理相关的血流动力学信息，弥补临床上常用CT、MRI、超声等偏重形态学而对功能判断薄弱方面的不足，与之形成互补。

（五）生物电阻抗矢量分析

水分是生物阻抗分析的核心变量。传统生物阻抗分析运用大量数据库分析，推算出体水分以及细胞内、外水分。若受测者的身体水分状况和数据库有明显差异，推算出来的数值参考性相对比较低。然而，许多疾病都会影响体水分，这时必须运用生物电阻抗矢量分析（bioelectrical impedance vector analysis，BIVA）进行体水分追踪。BIVA运用组成阻抗的电阻和电抗，将受测者的结果直接和对应族群比较后以图标表现细胞及水分的状态，因此水分异常的受测者也能使用。

BIVA是一种便携式、非侵入性、简单易用的辅助检查，不会使患者暴露于电离辐射，在健康受试者和患有慢性疾病的受试者中均有很好的效果，适用于不同的种族、性别和年龄的人群。BIVA的原理是将人体作为导电圆柱体，通过外部电路测量不同电流下的电阻和电抗。电阻主要由细胞内液和细胞外液的电特性决定，电抗主要由细胞膜之间的电容特性决定。虽然BIVA有很多优点，但在临床应用中也需要注意以下方面。首先，BIVA对身体成分的测量容易受到体液变化（如饮酒、饮食、腹泻和运动）的影响。其次，为了避免测量误差，有必要定期对BIVA设备进行专业校准，以便准确测量。大多数情况下使用50kHz作为检测频率，但不同的频率会导致不同的测量结果。

BIVA可用作常规的床边心脏容量评估和管理方法，但目前的心力衰竭相关指南尚未推荐使用BIVA。在排除体重的影响下，BIVA可用于对心脏容量状态进行分类和评估，作为BNP的补充。另外，BIVA可提供关于心力衰竭患者更准确的预后信息，从而帮助临床医生更好地进行管理，进一步减少不良心血管事件的发生。

（张尧）

第三节　急诊超声在急性心力衰竭患者病情评估中的应用

随着超声仪器更新换代和超声技术的改进，床旁超声机完全达到临床诊疗所需的图像清晰度和分析要求。床旁超声（point-of-care ultrasonography，POCUS）可用于进行快速地评估和监测治疗反应，以没有电离辐射、简易、快速、方便、无创的优势在急诊科患者的诊疗过程中发挥重要的作用。POCUS能够快速确定急诊科患者是否有未分类的呼吸困难，且迅速将急性左心力衰竭与其他常见引起呼吸困难的病因区分开来，从而实现对心力衰竭患者的合理管理和风险分层。

POCUS可以为急诊科医生提供一种更可靠、更快速的诊断手段，还可同时考虑急性心力衰竭潜在病因和慢性心力衰竭急性发作的可能诱因。POCUS可对几种复合器官分别进行评估，包括心脏、肺和下腔静脉（inferior vena cava，IVC），亦可通过心、肺和下腔静脉多系统成像的“三重扫描”（TS），区分急性呼吸困难患者心源性和非心源性肺水肿。

一、急诊床旁心脏超声

床旁超声心动图可准确评价心脏形态、结构、运动与功能，同时评价心脏收缩功能和舒张功能。对于首发急性心力衰竭和心脏功能不确定患者，应当早期（48h 内）检查；但对血流动力学不稳定特别是心源性休克患者，或是怀疑有致命性心脏结构和功能异常（如心肌梗死机械并发症、急性重度瓣膜反流、主动脉夹层等）患者，应紧急行床旁超声心动图检查。

2008 年，美国急诊医师学会（American College of Emergency Physician，ACEP）发布了急诊超声指南，提出急诊科医生有限的心脏超声评价范围包括心脏整体收缩力和中心静脉容量，这一说法得到美国超声心动图学会（American Society of Echocardiography，ASE）的支持。2001 年，Kimura 首次提出应用心脏 POCUS 评估急诊科呼吸困难患者。通过识别急性气短或胸痛患者的心脏收缩力是否受损，心脏超声有助于临床决策的制定，继而指导药物治疗或采取其他干预措施治疗心力衰竭。POCUS 可用于左室整体收缩功能的评价，通过胸骨旁长轴和短轴、剑突下和心尖多个切面，整体评估心内膜的偏移距离和心肌增厚程度；通过评估左室整体功能有助于区分舒张性和收缩性心力衰竭。借助二维超声目测法、M 型超声获取的 E 峰至室间隔间距（E-point septal separation，EPSS）、短轴缩短率和 Teichholz 法测量的 EF 是判断左室收缩功能的快速方法。

（一）EPSS 测量切面法评价左室收缩功能

图 3-2 是 LVEF 正常及减低时 EPSS 的比较。测量切面及方法：如图中所示，获取胸骨旁心脏长轴切面，取样线（白色点线）置于 MV 前叶水平获取 M 型图像，垂直测量 MV 前叶舒张早期峰至室间隔的最小距离，即 EPSS。EPSS < 7mm 提示 LVEF 正常，> 10mm 提示 LVEF 减低。EPSS 对二尖瓣狭窄（mitral stenosis，MS）或二尖瓣关闭不全（mitral insufficiency，MI）、主动脉瓣关闭不全（aortic insufficiency，AI）、左室明显肥厚的患者不适用。

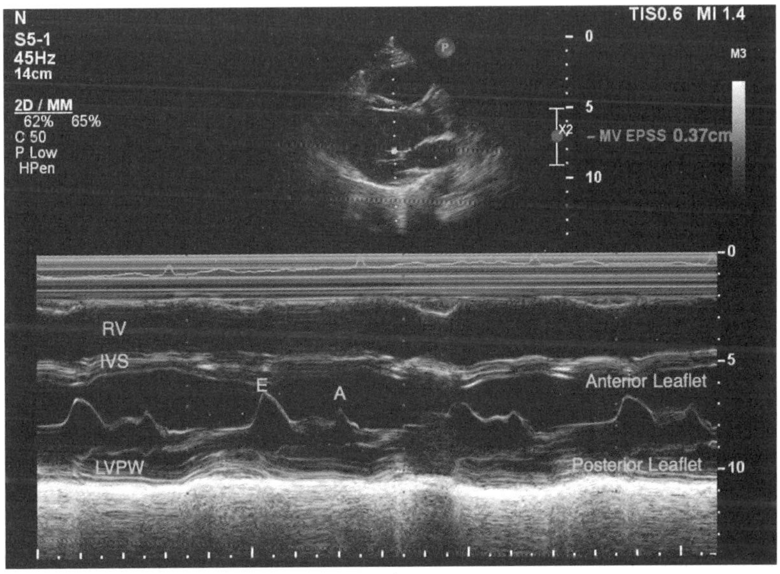

A

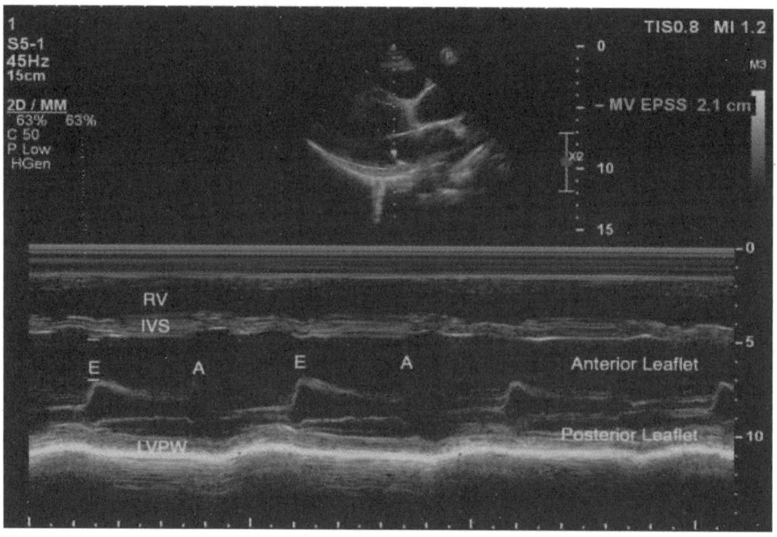

B

图 3–2　EPSS 测量切面法评价左室收缩功能

A 是 LVEF 正常受检者图像，B 是 LVEF 减低受检者图像。E 峰代表左心室舒张早期 MV 前叶峰值偏移；A 峰代表舒张晚期心房收缩期 MV 前叶峰值偏移；LVPW 为左心室后壁；IVS 为室间隔；RV 为右心室；Anterior Leaflet 为前叶；Posterior Leaflet 为后叶

（二）短轴缩短率及 Teichholz 法评价左室收缩功能

图 3–3 是短轴缩短率及 Teichholz 法评价 LVEF。测量切面及方法：如图中所示，获取胸骨旁心脏长轴切面，取样线（白色点线）置于 MV 瓣尖下方左室基底段水平获取 M 形图像，描记左室舒张末期及收缩末期左室间隔壁及左室后壁位点，获取左室舒张末期内径及收缩末期内径，Teichholz 法仪器自动测得舒张末期容积（end–diastolic volume，EDV）、收缩末期容积（end–systolic volume，ESV）、短轴缩短率（fraction shorting，FS）、射血分数（EF）。FS 参考值为 28% ~44%，短轴缩短率及 Teichholz 法在左室形态正常且无节段性室壁运动异常时适用。

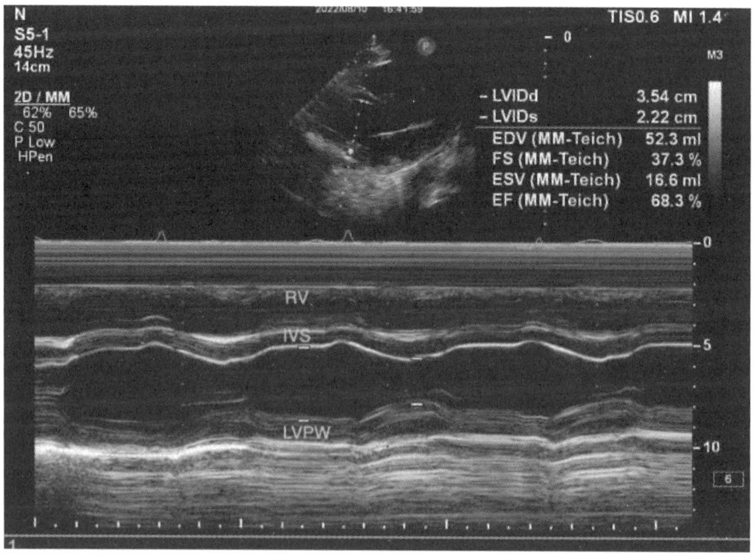

A

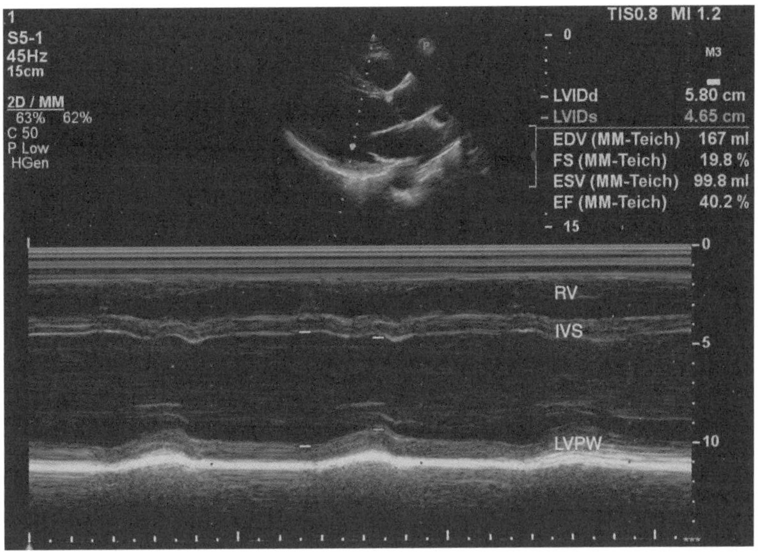

B

图 3–3 短轴缩短率及 Teichholz 法评价左室收缩功能

A 为 LVEF 正常受检者图像；B 为扩张型心肌病患者 LVEF 明显减低，出现急性左心力衰竭症状时图像

（三）Simpson's 法评价左室收缩功能

根据测量值将 LVEF 大致分为正常、中度减低和严重减低。

测量切面及方法：如图 3–4 所示，获取的心尖左室四腔心切面及心尖左室两腔心切面分别于舒张末期及收缩末期描记心内膜，仪器自动获取相应内径、容积数据以及射血分数，根据 Simpson's 公式自动获取 BP–EDV、ESV、EF。

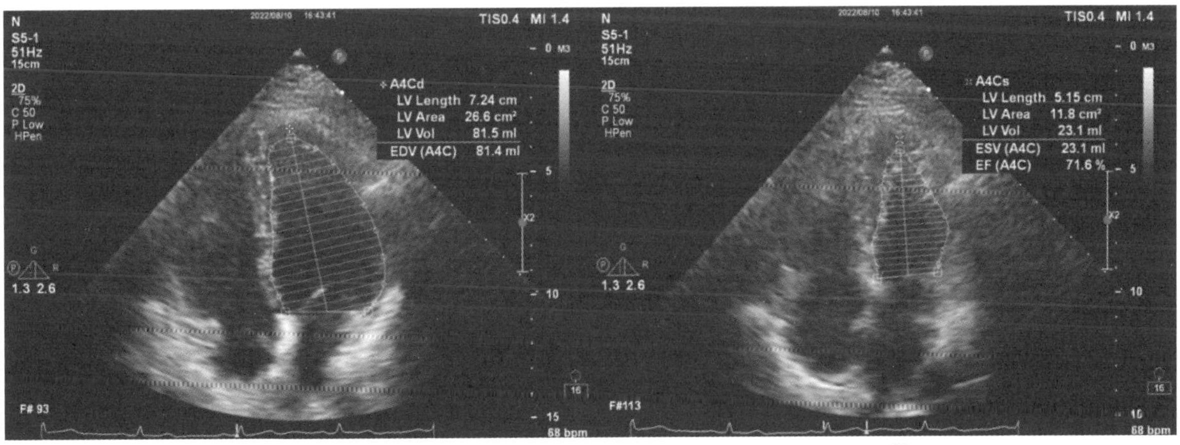

A　　　　B

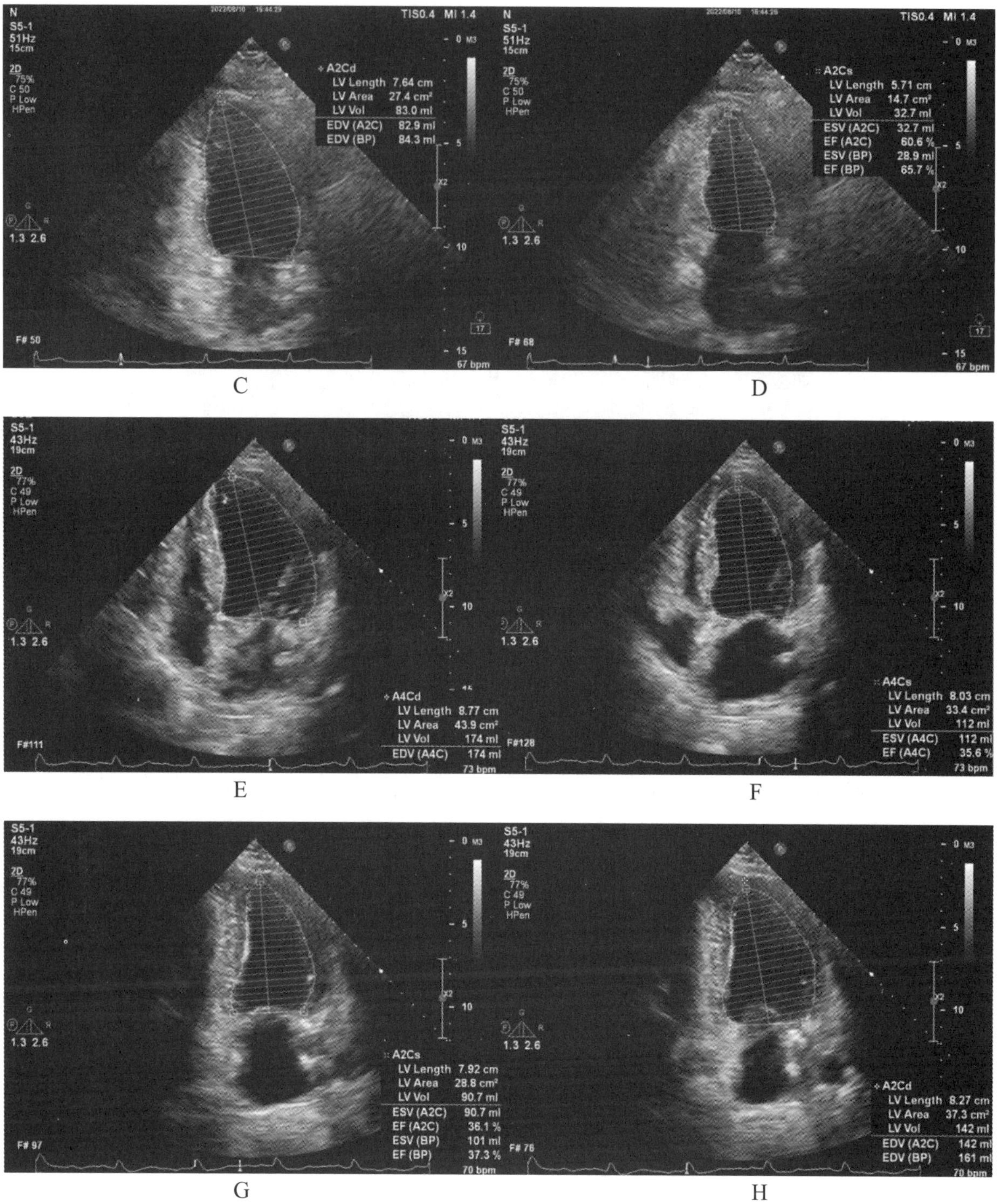

图 3–4　Simpson's 法评价左室收缩功能

A ~D 为 LVEF 正常受检者图像，E ~H 为 LVEF 减低急性左心力衰竭受检者图像

一些研究使用超声心动图评价心力衰竭的治疗对结构和功能改变的急性影响。有研究发现，心力衰竭治疗过程中，侵入性血流动力学的变化与超声参数的变化相关，尤其是 RAP 的变化与下腔静脉直径（inferior vena cava diameter，IVCD）的变化有关，PCWP 的变化与 IVCD 和 IVC 塌陷性变化有关。

二、急诊床旁下腔静脉超声

如果 IVC 的床边评估可以作为临床医生确定患者右心房压力的快速无创手段，那么在没有其他升高 RAP 的情况下，它可能是一种可以帮助区分失代偿性和代偿性心力衰竭的工具。通常在患者仰卧或微倾斜的体位时进行 IVC 评估。在下腔静脉进入右心房近端 2 ~4cm 处，对下腔静脉的剑突下或右侧视图进行评估，得到患者呼吸时的直径变化。

通常认为，IVCD 在心力衰竭患者中易于测量，且在观察者间的差异较小。对非心力衰竭患者的研究表明，IVCD 测量具有中至高等的评分者间信度。一项研究评估了几种 IVCD 测量方法的评分者间信度，发现与剑突下纵向和横向的 IVC 测量相比，使用以肝脏为声窗的腋前线法测量 IVC 的评分者间信度最高。下腔静脉塌陷指数（inferior vena cava colapse index，IVC–CI）通过确定下腔静脉最大直径（$IVCD_{max}$）与最小直径（$IVCD_{min}$）之差，根据公式 IVC–CI =（$IVCD_{max}$ − $IVCD_{min}$）/$IVCD_{max}$ 计算得来（图 3–5）。低塌陷指数表明下腔静脉直径随呼吸的变化很小，高 IVC–CI 则表示当下腔静脉直径随呼吸改变发生显著变化。评估方法：剑突下下腔静脉长轴切面，取样线垂直下腔静脉，获取 M 形图像，呼气时测量 $IVCD_{max}$，吸气时测量 $IVCD_{min}$，并计算 IVC–CI，IVC–CI ＞ 50% 为正常。

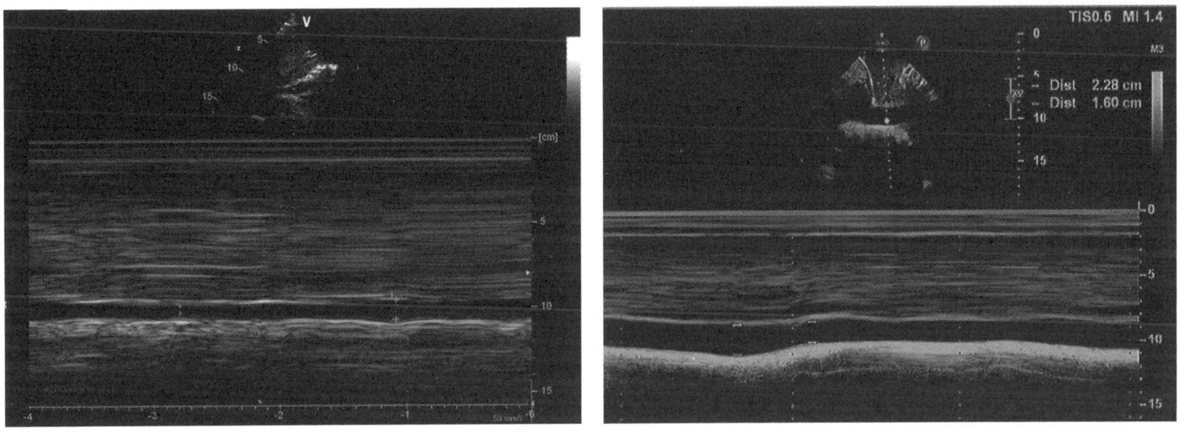

A　　　　　　　　　　B

图 3–5　下腔静脉超声评估辅助鉴别心力衰竭

A 为正常受检者下腔静脉超声 M 型图像，测得 IVC–CI = 58%；B 为心力衰竭患者下腔静脉超声 M 型图像，测得 IVC–CI = 30%

下腔静脉内径与胸腔内和腹腔内压力及右心房容积的变化相关。一般来说，在自主呼吸的患者中，吸气时胸腔内负压增加静脉回流到右心房，使得 IVC 直径短暂缩窄；呼气时，胸腔内升高的压力限制静脉回流，IVC 直径增宽。

在患有左心力衰竭或其他梗阻性疾病（心脏压塞、大面积肺栓塞、右心力衰竭、张力性气胸）的患者中，血液向前运动不良导致 RAP 升高，从而导致下腔静脉直径增大，呼吸相位变化受限。在极端情况下，心力衰竭导致下腔静脉过度扩张，呼吸时下腔静脉内径变化极小，甚至没有变化。

因此，下腔静脉超声成像可以提供有关 RAP 的无创信息。有人报道，IVC–CI ＞ 50% 表示 RAP ＜

10 mmHg，IVC–CI ＜ 50% 表示 RAP ＞ 10mmHg。在另一项研究中，被动呼吸时的 IVC–CI ＜ 20% 和有力吸入时的 IVC–CI ＜ 40% 均可预测右心导管插管时测得的 RAP ＞ 10 mmHg。已有大量研究表明 IVC 也与 PCWP 相关。

有研究发现收缩期心力衰竭患者的平均下腔静脉直径明显大于非心力衰竭患者。此外，失代偿性收缩期心力衰竭患者的 IVCD 显著高于代偿性心力衰竭患者。同样，在失代偿性心力衰竭患者中，下腔静脉直径无变化的患者比例为 36%，而在代偿性心力衰竭患者中下腔静脉直径无变化患者比例为 5%，因此下腔静脉造影可以帮助鉴别失代偿性和代偿性心力衰竭患者。

下腔静脉成像也被用来帮助阐明急诊患者呼吸困难的原因。有学者利用下腔静脉测量来评估未分化的呼吸困难患者。他们使用与 IVC–CI 相似的腔静脉指数，发现在呼吸困难患者中，下腔静脉指数＜ 33% 时，检测急性心力衰竭的敏感度为 80%，特异度为 81%。此外，＜ 15% 的极低下腔静脉指数表明患者的呼吸困难是由急性心力衰竭引起的，似然比＞ 10。

另一项基于急诊科的对未分化呼吸困难患者的研究有非常相似的结果。在呼吸困难的患者中，较低的下腔静脉变异（15% 或更低）能够预测急性心力衰竭的病因，其敏感度为 92%，特异度为 84%。静态测量下腔静脉的绝对直径并不能区分由急性心力衰竭引起的呼吸困难和其他原因引起的呼吸困难。在这两项研究中，随着下腔静脉直径变异性的降低，患者因急性心力衰竭引起呼吸困难的可能性增加。

下腔静脉病变的评估不仅具有诊断价值，而且具有预后价值。部分学者认为，无论 LVEF 如何，IVCD 的增加与心力衰竭患者的不良预后相关。下腔静脉直径最高的 1/3 的心力衰竭患者在 1 年内发生不良事件的风险约为 40%，下腔静脉内径最低的 1/3 的心力衰竭患者与无心力衰竭的患者结局类似。

在假定 IVCD 反映 RAP 的前提下，IVCD 的超声检查和塌陷性已被用于慢性心力衰竭的诊断和治疗。有人发现，心力衰竭治疗后平均 IVC–CI 显著增加。治疗后，心力衰竭患者与对照组的 IVC–CI 无显著差异。他们的研究表明，由于治疗后 BNP 无显著变化，因此连续测量 IVC–CI 比连续 NT–pro BNP 水平能更好地监测治疗反应。

IVC–CI 有希望作为一种诊断辅助手段，在急诊科患者中确定失代偿性心力衰竭是否是呼吸困难的原因，并监测急性失代偿性心力衰竭的治疗。标准化测量 IVC 的准确部分和测量时患者的位置，将有助于获取更易于比较和分组分析的结果。

三、急诊床旁肺部超声

空气会散射声波，因此诸如肺之类的含气结构原被认为不适用于超声评估。近年来，由于对超声与肺结构和内容物相互作用产生的伪影有了更深入的了解，肺部超声获得了更广泛的应用。肺部超声检查可以使用标准心脏探头或任何其他低频探头沿肋间隙进行。此外，高频探头也可用于胸膜可视化，但不能提供必要的深度来评估某些诊断伪影。双侧半胸是沿前胸上下半部进行扫描并且双侧半胸在横向上要优于横膈膜。

在超声图像中，胸膜线被表示为位于胸壁软组织深处的高回声线。在正常情况下，呼吸时可以看到壁层胸膜和脏层胸膜相互滑动。A 线由混响伪影产生，并显示为平行于胸膜线的多条间隔相对均匀的水平线。当存在间质液时，增加的肺泡水肿会产生称为 B 线的特征性伪影，它由从脏层－顶叶肺界面产生的高回声垂直线组成，延伸到至少 18cm 的深度，随着呼吸移动，并擦除 A 线。孤立的 B 线可以在正常肺中找到，特别是在依赖性更强的区域（图 3–6）。相反，每个肋间的 3 条或更多 B 线被认为是异常的，并且与肺泡间质综合征的诊断一致。肺泡间质综合征可以是局灶性和单侧的（如肺炎或肺挫伤），也可以是弥散性和双侧的（如肺水肿或 ARDS）。

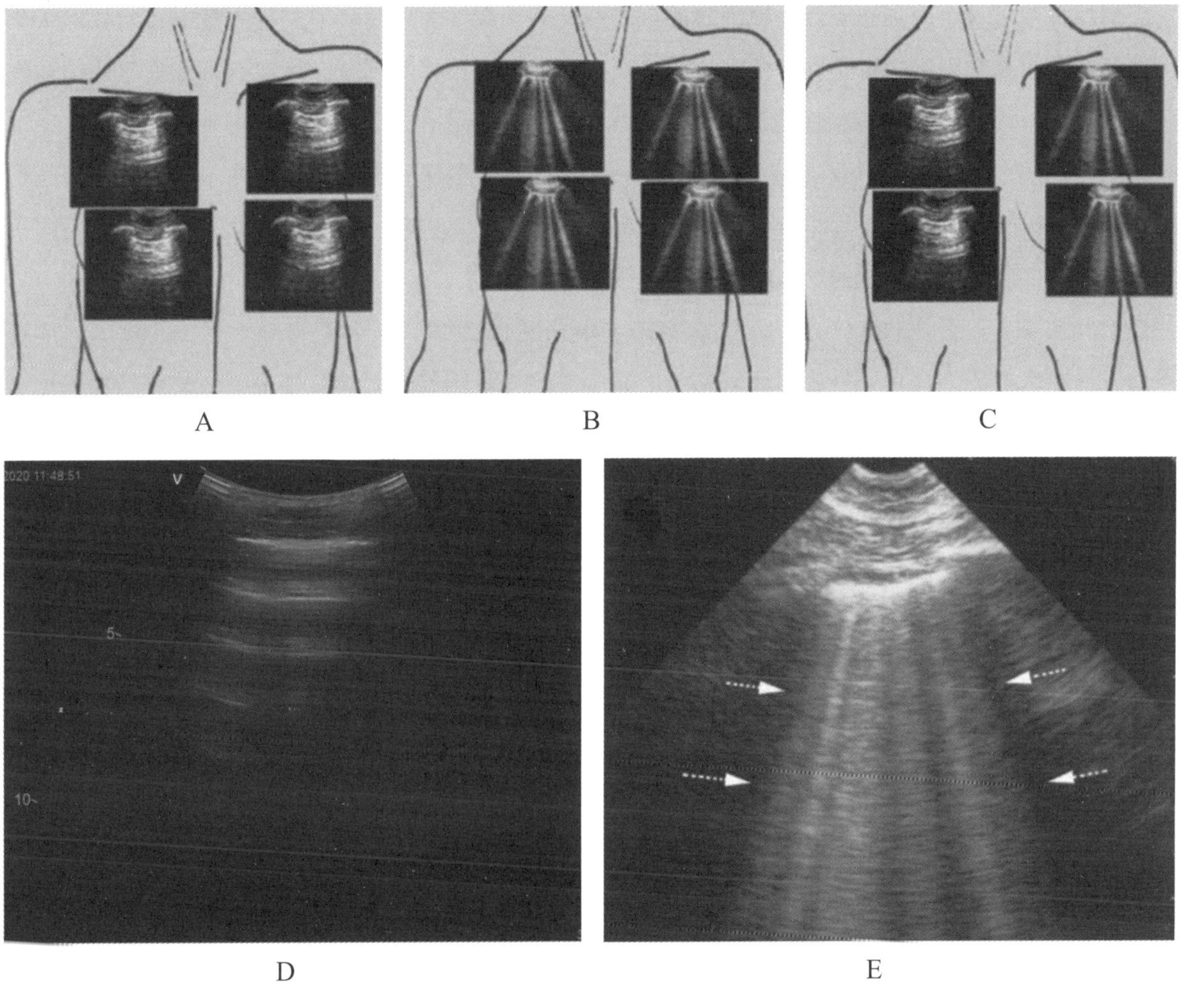

图 3–6 肺部超声初步鉴别急性呼吸困难病因

A 为半坐卧位或仰卧位患者肺表面图像，A 线占主导地位，该特征提示 COPD、肺栓塞和后段肺炎，肺水肿几乎被排除；B 中多条 B 线，该特征提示心源性肺水肿，几乎排除了 COPD、肺栓塞和气胸；C 中左肺有大量 B 线，右肺有多条 A 线，该特征通常与肺炎有关；D 和 E 分别为正常受试者和心源性肺水肿患者超声图像示例，E 中箭头示弥散性 B 线

肺部超声很容易检测到胸腔积液，这是一种常见于急性失代偿性心力衰竭的病理表现。胸腔积液表现为胸部依赖区的无回声区，下方为膈穹顶，上方为充气肺。肺部超声可用于区分急性心力衰竭和其他非心源性呼吸困难，特别是慢性阻塞性肺疾病恶化。

对 B 线和胸腔积液的评估有助于这种区分。B 线与其他充血指标（即放射影像、通过稀释技术测量血管外肺水、PCWP、超声心动图和胸内阻抗监测）密切相关。因此，肺部超声可以直接洞察肺间质。

床旁急诊肺部超声可发现肺间质水肿的征象（增多的 B 线，呈现肺“火箭征”），对于临床诊断有良好价值，且操作便捷。对 7 项研究（大部分在急诊科或 ICU 进行）的荟萃分析表明，在急性呼吸困难患者中，肺部超声 B 线诊断急性心源性肺水肿的敏感度为 94.1%，特异度为 92.4%。另一项针对急诊科人群的研究显示，肺部超声诊断弥散性肺泡间质综合征的敏感度为 86%，特异度为 98%。肺部超声检测和量化胸腔积液，其灵敏度和特异度高于平片。在有多条和双侧 B 线的患者中发现胸腔积液可显著增加心源性呼吸困难的可能性。一项在 7 个急诊科中进行的多中心前瞻性试验旨在评估关于呼吸困难患者不同评估方法的诊断准确性。试验将肺部超声添加到常规临床评估和胸部 X 线检查中从而提高急诊科医生区分急性失代偿性心力衰竭和非心源性呼吸困难的能力。这项试验包括 1000 多名患者，他们在社区和医院接受了 62 名急诊科医生的评估和扫描，每个急诊科医生平均招募 42 名患者。每位患者在 6 个胸部区域（每侧胸 3 个）进行扫描：锁骨中线的第二肋间，腋前线的第四肋间和腋后线的第五肋间。当存在≥ 3 条 B 线、≥ 2 个双侧肺区时，认为肺部超声对弥散性间质综合征呈阳性。与最初的临床检查（敏感度 85.3 %，特异度 90 %）相比，实施肺部超声的方法在区分急性失代偿性心力衰竭和急性非心源性呼吸困难方面具有显著更高的准确性（敏感度 97%，特异度 97.4%），并且也大大优于单独的胸部 X 线（敏感度 69.5 %，特异度 82.1 %）和利钠肽（敏感度 85%，特异度 61.7%，$n = 486$）。在进行肺部超声后，1/5 的患者被重新分类到正确的诊断（肺部超声的净重新分类指数与标准检查相比＝ 19.1%）。

有研究表明，肺部超声可以通过简短的教学课程轻松学习掌握。即使在新手超声医生手中，肺部超声也可以成为预测心源性呼吸困难的可靠工具。 此外，在解读肺部超声图像时，经验不足的超声医生和专业的超声医生具有高度的观察者间一致性。其中一项研究还表明，双侧肺外侧区和下肺区的简化双区扫描与部分学者详述的八区扫描具有相似的敏感度和特异度，并被普遍接受为肺部超声的标准。

在急诊科中急性失代偿性心力衰竭的漏诊或延迟诊断与住院时间延长、ICU 入院率高、死亡率高和费用增加有关。在患有心脏病的患者中，肺部超声可以提供有关预后的信息。在一项针对心力衰竭患者的门诊研究中，肺部超声上更多的 B 线独立于年龄、性别、NYHA 心功能分级和临床充血评分这些风险因素，识别出患者死亡或心力衰竭住院的风险是 4 倍，识别紧急心力衰竭就诊、心力衰竭住院或 6 个月以上全因死亡的风险是 3 倍以上。此外，这项研究发现在 B 线数量最多的组中，只有 1/5 的患者在试验中出现尖锐的肺泡音。这一发现支持使用肺部超声作为心力衰竭亚临床肺充血的敏感预测指标。

肺部超声能够显示血管外水分的快速变化，是评估肺充血程度的辅助检查，不仅可用于诊断急性失代偿性心力衰竭，还可用于监测对利尿剂治疗的反应。肺部超声能够捕捉失代偿性心力衰竭静脉利尿剂治疗后充血状态的变化。此外，与间接测量相比，肺部超声能够更直接地评估血管外肺水。与其他经典充血标志物相比，有人评估了急性心力衰竭出院后患者 B 线量化的预后意义，主要发现是出院时残留的肺淤血很容易通过肺部超声评估和量化（计量为> 30 条 B 线），可作为心力衰竭恶化短期死亡率和住院率的独立预测因子。

四、急诊床旁多系统超声

有研究发现，肺 – 心脏 – 下腔静脉综合超声与单独肺部超声比较，多系统超声在未分化呼吸困难患者病因筛查中具有明显优势。急诊科的急性呼吸困难患者中，肺 – 心脏 – 下腔静脉综合超声区分急性心力衰竭和原发性肺部疾病的敏感度为 94%，特异度为 91%，远高于单独肺部超声的敏感度（96%）和特异度（54%）。另一项研究评估发现 LVEF < 45%、IVC–CI < 20% 和八区共至少 10 条 B 线的超声组合，筛查急性失代偿性心力衰竭的敏感度低至 36%，特异度高至 100%。联合 LVEF、B 线、IVC–CI、胸腔积液和舒张功能障碍的超声评估，筛选急性失代偿性心力衰竭的敏感度和特异度亦较单独肺部超声高。胸腔积液合并射血分数 < 45% 对急性失代偿性心力衰竭的筛选特异度为 98%；当使用急诊床旁超声时，急诊科医生诊断急性失代偿性心力衰竭的特异度从 44% 提高到 83%。

（王蕊　谭团团）

第四节　生物标志物在急性心力衰竭患者病情评估中的应用

急性心力衰竭的诊断和治疗不仅需要依靠患者临床症状，还需联合心脏影像学检查和相关生物标志物对患者进行全面综合评估，使诊疗更加准确。

临床应用生物标志物应具备生化结构稳定、可重复、准确测量、时效性、经济性的特点，反映疾病的病理生理过程，对疾病的诊治决策有一定指导意义。心力衰竭的病理生理机制复杂，涉及心肌损伤、炎症、氧化应激、神经内分泌激素激活、心肌重塑及肾功能不全等多个病理生理过程，每个过程均涉及相关生物标志物。选择检测合适的生物标志物作为临床参考可以准确评估病情，指导有效的诊疗从而降低心力衰竭的发病率和死亡率，甚至可通过生物标志物寻找潜在治疗靶点，为心力衰竭治疗提供新的方向。心力衰竭生物标志物的变化贯穿整个心力衰竭过程，包括早期心力衰竭的筛查、诊断，中期心力衰竭病情严重程度及预后评估、危险分层，后期评估心力衰竭患者出院后心血管事件风险。因此，将客观、有效的心力衰竭生物标志物指标运用于临床，增加了对心力衰竭患者病情的监测手段，有助于心力衰竭患者的预防、诊断和治疗及预后评估。

近些年来，对于心力衰竭生物标志物的研究已是热点，心力衰竭生物标志物参与心力衰竭病理生理过程的相关研究也不断深入，常见的 BNP、NT–pro BNP、心肌肌钙蛋白（cardiac troponin, cTn）等生物标志物对心力衰竭的评估及诊疗价值已获得广泛共识，生长分化因子 15（growth differentiation factor-15，GDF-15）、半乳糖凝集素 3（galectin-3，Gal-3）、可溶性生物刺激表达因子 2 蛋白（soluble supression of tumorigenesis，sST2）等新型生物标志物不断出现，通过探索其在心力衰竭中的潜在应用前景，为心力衰竭患者的预防、诊断和精准治疗提供更多的依据。

一、心力衰竭生物标志物的分类

按照心力衰竭的病理生理机制，参照心力衰竭生物标志物分子模型，心力衰竭的生物标志物可分为以下几种。

（一）心肌细胞损伤生物标志物

cTn 是心肌收缩的调节蛋白，是心脏收缩的基础单位。心肌细胞损伤破裂释放 cTn，cTn 是评估心肌梗死的首选生物标志物，其水平高低与心肌缺血坏死程度成正比，与急性冠脉综合征患者的疾病进展密切相关。心力衰竭常合并不同程度的心肌损伤，在心力衰竭的病理生理过程中，心力衰竭的早期炎症反应、氧化应激、神经内分泌激素激活等多种因素都会造成心肌细胞损伤，心力衰竭中后期心排血量下降、心脏前负荷逐步增大等均可使心力衰竭患者出现氧供失衡，进而出现心肌缺血及心肌细胞损伤，从而出现 cTn 升高。临床上无论是否合并心肌缺血，急性心力衰竭和慢性心力衰竭患者的 cTn 都有一定检出率。因此，以 cTn 为代表的心肌损伤标志物对心力衰竭高危人群筛查、鉴别诊断、危险分层及预后评估具有重要价值。

（二）心脏负荷 / 室壁张力相关生物标志物

心房扩展、血容量增加、血钠离子浓度增高或血管紧张素增多，特别是心脏容量负荷或压力负荷明显增加，心室心肌细胞会分泌相关生物标志物入血。钠尿肽（natriuretic peptides，NP）类物质是心力衰竭经典生物标志物，充分反映出心室压力和容量变化。相似生物结构种类有繁多，包括心房钠尿肽（atrial natriuretic peptide，ANP）、BNP、C 型利钠肽等多种。ANP 主要由心肌细胞分泌，预存于心房肌细胞的颗粒中。不同于 ANP，BNP 主要由心室肌细胞直接分泌入血。一般正常情况下，BNP 的分泌量是极低，约 10pg/mL，但是当心室负荷和室壁张力改变时，可刺激 BNP 大量分泌。BNP 前体形成后被水解为 BNP 和无活性的 NT-pro BNP。BNP 的清除途径主要有两种：①通过 C 受体介导将 BNP 吞入胞内由溶酶体降解；②由中性肽链内切酶对 BNP 降解。NT-pro BNP 在血供丰富的肌肉、肝脏等组织中降解。BNP 可促进排钠、排尿，提高肾小球滤过率，具有较强的舒张血管作用，降低循环血管阻力及血浆容量，抵抗肾素 - 血管紧张素 - 醛固酮系统（renin-angiotensin-aldosterone system，RAAS）的缩血管作用，参与人体抵抗容量负荷过重及高血压的内分泌系统调节。当患者出现急性心力衰竭，可显著激活利钠肽系统，促进 BNP 释放，心室肌细胞分泌的 BNP 水平可随心室壁压力增加和神经内分泌的激活而变化，其升高程度和心力衰竭的严重程度成正相关，并对心室充盈压具有负反馈调节作用。BNP/NT-pro BNP 是目前临床检验科常规开展的心力衰竭检测项目，是心力衰竭所有生物标志物中推荐类别最高，也是心力衰竭高危人群识别、诊断及预后评估最主要的生物标志物。

（三）炎性介质

心肌细胞损伤诱发自身炎症反应，激活炎症反应的各种炎性介质（促炎因子、细趋化因子等）参与应激反应及组织修复，发挥保护机体作用，但是长时间的炎症反应会破坏心脏结构和功能导致心肌纤维化，最终诱导心力衰竭的发生。在炎症反应过程中，入血的炎性因子可以作为有效生物标志物评估潜在心力衰竭风险。

GDF-15 是一种跨膜分泌型蛋白，无活性的 GDF-15 分泌后经 Smad 蛋白依赖和 Smad 非依赖两种细胞内信号传统通路，多种转录因子综合调控发挥效应。GDF-15 在急性炎症、慢性炎症、凋亡等多种途径发挥重要作用，是能够作用于细胞损伤和炎症反应的标志物。在心肌细胞氧化应激、压力 / 容量负荷改变等情况下，GDF-15 诱导在心肌细胞高表达，参与调节细胞分化和组织修复，具有抗炎、抑制心肌细胞凋亡、改善心室重塑等作用。

Gal-3 主要以细胞质蛋白和细胞核蛋白的形式存在，也可以表达于细胞表面并分泌至血液中。Gal-3 在各个组织器官中均有表达，是引起组织纤维化形成的重要因子。各种诱因激发炎症细胞，巨噬细胞分泌 Gal-3，Gal-3 以相关通路激活其他巨噬细胞、心肌成纤维细胞，炎症细胞激活后，增殖并分泌Ⅰ型胶原蛋白，Ⅰ型胶原蛋白不可逆地相互交联构成胶原蛋白，引起心肌间质纤维化、心脏胶原纤维沉积、心肌肥厚、心肌顺应性降低，最终导致心力衰竭的发生、发展。

sST2 是白细胞介素受体家族成员，参与炎症和变态反应疾病多种病理生理过程。sST2 是反映组织纤维化的典型标志物，通过与 IL-33 结合构成信号转导复合体，阻碍 IL-33/ST2L 信号传导通路，降低该通路对心脏的保护作用。血清 sST2 含量明显升高反映全身组织尤其是心肌的纤维过程加重，心室重塑持续进展，心力衰竭进一步加重。

（四）神经内分泌激素

神经内分泌系统激活可分泌多种激素，参与心力衰竭的病理生理过程，当机体内环境紊乱，特别是出现心功能不全时，RAAS、交感神经系统等神经内分泌系统激活后分泌激素介导血管收缩、水钠潴留。早期机体的自身调节可短期提高心排血量，发挥积极作用，但是长时间神经内分泌系统激活增加心脏负荷，出现心肌重构，最终导致心力衰竭不断进展加重。血液中神经内分泌激素如肾上腺髓质素、醛固酮含量可反映心力衰竭严重程度，作为心力衰竭的参考生物标志物。目前，神经内分泌激素含量测量具有一定的难度，限制了其在临床广泛应用。

和肽素（C-terminal provasopressin，CT-proAVP）是精氨酸加压素原 C 端部分肽段，由 39 个氨基酸组成的糖基化多肽，核心段富含亮氨酸。CT-proAVP 是抗利尿激素系列神经激素之一，在下丘脑视上核、室旁核神经元内合成分泌，也称 AVP- 相关糖肽。抗利尿激素半衰期较短，临床通过测量 CT-proAVP 替代测量抗利尿激素。下丘脑的渗透感受器是抗利尿激素分泌的主要调节器，在心力衰竭病理条件下，位于主动脉弓和颈动脉窦的压力感受器对动脉充盈不足可刺激抗利尿激素分泌做出反应，这一机制表明 CT-proAVP 结果可作为急性心力衰竭诊断和预后的生物标志物重要参考依据。

中间区肾上腺髓质素前体（mid-regional proadrenomeullin，MR-proADM）是肾上腺髓质素 ADM 的前体物质片段，一般存在于心、肾、肺脏及肾上腺髓质中。ADM 可抑制醛固酮分泌，具有扩血管及排钠利尿的作用。

（五）心肌重构标志物

心肌重构是指在内源性或外源性因素影响下，正常心脏心肌结构和功能不断调整，主要表现为左心室和（或）右心室空间构象和生物学效应的改变。高血压、心肌缺血、瓣膜病和心肌疾病等多种心血管疾病均可引起心肌重构，现已公认心肌重构是慢性心力衰竭发生发展的基本病理生理过程，是许多严重心血管疾病发展为心力衰竭的最后共同通路。在组织学方面，心肌重构过程中心肌细胞外基质（extracellular matrix，ECM）增殖，引起 ECM 堆积，ECM 的表达在心室肥大和心力衰竭的发展过程中扮演重要的角色。因此，可通过检测分泌细胞外间质表达量和活性反映心室重塑过程，而 MMP 能降解细胞外基质的各种蛋白成分。MMP 因需要与钙离子、锌离子等金属离子共同作为辅助因子而得名，其家族成员具有相似结构。根据作用底物和片段同源性，MMP 分为 6 类，即基质降解素、胶原酶、明胶酶、基质溶解素、弗林蛋白酶活化的 MMP 和其他分泌型 MMP。MMP 影响心肌重构过程，对心力衰竭患者的预后具有指导意义。

（六）其他相关生物标志物

随着心力衰竭病理生理的深入研究，各种新的生物标志物也不断被发现，如微小 RNA（miRNA）、糖类抗原 125（carbohydrate antigen 125，CA125）、脂联素等。

miRNA 是一类非编码的短 RNA 序列，通过与 mRNA 的 3′ 末端非编码区结合，发挥调节基因表达的作用，通过抑制翻译或者诱导 mRNA 降解参与许多细胞功能和生理过程。miRNA 作为基因关键的调节因子，不仅能调节细胞功能，维持着心脏发育与正常心功能，还参与调控心肌重构病理生理等过程。尽管循环 miRNA 起源和具体作用仍不太明确，但 miRNA 在血液中相对稳定，可在循环中被识别，同时具有组织和病理特异性以及高敏感性等特点，使得其作为心力衰竭潜在生物标志物优于其他种类生物标志物。miRNA 的基因靶点容易识别，其临床研究结果有助于了解心力衰竭发病的潜在机制。

CA125 是一种高度糖基化的膜结合可溶性黏蛋白，分为胞外区、跨膜区、胞质尾区，由间质细胞和腹膜细胞合成在细胞内或分泌，通常由于细胞间的连接和基底膜的屏障作用而无法进入到血液循环。在氧化应激和炎症、机械应力等刺激下通过酶裂解作用进入血液。CA125 通常用于肿瘤的筛查、诊断、随访及预后的评估，大量研究发现 CA125 的水平与心力衰竭患者心功能恶化程度及血流动力学障碍密切相关。CA125 可作为心力衰竭病情严重程度及临床疗效评价的新型标志物，其分泌可能与炎症因子或者液体超载有关。同样，准确评估 CA125 与心功能的确切关系及其对心力衰竭的治疗疗效和预后关系，仍需对其心力衰竭病理生理过程进行深入研究。

脂联素是脂肪组织细胞分泌的具有活性的蛋白质，由 244 个氨基酸组成，进入血液循环作用于靶器官发挥作用，是一种具有调节糖脂代谢、抗炎症反应、抗动脉粥样硬化等多重效应的脂肪细胞因子。脂肪组织不仅是储存脂肪的场所，而且还是重要的内分泌组织。脂肪组织在能量维持及心血管的内环境稳定、葡萄糖及脂质代谢等多方面发挥重要作用。脂褐素除了在机体代谢方面发挥作用外，而且还有抗动脉粥样硬化及抗炎作用。动物实验表明脂褐素可通过减少心肌细胞肥大、减少胶原积累、减少心肌细胞凋亡及减轻氧化应激反应等发挥保护心脏的作用。然而，有相关研究表明脂联素在心血管疾病患者的作用与动物实验结论相矛盾，原因可能是脂褐素在急性环境诱导下短时间内有保护心脏作用，随着时间的推移，脂褐素可能通过参与心脏重构逐渐促进心力衰竭的转变。

其他心力衰竭生物标志物还有食欲素、中性内肽酶等。食欲素在小鼠模型中可能通过改善心脏重构来调节心脏功能。中性内肽酶是介导心力衰竭患者利钠肽轴上调的关键酶，它能通过抑制脑啡肽来作为靶点，从而可能降低心血管发病率和死亡率。它们在心力衰竭诊断、危险分层和预后方面也有一定的预测价值。

二、生物标志物在急性心力衰竭中的临床应用

（一）预测心力衰竭的发生

心力衰竭的发生与年龄因素成正相关，年龄越大，心力衰竭发病率就越高。80 岁以上人群心力衰竭发病率高达 30%，而 50 岁以下人群心力衰竭的发病率＜ 1%。年龄、身高、体重及基础疾病的异质性等因素均可影响心力衰竭的发生、发展，所以预测心力衰竭的发生相对较困难。近几十年来，对心力衰竭具有潜在价值的生物标志物进行大量研究，结果表明生物标志物可预测心力衰竭的发生，但是对于 HFrEF 和 HFpEF，其区分能力有限。

NP 是临床上用来监测心力衰竭发生的经典标志物，可作为心室功能障碍的筛查指标，是新发心力衰竭事件的独立预测因子。NP 家族内的 BNP/NT–pro BNP 更具有预测价值，特别是心力衰竭发生的早期，NT–pro BNP 预测价值更为有效。在 NT–pro BNP 与 cTnT 基础水平正常的老年人中，NT–pro BNP 升高＞ 25% 与 cTnT ＞ 50% 是发生心功能手术障碍、心力衰竭和心血管疾病死亡的重要危险因素。大多数的无症状心血管疾病患者中，cTnT 的血液含量均超过正常范围。高水平的 cTnT 与心力衰竭的危险因素均具有一定的相关性，与心力衰竭的发生率显著相关。因此，cTnT 不仅可以预测心肌缺血事件的发生，还能反映新发心力衰竭的风险。

炎性介质生物标志物能够在一定程度上预测心力衰竭事件，如 C 反应蛋白（C–reactive protein，CRP）、白细胞介素（interleukin–6，IL–6）、肿瘤坏死因子 –α（tumor necrosis factor，TNF–α）等。Gal–3 与心力衰竭的发生有关，具有预测心力衰竭发生的价值。在心力衰竭早期阶段，大鼠心肌组织中 Gal–3 呈高表达，引起心肌成纤维细胞增殖和胶原蛋白的产生。在主动脉缩窄的小鼠模型中，用基因敲除及药物抑制 Gla–3 基因后发现小鼠心肌纤维化减少，随后心力衰竭也减轻。虽然 Gla–3 在人群中预测心力衰竭发生没有表明价值，但是在高危人群的亚组分析中得到阳性结果，即 Gla–3 预测心力衰竭的发生。同时，sST2、GDF–15 同样具有预测心力衰竭发生的意义，心力衰竭患者的 sST2 水平显著升高，但是单独应用对心力衰竭的预测较弱，多种心力衰竭标志物联合测量能显著提高心力衰竭预测价值。

肾功能不全是心力衰竭的重要危险因素，多项研究表明肾功能不全标志物包括肌酐、胱抑素 C 等都能在预测心力衰竭发挥中发挥作用，尿蛋白 – 肌酐比值可以预测心力衰竭的发生。

（二）心力衰竭的诊治和预后评估

急性心力衰竭患者心脏功能及血流动力学会发生明显变化，这些变化往往伴随着心力衰竭生物

标志物的改变。

急性心肌梗死患者的 cTn 是急剧升高的，而心力衰竭患者的 cTn 缓慢升高，cTn 的动态变化升高是心力衰竭患者预后不良的重要表现。临床上冠心病患者常诱发急性心力衰竭，特别是当心力衰竭患者既往没有合并冠心病史时，cTn 的变化对心力衰竭诊治指导意义尤为重要。cTn 的升高不仅可与心力衰竭危险因素有关，而且更能反映新发心力衰竭的风险。cTn 对于心力衰竭患者治疗评估作用不断提升，cTn 的基础水平、住院期间的动态变化常与心力衰竭患者的预后密切相关，当 cTn 为阴性时，可将急性心力衰竭患者列为低危患者，如果 cTn 动态上升则提示心力衰竭患者预后不良。hs-cTn 对评价早期、进展性心肌损伤及严重程度的意义越来越受重视，可独立地评估急性心力衰竭患者的死亡和再住院等不良预后。

NP 类物质能反应心室压力及容量变化，有助于心力衰竭严重程度和预后评估。除心力衰竭以外，其他多种临床疾病也可诱发 NP 升高，如高龄、肺栓塞、急性冠脉综合征、脓毒血症、肾功能不全、肝硬化伴腹腔积液、甲状腺疾病等。NP 在心力衰竭诊断的特异性较差，对心力衰竭的界值难以确定。因此，应结合患者不同情况综合考虑，结合临床进行科学评估。由于 NP 从心肌细胞释放的首要因素是心肌应力，不论何种疾病引起 NP 升高，均可表明心脏容量增加。BNP/NT-pro BNP 有助于鉴别心源性和非心源性呼吸困难，是评估诊断心力衰竭患者最有价值的生物标志物，具有极高的敏感性。BNP 是急性心力衰竭患者风险分层的重要生物标志物，入院急性心力衰竭患者的 BNP 水平是患者死亡率的独立预测因子，出院时 BNP 水平是心力衰竭患者预后评估的重要因素。患者的 BNP 或 NT-pro BNP 显著增高，提示心力衰竭病情严重，短期与长期死亡风险均较高。动态观察血浆利钠肽变化对于指导治疗有一定帮助，有利于降低心力衰竭患者的病死率和再住院风险。NT-pro BNP 的半衰期长于 BNP 且对药物的干预影响更小，所以临床通过监测 NT-pro BNP 水平来评估心力衰竭患者药物治疗疗效及心力衰竭患者预后。BNP/NT-pro BNP 作为心力衰竭预后评估的有效手段，尤其是伴随心功能分级、血流动力学变化，更具有临床指导意义。NT-pro BNP 在呼吸困难诊断中的应用有助于明确病因，更好地进行医疗资源分配及降低患者死亡率。

急性心力衰竭患者 sST2 水平高于非急性心力衰竭呼吸困难患者，并且急性心力衰竭症状严重程度与 sST2 水平有关。所有呼吸困难患者中，低浓度 sST2 者死亡率低提示对急性心力衰竭死亡率有附加预测价值。sST2 与 cnT 和 NT-pro BNP 相比，优势在于年龄、身高、体重对其血清浓度影响较小，尤其对于心力衰竭合并肾功能不全患者，sST2 的诊断价值高于 BNP，具有心力衰竭独立风险评估预测能力。当机体合并感染性疾病和自身免疫性疾病时，sST2 特异性会受到较大影响。当 sST2 > 70mg/mL 时，考虑急性心力衰竭可能性较大，说明患者的炎症反应和心肌纤维化机制被激活，需要尽早干预治疗。有效的心力衰竭治疗会降低心肌应力和心脏负荷，使血液中 BNP 水平下降，同时治疗后 sST2 下降超过 20% 预示患者预后良好。sST2 在急性心力衰竭治疗期间的回落水平有助于评价治疗效果，对急性心力衰竭的治疗效果有一定指导作用。在急性心力衰竭方面，sST2 在预测病死率方面与 NT-pro BNP 无明显差异。在慢性心力衰竭方面，sST-2 与 NT-pro BNP 在预测病死率上结果相似，且二者协同使用可增加预测价值。因此，sST2 可用于心力衰竭的早期诊断、评估及预测心力衰竭预后，当与 NT-pro BNP 联合监测时可显著提高心力衰竭预后价值，作为 NT-pro BNP的重要补充,可提高心力衰竭的诊治和预后评估能力,为心力衰竭整体的诊治提供客观依据。

Gal-3 在生物体内相对稳定，可作为一个独立预测因子来评估心力衰竭患者预后。较高的基线 Gal-3 水平与急性心力衰竭复发风险增加独立相关。目前虽然已证实 Gla-3 在炎症反应和纤维化过程中的作用与心室重塑、纤维化有关，但是具体的病理生理机制仍不明确。根据患者潜在的病理生理条件，不同的临床因素会改变 Gal-3 的血液水平，Gal-3 本身并不是一个器官特异性标志物，但却是巨噬细胞相关疾病或纤维化等发病机制的特异性标志物，可作为指导心力衰竭预防、治疗及预后潜在靶点，为研发治疗心力衰竭药物提供新的方向。

CT-proAVP 不仅是心力衰竭短期预后重要指标，在识别心力衰竭患者长期风险中也很重要。当调整重要的混杂因素如年龄和肾功能时，CT-proAVP 浓度增加时，死亡风险增加。CT-proAVP 在心力衰竭患者近期死亡率、再入院率和急诊就诊率方面具有较好的预测价值，在急性呼吸困难的鉴别诊断中，急性心力衰竭导致呼吸困难的 CT-proAVP 水平明显高于其他疾病。

MR-proADM 预测心力衰竭死亡率的准确率高。MR-proADM 升高是心力衰竭总体患者人群死亡率的显著预测因子，且独立于 BNP，MRpro-ADM 升高的患者死亡率显著增加。慢性心力衰竭患者的 MR-proADM 水平明显升高，与病情严重程度相关。MRpro-ADM 对慢性心力衰竭患者的不良事件也具有预后评估作用。MRpro-ADM 与其他生物标志物（如 NT-pro BNP）一同测定可提高检查的灵敏度与特异性。在急诊接收的老年患者中，向 NT-pro BNP 检测中辅以 MR-proADM 检测可提高急性心力衰竭的诊断准确性。MR-proADM 在急性心力衰竭的短期预后方面也有重要作用，且在急性心力衰竭患者危险分层方面的预测也相当准确。

miRNA 参与调节心肌细胞功能和凋亡，可评估心力衰竭患者心室射血分数水平。循环 miRNA-302 家族成员（miR-302f 除外）在急性心力衰竭患者中显著升高，有助于评估急性心力衰竭严重级别，特别是亚类 miRNA302b-3p 对急性心力衰竭具有较高诊断价值。miRNA 也是评估心力衰竭患者预后具有价值的指标，miRNA30d 是急性心力衰竭患者一年死亡率的独立预测因子，循环低水平的 miRNA423-5p 往往提示急性心力衰竭患者的预后较差。miRNA 除以游离形式存在外，大多数存在于循环中的外泌体，但它们两者之间的敏感度和特异度不同。血清外泌体中 miR-92b-5p（exo-miR-92b-5p）对 HFrEF 有较高的敏感度和特异度。血清中 exo-miR-92b-5p 水平可作为 HFrEF 诊断标志物，exo-miR-92b-5p 升高，与左室短缩率、左室射血分数呈负相关，与左房内径、左室舒张直径、左室收缩直径成正相关。在心力衰竭预后方面，入院时血浆低水平的 miR-423-5p 与较差的长期预后相关，可作为急性心力衰竭预后评估的生物标志物。晚期心力衰竭患者循环 miR-150-5p 的表达显著下调，其与适应性心肌重构、疾病严重程度和预后的关系支持 miR-150-5p 表达下调与晚期心力衰竭的病理生理过程相关。此外，miR-320a、miR-378a-3p、miR-423-5p 和 miR-1254 经年龄和性别校正后也与心力衰竭主要终点事件存在关联。

急性心力衰竭患者的脂联素水平高于正常患者，随着患者 NYHA 心功能级别增加而升高。与 NT-pro BNP 相比，脂联素不受肾功能与年龄影响，是急性心力衰竭更好的诊断指标。急性心力衰竭患者在发病过程中血清脂联素是升高的，通过治疗诱导脂联素水平降低可使急性心力衰竭患者获得更好的预后。另外，血清脂联素是一种心脏保护因子，在心脏损伤急性期明显升高，在心脏功能和负荷改善后逐渐降低。因此，血清脂联素是一项评估心力衰竭患者预后的重要指标，也是慢性心力衰竭的潜在治疗靶点。

（徐瑶）

参考文献

[1]BIAN Y ,XU F ,LV R , et al.An early warning scoring system for the prevention of acute heart failure[J]. International Journal of Cardiology,2015,183:111–116.

[2] 国家心血管病医疗质量控制中心专家委员会心力衰竭专家工作组 .2020 中国心力衰竭医疗质量控制报告 [J]. 中国循环杂志 ,2021,36(3):221–238.

[3] 裴红红 , 潘龙飞 , 彭卓 . 中国急诊急性心力衰竭单元建设与管理专家共识 [J]. 实用休克杂志 (中英文),2019,3(5):301–305.

[4]ALEXANDRE M ,BIRHAN M Y ,PHILLIP L , et al.Recommendations on pre–hospital early hospital management of acute heart failure: a consensus paper from the Heart Failure Association of the European Society of Cardiology, the European Society of Emergency Medicine and the Society of Academic Emergency Medicine[J].European Journal of Heart Failure,2015,17(6):544–558.

[5]A T M ,MARCO M ,MARIANNA A , et al.2021 ESC Guidelines for the diagnosis and treatment of acute and chronic heart failure[J].European Heart Journal,2021,42(36):3599–3726.

[6]AMIR Q ,ITZIAR E ,A R M , et al.Appropriate use of point–of–care ultrasonography in patients with acute dyspnea in emergency department or inpatient settings: a clinical guideline from the american college of hysicians[J].Annals of Internal Medicine,2021,174(7):985–993.

[7]BILAL A ,MAHMOUD H ,OMAR A , et al.Assessing left ventricular systolic function by emergency physician using point of care echocardiography compared to expert:systematic review and meta–analysis[J].European Journal of Emergency Medicine,2021,29(1):18–32.

[8]GABRIELE V ,GUIDO T .Diagnosis of diastolic dysfunction in the emergency department: really at reach for minimally trained sonologists? A call for a wise approach to heart failure with preserved ejection fraction diagnosis in the ER[J].Critical Ultrasound Journal,2018,10(1):26.

[9] 中国医疗保健国际交流促进会循证医学分会 , 海峡两岸医药卫生交流协会老年医学专业委员会 . 心力衰竭生物标志物中国专家共识 2020[J]. 中华检验医学杂志 ,2020,43(2):130–141.

[10] 尹毓瑶，李晓东 . 心力衰竭的新型生物学标志物 [J]. 中国循证心血管医学杂志 ,2019,11(9):1150–1162.

[11]POURAFKARI L , TAJLIL A , NADER N D .Biomarkers in diagnosing and treatment of acute heart failure[J].Biomarkers in Medicine, 2019, 13(14):1235–1249.

第四章

急性心力衰竭的急诊氧疗

第一节　氧疗在急性心力衰竭中的应用

呼吸困难是急性心力衰竭患者最常见的症状，通常是患者急诊入院的主要原因，缓解呼吸困难是早期急性心力衰竭管理的一个关键目标，临床医生和研究者均将呼吸困难的改善作为急性心力衰竭临床试验的关键指标。尽管患者和医护人员很关注呼吸困难缓解情况，且呼吸困难缓解在临床试验中常作为终点使用，但目前还没有有效的呼吸困难评估工具。传统的急性心力衰竭治疗方法能够改善绝大多数患者的呼吸困难症状，如静脉注射袢利尿剂、硝酸甘油或 ACEI 等血管扩张剂，以及补充氧气。部分急性心力衰竭患者需要使用其他的治疗方式来缓解严重呼吸困难，如无创正压通气或气管插管，以确保足够的氧合和通气。

一、急性心力衰竭患者呼吸困难的病理生理机制

急性心力衰竭既可以是急性新发，也可表现为慢性心力衰竭急性失代偿（如呼吸困难、疲乏和液体潴留等典型症状、体征急性加重）。呼吸困难最常见于急性左心衰竭。急性左心衰竭，PAWP升高，首先出现肺循环淤血，严重时可出现肺水肿。呼吸困难是患者气短及呼吸费力的主观感觉，具有一定限制体力活动的保护意义，也是判断肺淤血程度的指标。急性心力衰竭患者出现呼吸困难的确切病理生理机制尚不完全清楚，既往研究表明发生呼吸困难的基本机制主要包括以下几个方面：①肺淤血、肺水肿导致肺顺应性降低，吸入同样体积的空气需要增加呼吸肌做功，消耗更多的能量，故患者感到呼吸费力；②支气管黏膜充血、肿胀和气道内分泌物导致气道阻力增大；③肺毛细血管压增高和间质水肿使肺间质压力增高，刺激肺毛细血管旁 J 受体，引起反射性浅快呼吸。根据肺淤血和肺水肿的严重程度，呼吸困难可有劳力性呼吸困难、夜间阵发性呼吸困难、端坐呼吸等不同的表现形式。

二、急性心力衰竭患者呼吸困难的评估

目前无论在临床实践还是临床研究中，仍然缺乏可靠、标准、可重复的呼吸困难评估工具，测量的时间、方法等也没有达成共识。在以呼吸困难为主要评价指标的临床试验中，招募患者时可能

会更看重呼吸困难的症状，从而忽略临床症状表现为疲劳、虚弱等而非呼吸困难的心力衰竭患者。

迄今为止，在几乎所有大型药物临床试验中，视觉模拟量表、李克特量表是常用来评估呼吸困难的方法。尽管是否存在呼吸困难及其严重程度是指导急诊治疗的重要指标，但呼吸困难的严重程度很少被定量评估。有学者提出针对其他参数（如控制高血压）来达到缓解呼吸困难的目的，但这需要进一步研究。回顾性分析表明呼吸困难与最终预后（即死亡、再住院）之间存在关联。呼吸困难是患者对疾病的主观体验，因此大多数急性心力衰竭临床试验依赖患者对呼吸困难的自我评估，患者需要有自我评估呼吸困难的能力。另一个问题是患者在何种条件下进行呼吸困难的评估。对于大多数的急性心力衰竭患者来说，静息时已出现呼吸困难，平卧时加重，故需被迫采取端坐位或半坐卧位以减轻呼吸困难的程度，称为“端坐呼吸”。端坐位时下肢血液回流减少，肺淤血减轻，且膈肌下移，胸腔容积增大，肺活量增加，通气改善，呼吸困难得到缓解。由此可见，患者的体位对呼吸困难的评估影响较大，如果两例患者有同等程度的呼吸困难，一例评估时处于坐位，且有高流量的吸氧，而另一例处于仰卧位且无氧气补给，那么显而易见他们的评估结果是没有可比性的。同一患者在不同时间点的评估也应该处于相同的生理状态下。下面简述评估急性心力衰竭患者呼吸困难的方法。

（一）NYHA 心功能分级

目前没有评估急性心力衰竭患者呼吸困难或以缓解呼吸困难为目标引导的临床治疗指南，这也提示在这方面缺乏循证医学证据。目前的治疗方法可以改善呼吸困难，但不能完全解决大多数患者的呼吸困难。慢性心力衰竭中常用的一种分类方案是 NYHA 心功能分级，其中存在或不存在呼吸困难是一个重要的分级特征。急性心力衰竭患者的主诉常为呼吸困难，NYHA 心功能分级分类在急性心力衰竭中对呼吸困难的评估并不那么有用，因为就诊的大多数患者将被归类为Ⅲ级或Ⅳ级。

（二）呼吸困难视觉模拟量表

用纸和笔画或制作评分尺，在纸或尺上画 10cm 长的线段，两边分别表示“无呼吸困难（0）”和“最难以忍受的呼吸困难（10）”，中间绘制厘米刻度线，患者面对无刻度的一面，让患者根据自己当时呼吸困难的感觉在横线画一标记，代表呼吸困难程度。研究者面对有刻度的一面，记录呼吸困难的程度。

（三）李克特量表

在急性心力衰竭临床试验中，李克特 5 点量表可以评估患者在任何时间点呼吸困难的程度，具体分为 5 个选项：①无气短（short of breath，SOB）；②轻度 SOB；③中度 SOB；④重度 SOB；⑤极重度 SOB。研究人员在基线和试验预先设计的时间点让患者评估自己目前属于哪一种状态。李克特 5 点量表的可靠性体现在易操作、可重复和跟随时间变化的能力，然而，在评估呼吸困难随体位变化方面，VAS 评分更优秀。

李克特 7 点量表着重评估患者较基线时呼吸困难的改善情况，而不是测量当下呼吸困难的状态，具体分为 7 个选项：①显著改善；②中度改善；③轻度改善；④ 无改善；⑤轻度恶化；⑥中度恶化；⑦明显恶化。李克特 7 点量表在基线测量时不能使用，只能在干预后的其他时间点使用，询问患者目前的症状跟基线比较是否改变。

在急性心力衰竭急诊的临床实践中推荐使用 VAS 评分，李克特 5 点量表与 VAS 评分之间存在显著的相关性，临床研究中建议将李克特 7 点量表与上述一种或两种工具结合使用。

（四）利钠肽

心力衰竭患者心脏负荷增加，心肌细胞合成并释放 BNP/NT–pro BNP，呼吸困难的程度与心脏负荷成正相关，因此 BNP/NT–ProBNP 浓度可很好地确定心脏 / 非心脏原因引起的呼吸困难程度。BNP 水平升高与急性心力衰竭相关，用于排除急性心力衰竭存在的截止值为 100pg/mL。ACEP 临床政策指南关于急性心力衰竭的管理中，建议（B 级）使用 BNP 提高诊断准确性：如果 BNP $<$ 100pg/dL 或 NT–pro BNP $<$ 300pg/mL，急性心力衰竭不太可能（负似然比 0.1）；如果 BNP $>$ 500pg/dL 或 NT–pro BNP $>$ 1000pg/mL，急性心力衰竭可能（正似然比 6）。美国心脏病学会（American College of Cardiology，ACC）/AHA/ 美国心力衰竭学会（Heart Failure Society of America，HFSA）发布的相关指南中肯定了利钠肽对急性心力衰竭的诊断或排除价值。但是，利钠肽在急诊科鉴别呼吸困难的价值存在争议，只能结合临床评价使用利钠肽，不能单独使用该指标。由于心室壁张力较小，肥胖患者的 BNP 和 NT–pro BNP 可能较低。

（五）肺部超声

超声是诊断急性心力衰竭相关肺水肿更有价值的方法。POCUS 是诊断和管理急危重症的重要工具，包括急性心力衰竭。依赖胸部 X 线和实验室评估可能导致诊断和治疗的延误，POCUS 可以为临床医生提供一种更可靠和快速的诊断方法，同时也发现潜在的病因。

急性心力衰竭患者有肺水肿，在肺部超声上表现为 B 线。B 线是混响伪影，从胸膜线开始，通过肺向下辐射，并随着呼吸引起的胸膜滑动而移动。肺间质水肿超声阳性需要双侧至少 2 个肋间隙有 3 条或更多的 B 线。中、高概率存在急性心源性肺水肿（ACPE）患者中，B 线的存在进一步确立诊断，而在 ACPE 概率较低的患者中缺乏 B 线强烈支持患者呼吸困难是由其他原因导致的。

三、急性心力衰竭患者的气道管理

（一）气道评估

接诊患者后，首先需确保通气与氧合，同时初步评估气道情况。按“CHANNEL 原则”初步评估患者气道情况。虽然大多数急性心力衰竭患者不需要明确的气道控制，但患者有严重呼吸窘迫则需要紧急和果断的气道评估及处理。判断患者是否为崩溃气道，崩溃气道患者无法保证基本的通气和氧合。面对困难气道，需使用球囊面罩保证患者通气氧合良好，同时寻求有经验的医生的支援，使用气道管理车保证齐全的气道管理设备，进入困难气道处理流程。对于非崩溃气道的患者，氧疗应当以纠正患者的低氧血症为目的，需要在氧疗开始前了解患者的血氧饱和度情况，采用脉搏氧饱和度（SpO_2）或动脉血氧饱和度（SaO_2）进行监测。保证患者生命安全为首要目标，仔细评估只有轻度到中度呼吸窘迫的患者，以确定是否需要给予适当的氧疗，包括全面地了解病史、评估其他原因或既往病史导致的呼吸困难，重视生命体征。

对于需要氧疗的患者，采用何种方式进行氧疗取决于患者的状况及对初始治疗的反应。危重的急性心力衰竭患者需要通过气管插管进行明确的气道控制，病情可以稳定或迅速逆转的患者，可以采用其他方法，如经鼻高流量氧疗、无创机械通气。但没有快速、简单和通用的方法来确定哪些患者将从需要明确气道控制转向无创机械通气。目前临床研究表明，如果迅速开始初始治疗，病情很重的患者往往可以在避免气管插管的情况下康复。

明确气道情况，建立人工气道。按照“降阶梯”的思路进行准备，建议使用气道管理车，以提供立即可取的气道管理设备，迅速建立人工气道。有条件的患者可选择快速诱导插管程序。遇到困难气道时，遵循“优先维持通气与氧合”原则，切忌盲目多次尝试。人工气道的建立方式遵循“简便、有效、最小创伤”原则，优选可视化技术。

（二）快速诱导插管

快速诱导插管已成为给疑有生命危险的患者进行紧急气道管理的一个有效和安全的方法，是急诊科建立气道的首选方法，它在控制良好的情况下，确保患者的顺应性最佳。快速诱导插管涉及给予有效的镇静催眠药物和神经肌肉阻滞剂，提倡各种预处理用药，以预防潜在的副作用，如胃内容物误吸、心血管系统的兴奋或抑制以及颅内压升高。因为缺氧、意识不清、不配合、不稳定和不知道的药物治疗或既往疾病史的患者有误吸的危险，在到达急诊科几分钟内需要进行气道管理。

快速诱导插管的基本适应证是创造能快速、容易的插管环境。这对于需要插管的患者很重要。在快速诱导插管麻醉中，药物常产生催眠和肌肉松弛的作用，可达到插管的最佳条件。

通过非反复呼吸的面罩给患者预先吸氧，使用球囊面罩通气吸入 100% 氧气 5min 来建立氧储备和防止插管过程中缺氧。与医护配合良好的患者，4 次深吸气可以达到同样的效果。

依托咪酯是快速诱导插管中的首选诱导剂，因其快速起效且半衰期短。依托咪酯诱导剂量为 0.3mg/kg。对于患有心血管疾病的患者，应谨慎使用苯二氮䓬类药物。

快速诱导插管期间使用肌松剂使患者的肌肉组织完全放松，有助于提高首次插管成功率。琥珀酰胆碱起效迅速，半衰期较短，是最常用的肌松剂。使用过程中可能出现窦性心动过缓，使用阿托品可迅速逆转，但出现这种情况是很罕见的。如有禁忌证，可用维库溴铵和罗库溴铵，这两种药物都是非去极化肌松剂，已成功用于快速诱导插管。

气管插管通常对既往健康的个体没有直接的副作用，但可能对有潜在心血管疾病的人构成重大风险。插管诱导儿茶酚胺的释放，可导致心率和血压升高，从而导致心肌需氧量增加。芬太尼是一种合成的阿片类药物，可以用来减轻这一症状。芬太尼的剂量为 3μg/kg，在插管前给予 60s 以上。

四、急性心力衰竭患者的氧疗

氧疗指使用高于空气氧体积分数的气体对患者进行治疗。通过氧疗，可提高 PaO_2 和 SpO_2，增加动脉血氧含量，纠正各种原因造成的缺氧状态，促进组织的新陈代谢，维持机体生命活动。

缺氧是指氧的供给不能满足机体的代谢需要或因氧化过程受阻导致机体不能正常利用氧的病理生理状态。根据缺氧发生的原因和血氧变化特点可以分为 4 种类型：低张性缺氧、血液性缺氧、循环性缺氧、组织性缺氧。氧疗可以在某种程度上改善缺氧，但氧疗对于缺氧改善的程度取决于缺氧的类型。不同原因引起的缺氧对氧疗的反应不同。对于伴 PaO_2 降低的低张性缺氧，氧疗的效果较好；对于严重贫血、急性失血、组织细胞中毒等无 PaO_2 降低的缺氧，氧疗效果欠佳。PaO_2 在 90 ~100mmHg 时，氧合血红蛋白的饱和度就已接近饱和，尽管在吸入纯氧时，血液中物理溶解的氧气是增加的，最大可达到 5 倍之多，但血液中总氧含量上升并不明显。然而，血红蛋白浓度越低，这样的效果反应越明显，例如在严重的血液稀释和（或）失血时，纯氧通气是有特殊的保护作用的，但目前还没有失血性休克期间吸入纯氧对机体的影响的相关研究。此外，为了提高气道管理过程中的安全系数，常给予纯氧吸入。急性心力衰竭患者有低张性缺氧和循环性缺氧，绝大多数急性心力衰竭患者需要氧疗。氧疗中应将氧气作为一种特殊的药物来使用，需开具氧疗处方或医嘱。根据病情选择从高浓度至低浓度的氧疗方式。

（一）急性心力衰竭患者的院前急救氧疗

院前处理时，急性心力衰竭患者发生低氧血症的风险远高于高氧血症，因此此阶段的主要目的是维持氧合作用，保持 40% ~60% 的氧浓度，以维持 $SaO_2 \geq 90\%$。英国胸科协会（British Thoracic Society，BTS）发布的急诊氧疗指南首次将血氧饱和度视为“第五生命体征”，建议急诊所有患者都应监测血氧饱和度（必要时补充血气检测）。该指南的另一个大的亮点是提出了“目标血氧饱和度”的概念，即规定大部分急症患者通过氧疗后 SaO_2 应达到 94% ~98%。该指南还要求给氧时应在氧疗处方中标明“目标血氧饱和度”的具体范围，并需要连续监测。根据不同的氧疗装置进行不同的流量调节。在氧疗过程中，应持续对患者进行血氧饱和度的监测及流量的调节。

（二）使用 ESCAPE 工具设定氧疗目标

在保证患者生命安全前提下评估患者是否需要氧疗，使用 ESCAPE 工具设定氧疗目标，根据病情危重程度选择合适的氧疗工具。健康成人 SpO_2 的正常范围为 96% ~98%。吸入高浓度氧可抑制肺血管收缩，导致吸收性肺不张及肺泡通气量下降。慢性 CO_2 潴留患者吸入高浓度氧可加重病情，因此，推荐使用筛查 CO_2 潴留的 ESCAPE 工具，根据是否存在 CO_2 潴留的高危因素确定不同的氧疗目标。ESCAPE 即评估支气管扩张（bronchiectasis）、脊柱疾病（spinal disease）、胸壁疾病（chest disease）、气道阻塞性疾病（airway obstructed disease）、瘫痪（paralysis）、体质量增加（elevated body weight）。存在 CO_2 潴留的患者，高浓度吸氧会导致肺泡通气量降低、加重 CO_2 潴留，其发生的机制有两种观点。一种认为伴 CO_2 潴留的慢性低氧血症患者主要靠低氧血症的刺激兴奋呼吸中枢，高浓度吸氧后，低氧血症解除，对呼吸兴奋的作用减弱，从而导致自主呼吸抑制、通气量减少、CO_2 潴留进一步加重。事实上，只有在 $PaO_2 < 60mmHg$ 时才有呼吸兴奋的作用，一旦超过此水平，呼吸兴奋的作用很弱，因此这种观点不符合临床实践。另一种观点是吸入高浓度氧后，解除了低氧导致的肺血管收缩，导致通气血流比失调加重，生理无效腔增加，肺泡通气量降低，$PaCO_2$ 进一步升高。这是高浓度氧疗导致高碳酸血症加重的重要原因。

对于存在 CO_2 潴留高危因素的患者推荐 SpO_2 目标为 88% ~93%。无 CO_2 潴留高危因素的患者，推荐其 SpO_2 目标为 94% ~98%。根据患者病情危重程度选择面罩或鼻导管给予氧疗（SpO_2 <

80% 为危，SpO_2 在 80% ~100% 为重），可根据病情选择低浓度氧疗（< 40%，一般不超过 30%）、中浓度氧疗（40% ~60%）、高浓度氧疗（> 60%）及纯氧吸入。低浓度氧疗适用于伴有 CO_2 潴留的慢性低氧血症患者，有助于避免高碳酸血症加重；中、高浓度氧疗适用于单纯低氧血症而无明显 CO_2 潴留即通常所说的Ⅰ型呼吸衰竭患者；纯氧吸入一般用于建立人工气道前后或机械通气过程中吸痰前后，以降低操作过程中发生低氧血症的概率。对于致死性低氧血症患者，严重、顽固性低氧血症患者也应给予高浓度或纯氧治疗以挽救生命，待病情好转后逐渐降低吸入氧浓度（fraction of inspired oxygen，FiO_2）。

正常人的 SaO_2 约为 97%，要使 SaO_2 达到 100%，需要 PaO_2 达到 150mmHg，而对于呼吸功能本来就受损的患者来说 SaO_2 要达到 100% 可能需要更高的 PaO_2，甚至达到 500mmHg。一般把 $PaO_2 \geq 120mmHg$ 称为高氧血症，高氧血症会危害生命，已有多项研究证实患者病死率与高氧血症有关，因此 SaO_2 并不是越高越好。

（三）动态评估

氧疗开始后，应当每 5 ~10min 评估患者 SpO_2 变化情况，若 SpO_2 未能上升至目标范围，应当积极寻找原因并行血气分析检查全面评估患者情况。若 SpO_2 上升至目标范围内，存在 ESCAPE 高危因素，应当在 60min 内复查血气以了解血 CO_2 水平。若不存在 ESCAPE 高危因素，且临床情况稳定则无须复查血气。

五、急性心力衰竭患者的常用氧疗工具

正常人呼吸的时候，吸入气流速大概为 60L/min，但呼吸窘迫的时候可达到 100L/min。患者在呼吸的时候，除了吸入供应的氧气，还会吸入空气（患者吸入的流速超过了给氧流速，大量空气被吸入体内）。空气和氧气的混合比例决定了 FiO_2，也就是说，在氧疗的时候，必须考虑给氧流速和患者吸入流速。

（一）鼻导管或鼻塞

鼻导管或鼻塞给氧是临床上最常用的吸氧方式，优点是简单、方便，不影响患者咳痰、进食；缺点是吸氧浓度不恒定，容易受患者呼吸的影响，且达不到高浓度吸氧。鼻导管或鼻塞吸氧的氧浓度与氧流量的关系密切。在潮气量 500mL，频率 20 次 /min，呼气末暂停 0.5s，吸呼比 1 : 2，口鼻无效腔 50mL，吸入氧流量≤ 5L/min 情况下可采用吸入氧浓度（FiO_2，%）= 21 + 4× 吸入氧流量（L/min）进行计算。

由于患者呼吸方式不同，计算值可能偏离实际值，吸入氧流量不等于吸入氧浓度。鼻导管吸入氧流量大于 6L/min 时，虽然吸入氧浓度会有所增加，但鼻导管吸氧无法充分湿化，此时干冷的高流量气体会导致患者呼吸道黏膜干燥及不适。若需继续增加患者吸入氧浓度时可更改氧疗工具，如面罩、储氧面罩来更有效地增加患者吸入氧浓度。

（二）面罩吸氧

面罩吸氧使用的面罩包括普通吸氧面罩、吸氧浓度可精确调节的文丘里面罩、带有储气囊的部

分重复呼吸面罩、带有单向活瓣的非重复呼吸面罩。相比鼻导管或鼻塞，面罩吸氧可提供更高的吸入氧浓度，需要注意的是不同面罩特点不同，应合理选择，且面罩吸氧有无效腔，吸入氧流量应不低于4L/min。

（1）普通面罩可提供40%～60%的吸入氧体积分数，适用于低氧血症且不伴有高碳酸血症风险的患者。使用时面罩需紧贴口鼻周围，由弹力带固定于枕部。吸入氧流量＜5L/min时，面罩内的CO_2将难以被完全冲刷导致CO_2复吸，因此普通面罩吸入氧流量不应低于5L/min。

（2）储氧面罩在普通面罩下附加体积600～1000mL的储气囊，当储气囊充满时，吸氧体积分数可以达到60%以上。部分重复呼吸面罩在面罩与储气囊之间无单向阀，导致患者重复吸入部分呼出气体。在密闭较好的部分重复呼吸面罩，氧流量为6～10L/min时，吸入氧体积分数可达35%～60%。无重复呼吸面罩在面罩与储气囊之间有单向阀，从而避免吸气相时重复吸入呼出气。为保证面罩内的呼出气体能够被冲刷出去，氧流量至少要6L/min。储氧面罩给氧体积分数高于普通面罩，不适用于有CO_2潴留风险的COPD患者。

（3）文丘里面罩是可调节的高流量精确给氧装置。吸氧体积分数设定＜40%时与实测值误差＜2%，FiO_2设定为40%以上时与实测值相差10%左右。文丘里面罩的作用原理为氧气经狭窄的孔道进入面罩，产生喷射气流使面罩周围产生负压，与大气的压力差促使一定量的空气流入面罩。随着供氧流速的增加，进入面罩内的空气流速也相应增加，且喷射入面罩的气流通常大于患者吸气时的最高流速要求，因此FiO_2恒定。此外，高流速的气体不断冲刷面罩内部，呼出气中的CO_2难以在面罩潴留，故无重复呼吸。文丘里面罩可提供24%、28%、31%、35%、40%和60%浓度的氧气。因文丘里面罩可以实现高流量、低浓度给氧，适合伴高碳酸血症的低氧患者。使用文丘里面罩时，首先设定FiO_2，其次根据患者的呼吸情况决定面罩提供的气体流量，最后调节氧源的给氧流量。

（三）经鼻高流量氧疗

急性心力衰竭伴低氧血症属危急重症，临床治疗过程中，常用文丘里面罩或鼻导管给氧，这两种方式能够有效给氧，舒适度适中，但存在输氧流量和氧浓度限制，患者吸入氧气的温度与湿度与人体所需的最佳生理需求有一定的差异，容易带给患者呼吸道干燥等不适感。与文丘里面罩比较，经鼻高流量氧疗（high flow nasal cannula，HFNC）明显改善急性心力衰竭患者的氧合。HFNC还有可能通过降低心脏前负荷，减少回心血量，减轻肺水肿，从而有助于改善氧合。进一步研究显示，HFNC明显降低NYHA心功能Ⅲ级慢性心力衰竭患者的下腔静脉塌陷，减少回心血量，从而使其获益。HFNC序贯通气有助于改善急性心力衰竭患者撤机后通气舒适度并降低呼吸频率。对于使用无创机械通气序贯撤机患者，有可能因患者不耐受、痰液潴留及人机不同步等原因导致通气失败，从而增加再插管风险。使用HFNC除了产生PEEP、克服气道阻力、减少呼吸做功等，还可充分加温、加湿气体，改善患者的舒适度和耐受性。无创机械通气能够有效改善肺水肿及由急性心力衰竭造成的低氧血症，但临床使用过程中会给患者带来不舒适感受。HFNC是新型的无创吸氧方式，能够保证提供较高氧流量及恒定的氧浓度。同时，HFNC可保证气道纤毛的防御机制，减少患者的温湿度和能量损失。整个吸氧装置具有自动监测和调温功能，可避免气道加湿不足或过多引起的不良反应，使呼吸道分泌物达到较好的水合状态，保持理想湿度。预防黏性分泌物引起的细支气管阻塞，降低气道压力和气道阻力。急性心力衰竭患者采用 HFNC 治疗效果确切，可有效改善患者的血气和心功能情况，且安全性高。

（四）无创机械通气

无创机械通气是缓解急性心力衰竭症状和治疗的重要手段。通常使用合适的面罩或鼻罩，如果呼吸窘迫患者能够耐受，首选面罩。无创机械通气的益处包括无气管插管相关的风险、保留语言和吞咽功能及提高患者的舒适度。关于无创机械通气在急性心力衰竭中的应用，详见本章第二节。

六、急性心力衰竭患者氧疗的利弊

氧疗是急诊常用的治疗手段之一，是改善或纠正低氧血症的重要手段，准确、迅速、有效、安全的氧疗可以减少患者发生不良事件的概率。合理氧疗能使患者获益，而不恰当的氧疗，非但不能使患者获益，甚至对患者有害。

（一）急性心力衰竭患者氧疗的临床研究及指南建议

氧疗已经使用了一个世纪，相关指南建议对于 $SaO_2 < 94\%$ 或 $PaO_2 < 60mmHg$ 的急性心力衰竭患者给予氧疗，但对氧饱和度正常的急性心力衰竭患者是否使用氧疗存在争议。研究表明氧疗和随后的高氧对氧饱和度正常的急性心力衰竭患者有不利影响，产生这些不利影响的原因是活性氧（reactive oxygen species，ROS）的产生增加，相关的氧化应激，以及由高氧诱导的大脑、冠状动脉和外周血管收缩导致的冠状动脉血流和心肌耗氧量的减少。鉴于这些研究，最近的实践指南不同于以前的共识推荐心脏病患者应常规使用氧，但这个新的方向也是基于专家的意见。

氧疗用于心脏病患者是为了改善病变心肌组织的氧合，研究表明无论氧饱和度水平如何，在急诊科中至少有一半的急性心力衰竭患者需要氧疗。也有研究提示给血氧正常心力衰竭患者氧疗的不利后果，极端高氧与心力衰竭患者的心脏舒张功能损伤和左心室充盈压力增加相关。高氧与一些负性的血流动力学变化相关，如全身血管阻力增加，心排血量、每搏输出量和冠状动脉血流减少。过量补充氧气可能对心脏功能有害，有研究观察到给予急性心力衰竭患者高氧导致心搏量和心排血量降低、PAWP 增加。氧气对 HFrEF 患者和 HFpEF 患者的影响可能不同。尽管在急性心力衰竭患者诊治过程常规给氧，但目前还没有发表队列研究或随机对照试验来确定高氧在急性心力衰竭患者中的作用。

（二）高氧诱导的心血管效应的潜在机制

虽然缺氧在自然界中经常发生，但高氧是一种人为现象，目前人类还无法适应高氧。

当组织氧水平高时，超氧化物和过氧化氢形成，导致细胞组织损伤。氧疗和高氧已被证明会加剧过度 ROS 的形成和积累。在高氧条件下产生 ROS 的细胞主要有 3 种来源：①线粒体电子传递链，在链复合物内的不完全氧还原和电子转移受损的过程中可以产生超氧离子；②烟酰胺腺嘌呤二核苷酸磷酸氧化酶在内皮细胞的细胞膜中表达；③通过非酶反应，类似于暴露于辐射。当积累的 ROS 超过组织或体内的抗氧化能力时，会导致氧化应激和一系列不良后果，包括心脏细胞损伤和死亡。

虽然急性心力衰竭是一种涉及不同潜在病因和触发因素的综合征，但发生 ROS 和随后的心脏、肺和大脑效应的机制是相似的。

高氧通过降低 NO 的产生和生物利用度，可以减弱内皮介导的血管舒张并增加血管张力。高氧诱导的血管收缩导致冠状动脉血流减少 8% ~30%，超过高氧引起的血氧含量增加，进而导致心肌供氧减少，恶化心肌舒张和收缩功能。

（三）急性心力衰竭氧疗的未来发展方向

氧疗在实践中仍然是急性心力衰竭治疗的基石，但指南对其适当使用提供了不同的建议，需要进一步研究以提供足够的证据来“逆转”给非缺氧患者氧疗的趋势。急性心力衰竭氧疗的未来研究方向是确定额外的氧气是否有效、是否具有成本效益，甚至是否安全。在救护车、急诊科和住院病房中，关于给氧的最佳给氧方法、治疗水平和治疗持续时间，仍有许多未解决的问题。

第二节 无创机械通气在急性心力衰竭中的应用

一、无创机械通气概述

无创机械通气是指不经气管插管而增加肺泡通气的一系列方法的总称，包括体外负压通气、经鼻面罩正压通气、胸壁震荡及膈肌起搏等。无创正压通气是目前最常用的无创机械通气技术，是通过鼻罩或面罩将呼吸机与患者相连，由呼吸机提供正压支持而完成通气辅助的人工通气方式。

最初的机械通气始于 18 世纪，在脊髓灰质炎流行的年代，根据负压通气原理制造的铁肺，挽救了无数患者的生命。19 世纪 50 年代以后，建立人工气道连接正压通气逐渐成为机械通气的首选。20 世纪 70 年代后期和 80 年代初期，有创机械通气的严重不良反应越来越被大家认识。经面罩实施无创机械通气技术的运用逐渐增多，特别是在 90 年代以后，临床对该技术进行了大规模的研究，无创机械通气逐步成为急、慢性呼吸衰竭患者的主要治疗方法之一。无创机械通气通常使用的有鼻罩、口鼻面罩、全脸面罩等，要按照患者呼吸的特点、病情及尺寸大小来选择。注意以下要点。①大多数急性呼吸衰竭患者都是用口呼吸，因此，通过鼻罩或鼻导管进行无创机械通气可能导致大量气体经口漏出，结局较差。②鼻腔气道对气流有显著阻力，如果使用低水平气道正压，则会降低无创机械通气的有益作用。③全脸面罩和口鼻面罩的主要缺点为难以监测误吸。④无论选择何种通气接口装置，可用加热加湿法使无创机械通气回路的相对湿度接近环境湿度范围，这样可使患者更加舒适。

无创机械通气具有无须有创插管的优势，可减轻患者疼痛感，并有效避免有创机械通气所存在的心搏骤停、呼吸系统炎症等弊端。随着医学的发展、呼吸机和通气模式的改进以及临床应用技术的提高，无创机械通气的临床应用日渐普及，已经成为治疗呼吸衰竭，尤其是早期的急性呼吸衰竭和慢性呼吸衰竭患者的重要手段。

二、无创机械通气的工作原理及模式

无创机械通气的工作原理是自主通气时由于机体通过呼吸动作产生肺泡与气道口“主动性负压力差”而完成吸气，吸气后的胸廓及肺弹性回缩产生肺泡与气道口被动性正压力差而呼气，以满足生理通气的需要；而呼吸机通气是由体外机械驱动使气道口和肺泡产生正压力差，在撤去体外机械驱动压后胸廓及肺弹性回缩产生肺泡与气道口被动性正压力差而呼气，即呼吸周期均存在“被动性正压力差”而完成呼吸。

无创机械通气常用模式如下：①辅助控制（assist/control，A/C）；②压力支持通气（pressure support ventilation，PSV）；③持续气道正压通气（continuous positive airway pressure，CPAP）；④双水平气道正压通气（bilevel positive airway pressure，BiPAP）；⑤保证平均容量的压力支持（average volume assured pressure support，AVAPS）等。

A/C 是将辅助通气与控制通气的特点结合应用，当患者存在自主呼吸并能触发呼吸机送气时为辅助机械通气（assisted mechanical ventilation，AMV）。通气频率由患者自主呼吸决定，当患者无呼吸或吸气负压达不到预设触发敏感度时，机器自动转为控制机械通气（controlled mechanical ventilation，CMV）。并按照预设的呼吸频率和潮气量送气。因此预设频率作为备用频率，当患者自主呼吸频率不够时，呼吸机即以备用频率取代并送入预定潮气量。A/C 模式是目前临床上最常用的通气支持方式之一。

PSV 属部分通气支持模式，是由患者触发、压力目标、流量切换的一种机械通气模式。当气道压力达预设的压力支持水平，吸气流速降至某一阈值水平以下时，由吸气切换到呼气。自主呼吸期间，患者吸气相一开始，呼吸机即开始送气，使气道压力迅速上升到预置的压力值，并维持气道压在这一水平；当自主吸气流速降低到最高吸气流速的 25%（或操作者设定的值）时，送气停止，患者开始呼气。PSV 开始送气和停止送气都是以自主触发气流敏感度来启动的。使用 PSV 时，自主呼吸的周期、流速及幅度不变，潮气量由患者的吸气用力、预置 PSV 水平、呼吸回路的阻力及顺应性来决定。PSV 的主要优点是减少膈肌的疲劳和呼吸做功。PSV 的不足之处是预置水平较困难，可能发生通气不足或通气过度。PSV 仅适合于呼吸中枢驱动的兴奋性正常或偏高（即自主呼吸频率正常或偏快）的患者，严重中枢性呼吸抑制或麻痹的患者应避免使用 PSV 方式。

CPAP 是指在患者自主呼吸条件下，在整个呼吸周期中，呼吸机持续给予同一水平的正压支持，辅助患者完成全部的呼吸运动。吸气时，正压有利于克服气道阻力，减少呼吸肌做功；呼气时，气道内正压可防止小气道陷闭，增加功能残气量，改善氧合。此外，CPAP 产生的胸腔正压可减少回心血量（前负荷），对急性心源性肺水肿患者的综合效应是有益的，但对于已存在明显心排量降低的患者，过高的 CPAP 则可能有害。CPAP 具有 PEEP 的各种优点和作用，如增加肺泡内压和功能残气量、增加氧合、防止气道和肺泡的萎陷、改善肺顺应性、降低呼吸功、对抗内源性 PEEP 等。

设定 CPAP 应根据 PEEP 和血流动力学的变化，CPAP 过高增加气道压，减少回心血量，对心功能不全的患者血流动力学产生不利影响。

BiPAP 是时间切换 – 压力控制的通气模式，可分别调节吸气相气道正压（inspiratory positive airway pressure，IPAP）和呼气相气道正压（expiratory positive airway pressure，EPAP），是 CPAP 模式的扩展。根据吸 – 呼相转换机制，BiPAP 可分为自主呼吸（spontaneous，S）通气辅助模式、时间控制（timed，T）模式和自主呼吸通气辅助结合时间控制（S/T）模式等。S 模式由患者通过超过一定阈值的吸气流速或吸气负压信号触发呼吸机按预置的 IPAP 辅助通气，当气体流速或压力降到预置的阈值时，转换为呼气相，按预置的 EPAP 通气。T 模式相当于控制呼吸模式，呼吸机按预置的时间常数（或频率）进行吸 – 呼相转换。S/T 模式由患者自主呼吸频率和机控呼吸频率共同控制吸 – 呼相转换，机控频率设置通常慢于患者自主呼吸频率但高于最低安全频率，呼吸机按患者自主频率触发呼吸机辅助呼吸，当自主呼吸频率过慢或呼吸停止、吸气流速或负压不够，不能触发呼吸机时，呼吸机按照机控频率工作。S/T 模式可保留患者自主呼吸并使其与呼吸机有较好配合。自主呼吸时，IPAP 和 EPAP 两个压力水平各自的时间由设定的呼吸时间决定。BiPAP 通气时患者的自主呼吸少受干扰，当高压时间持续较长时，增加平均气道压可明显改善患者的氧合；BiPAP 通气时可由控制通气向自主呼吸过渡，不用变更通气模式直至呼吸机撤离。该模式具有压力控制模式特点，但在高压水平又允许患者自主呼吸；与 PSV 合用时，患者容易从控制呼吸向自主呼吸过渡。因此，该模式既适用于氧合障碍型呼吸衰竭，亦适用于通气障碍型呼吸衰竭。

AVAPS 是一种混合通气模式，其基本原理仍然是压力支持。为达到预定的通气潮气量，吸气压应设置在一个范围区间而不是一个固定值。呼吸机根据测量到的通气容积自动调节 IPAP 以达到预定的通气潮气量。通常情况下，提高 CPAP 和 EPAP 水平有助于改善缺氧和维持上呼吸道开放；增加 IPAP 与 EPAP 的差值或增加通气容积，有助于改善肺泡通气，增加 CO_2 排出，减少患者吸气做功。

三、无创机械通气的临床应用指征

无创机械通气临床应用适应证如下。①主要适用于轻 – 中度呼吸衰竭的早期救治；也可用于有创 – 无创机械通气序贯治疗，辅助撤机。②患者选择：意识清醒；能自主清除气道分泌物；呼吸急促（频率 > 25 次 /min），辅助呼吸肌参与呼吸运动。③血气指标：$PaO_2 < 60mmHg$ 伴或不伴 $PaCO_2 > 45mmHg$。

无创机械通气临床应用的绝对禁忌证：心搏骤停或呼吸骤停（微弱），此时需要立即心肺复苏、气管插管等生命支持。无创机械通气临床应用的相对禁忌证：①意识障碍；②无法自主清除气道分泌物，有误吸的风险；③严重上消化道出血；④血流动力学不稳定；⑤上气道梗阻；⑥未经引流的气胸或纵隔气肿；⑦无法佩戴面罩的情况，如面部创伤或畸形；⑧患者不配合。相对禁忌证者应用无创机械通气需综合考虑患者情况、权衡利弊后再做决策，否则可能增加无创机械通气治疗失败或导致患者损伤的风险。

无创机械通气多采用“试验治疗－观察反应”策略（动态决策）。没有无创机械通气禁忌证的呼吸衰竭患者先试用无创机械通气观察 1 ～2h，根据治疗后的反应决定是否继续应用无创机械通气或改为有创机械通气。无创机械通气与有创机械通气更换：在动态决策实施过程中，关键的问题是如何判断无创机械通气治疗有效与失败。如果出现下列指征，应该及时气管插管，以免延误救治时机：①意识恶化或烦躁不安；②不能清除分泌物；③无法耐受连接方法；④血流动力学指标不稳定；⑤氧合功能恶化；⑥ CO_2 潴留加重；⑦治疗 1 ～4h 后如无改善［ $PaCO_2$ 无改善或加重，出现严重的呼吸性酸中毒（pH 值＜ 7.2）或严重的低氧血症（ $FiO_2 \geqslant 0.5$， $PaO_2 \leqslant 8kPa$ 或氧合指数＜ 120mmHg）］。

无创机械通气常规监测包括临床监测、通气参数监测和生理学指标的监测。基本监测应该包括生命体征、气促程度、呼吸频率、呼吸音、血氧饱和度、心电图、潮气量、通气频率、吸气压力、呼气压力及定期的动脉血气检测。所有患者在无创机械通气治疗 1～2h 后应对临床病情及血气分析再次进行评估，后续的监测频率取决于病情的变化情况。疗效判断起始治疗评估判断标准如下。①临床表现：气促改善、辅助呼吸肌运动减轻和反常呼吸消失、呼吸频率减慢、血氧饱和度增加及心率改善等。②血气标准：$PaCO_2$、pH 值和 PaO_2 改善。最终评估指标通常用气管插管率和病死率。

无创机械通气的常见不良反应有气压伤、肺不张、肺部感染、回心血量减少、血压下降、心率增快、尿量减少、口咽干燥、恐惧（幽闭症）、胃胀气、误吸、漏气、排痰障碍及睡眠性上气道阻塞等。尽管发生率不高且症状轻微，但应注意观察和及时防治，有利于提高无创机械通气的临床疗效。

四、无创机械通气治疗急性心力衰竭的机制

急性心力衰竭属于心脏病患者常见的危急重症，必须及时给予相应的临床干预，以遏制病变的发展，否则患者大概率走向死亡。急性左心力衰竭时左心室收缩或舒张功能障碍，左心室排血量不足，引起肺静脉与肺部毛细血管压力急剧升高，肺泡毛细血管的通透性增加，液体由毛细血管渗入肺间质、肺泡及细支气管内，引起肺间质及肺泡水肿，导致肺部气体通气血流比例失调，肺内分流增加，影响肺部的弥散功能及换气功能。同时，由于肺间质水肿，肺顺应性下降，支气管、小气管周围压力增加，压迫气道引起气道阻力增加，肺泡间隙内的无鞘 J 神经由于间质受压而激活，引起反射性支气管收缩，加重气道阻力，影响肺部通气功能。低心排血量及低氧血症的发生使患者出现反应性过度呼吸以代偿低氧血症及心排血量不足，由于心排血量减少，呼吸肌血供减少，氧耗量及呼吸肌做功量增大，极易发生呼吸肌疲劳，导致急性呼吸衰竭的发生。危重者可因脑乏氧而致意识模糊，并且低氧血症增加了患者发生心搏骤停的风险。急性呼吸衰竭的发生与心力衰竭互相影响，形成恶性循环，打破这种恶性循环是纠正急性左心衰竭的关键。

无创机械通气对急性左心力衰竭作用的机制可能有：①无创机械通气增加胸腔内压，增大右房压，减少回心血量，降低右室前负荷，改善肺淤血、肺水肿；② EPAP 使胸腔内压增高，降低左室跨壁压，使心排血量增加；③减少能量消耗，呼吸肌得到休息，减少呼吸做功，利于减轻心脏的负担；④扩张气道，抑制肺泡渗出，改善氧合功能，机械通气时，肺泡内正压对肺间质有挤压作用，可减少肺毛细血管渗出，有利于肺间质水肿的消退，并将肺泡内的液体移位到间质腔，从而缩短氧

交换的弥散距离；⑤加压气流可使气道内泡沫破碎，有利于气体交换。纠正低氧血症有利于重要脏器组织的摄氧和纠正血流动力学的障碍。

（一）无创机械通气对心力衰竭患者血流动力学的影响

研究显示无创机械通气可降低射血分数保留心力衰竭患者左室舒张末压，这可能与回心血量减少有关。另外，无创机械通气可通过改变肺总血管阻力影响右室后负荷，由于存在肺泡血管和肺泡间毛细血管，肺总血管阻力取决于肺泡内外血管阻力的平衡，与肺容积变化呈 U 形曲线。当肺容量从功能残气力量向肺总量上升时，肺总血管阻力将升高，进而限制流向左室的血流量。因此无创机械通气可增加右室后负荷，降低左室前负荷。无创机械通气还通过降低左室跨壁压、消除胸腔内压负性摆动，从而降低左室后负荷。心力衰竭患者多合并容量负荷增加，前、后负荷降低有利于减轻淤血和增加心排血量，改善心功能。因此，无创机械通气还可以改善心脏功能，增加心排血量，提高左室射血分数。无创机械通气还可以改善通气功能，纠正过度换气，缓解呼吸肌疲劳，抑制血流从四肢向呼吸肌重分布，避免肢体血流减少，改善呼吸困难、乏力等症状，提高活动耐量及生存质量。

（二）无创机械通气对心力衰竭患者呼吸的影响

在急性失代偿期心力衰竭中，肺静脉淤血、肺间质水肿导致肺泡塌陷、肺顺应性下降、通气阻力增高，肺泡腔至毛细血管间距增加导致氧的弥散障碍，患者出现低氧血症。缺氧激活颈动脉窦化学感受器，导致过度换气。过度换气时呼吸肌做功增加，对血流量及血氧需求增加，四肢肌肉血流向呼吸肌重分布，导致重要组织器官缺氧，包括心肌缺氧从而加重心力衰竭。低 PCO_2 尤其是急性低 PCO_2 易出现呼吸性碱中毒，碱中毒时氧离曲线左移，心肌组织中氧不易从红细胞解离出来，导致组织缺氧加重。缺氧增加肺血管和外周血管阻力，增加心脏后负荷，加重心力衰竭。重症心力衰竭及合并慢性阻塞性肺疾病的心力衰竭患者常出现 PO_2 降低和 PCO_2 升高并存，可导致心肌缺氧、酸性代谢产物增多、心律失常等加重心脏损害。无创机械通气是目前纠正心力衰竭患者低氧、过度换气和高 PCO_2 的有效方法之一，可通过调节 FiO_2 纠正低氧血症，通过呼气末正压使塌陷的肺泡和细支气管重新恢复功能、改善通气血流比值、减少回心血量、减轻肺淤血、减少肺泡微循环跨毛细血管压差、减少肺泡及细支气管渗出所致肺水肿、减轻过度换气和呼吸波动、抑制血流重分布，还可通过调节呼吸频率和呼气时间来降低 CO_2 潴留。

（三）无创机械通气对心力衰竭患者神经内分泌的影响

心力衰竭患者存在交感神经过度激活。交感神经激活后大量儿茶酚胺释放入血，短时间可通过增强心肌收缩力等机制对降低的心功能进行代偿，但其长时间作用的危害远远大于益处。儿茶酚胺增加心肌收缩力的同时增加心率，增加心肌耗氧量，减少心肌舒张时间，对已有心肌缺血的心脏危害更大。儿茶酚胺使外周血管收缩，心脏后负荷增加。部分患者还出现血压升高和血压波动，高血压患者常出现血压控制不佳。交感神经兴奋还可导致心肌细胞肥大、凋亡、局灶性心肌坏死，与室性期前收缩、房颤等心律失常有关。临床上针对急性心力衰竭患者的交感神经过度激活，采用 β-受体阻断剂治疗可降低心力衰竭患者病死率，然而 β-受体阻断剂应用早期的负性肌力作用，使其在急性心力衰竭的治疗中受限。

无创机械通气在急性心力衰竭早期即可显著抑制交感神经激活，降低患者呼吸频率，改善呼吸窘迫，降低反射性升高的血压。有学者发现，BiPAP 治疗可以通过抑制交感神经激活使急性失代偿期心力衰竭患者获益。无创机械通气在急性心力衰竭治疗中可能与 β- 受体阻断剂产生协同降低交感神经兴奋的作用。无创机械通气改善心力衰竭患者交感神经系统过度激活的机制甚为复杂，可能与其减少回心血量、减轻肺淤血和肺水肿、改善通气血流比值、纠正低氧血症有关，亦可能与改善患者酸碱失衡有关，还可能与增加患者心排血量改善组织缺血有关。

心力衰竭患者存在显著的 RAAS 激活。临床上针对心力衰竭患者 RAAS 激活，采用血管紧张素转化酶抑制剂、血管紧张素受体拮抗剂及醛固酮受体拮抗剂治疗，可降低 HFrEF 患者的病死率。有研究显示慢性间断缺氧增加小鼠心肌细胞血管紧张素转化酶表达、血管紧张素Ⅱ分泌和小鼠心肌细胞凋亡，提示间断缺氧是患者 RAAS 激活的机制之一。心力衰竭患者多合并不同程度缺氧，无创机械通气可通过改善缺氧抑制 ACE 表达，阻断血管紧张素Ⅱ对心脏的不良影响。无创机械通气还可通过增加心排血量和降低交感神经兴奋来改善肾脏血流，抑制 RAAS 激活。因此，无创机械通气可通过纠正缺氧、改善肾脏灌注、降低血压等抑制 RAAS 激活，改善心脏重构。

心力衰竭患者利钠肽系统明显激活，临床上常用 BNP 和 NT-pro BNP 作为鉴别患者是否存在心力衰竭的标志物，同时也作为判断心力衰竭严重程度、治疗效果和预后的标志物。有研究提示在使用标准药物治疗的同时增加无创机械通气治疗虽然对病死率无显著影响，但可提高心力衰竭患者 LVEF，降低 BNP 水平，提示无创机械通气对心力衰竭患者利钠肽系统的过度激活存在抑制作用，其机制除直接降低跨心腔压力对心房肌和心室肌的牵张刺激外，还可能与改善血流动力学和心脏功能有关。心力衰竭患者抗利尿激素分泌增加，抗利尿激素水平与临床治疗效果和患者预后密切相关，也是导致利尿剂抵抗的主要原因。心力衰竭患者抗利尿激素增加的机制不明，可能与下丘脑视上核和室旁核组织灌注不足、缺血缺氧有关，也与心力衰竭患者交感神经兴奋、血管收缩有关。无创机械通气既可通过改善通气功能、纠正低氧血症和增加心排血量来改善下丘脑视上核和室旁核缺血缺氧状态，还可以降低交感神经兴奋、减轻缩血管反应，从而抑制心力衰竭患者 ADH 分泌，减轻利尿剂抵抗。无创机械通气还可增加抗利尿激素从尿液中排出，从而抑制其对液体的潴留作用。

（四）无创机械通气对心力衰竭患者氧化应激、炎性反应及内皮功能的影响

已有较多研究支持氧化应激、炎性反应、内皮细胞损伤等在心力衰竭进展中发挥着重要作用。心力衰竭患者夜间易出现呼吸波动，缺氧与再氧合反复交替，这一循环过程与心肌缺血再灌注有关。机体缺氧时，代谢产物增多；再灌注时，氧化应激反应显著增强。此时机体抗氧化能力不足，心肌细胞会产生较多氧化应激产物，氧化应激对心力衰竭的影响机制可能涉及心肌收缩功能受损、心脏重构等。心力衰竭患者促炎细胞因子增多，炎性反应与疾病严重程度及预后有关，其机制可能涉及心肌细胞肥大、细胞凋亡、心肌间质纤维化、心脏重构等。有研究提示，CPAP 可以减轻氧化应激反应，无创机械通气可降低 IL-8 和 TNF-α 水平。氧化应激和炎性反应可损伤血管内皮，内皮损伤、内皮素增多与心力衰竭进展有关，其机制可能涉及血管收缩、炎症、血栓等。间歇低氧的低氧及再氧合过程均可导致内皮功能障碍、NO 和内皮素 -1 释放失衡，促进阻塞性睡眠呼吸暂停相关心血管疾病

的发生和发展。在阻塞性睡眠呼吸暂停患者中可发现内皮损伤，CPAP 可逆转内皮损伤，降低内皮素水平。

五、无创机械通气治疗与常规治疗疗效的对比

研究表明，在药物治疗基础上加用无创机械通气治疗可进一步缓解慢性心力衰竭患者呼吸困难、乏力等症状，减轻肺水肿，提高 LVEF，增加活动耐量。同时无创机械通气能够降低气管插管的风险，明显提高氧合指数，降低呼吸功，增加心排血量。将无创机械通气用于合并呼吸衰竭的急性左心力衰竭患者，在住院期间控制患者心力衰竭症状、改善患者住院期间生活质量、缩短心力衰竭住院时间等方面有显著效果。因此，无创机械通气对急性心力衰竭有强适应证，应在药物等指南推荐的治疗基础上积极推荐使用。无创机械通气在 COPD 稳定期及急性期治疗中均有重要意义，心力衰竭患者合并 COPD 患者使用无创机械通气前，需综合考虑病理生理机制、呼吸模式、压力水平、适应证、禁忌证和并发症等。

与传统氧疗相比，无创机械通气可显著降低急性失代偿期心力衰竭患者的并发症和病死率。另外，无创机械通气可降低急性心力衰竭患者血浆中儿茶酚胺水平，纠正酸碱失衡，改善呼吸功能，并且无明显不良事件发生。因此，无创机械通气在急性失代偿期心力衰竭治疗中有重要价值，在临床实践中应受到足够重视。

近年来，HFNC 治疗心力衰竭合并急性呼吸衰竭的临床研究逐渐增多。一项将 HFNC 与无创机械通气进行比较的生理研究表明，HFNC 对氧合和患者舒适度均有良好的改善效果，并且血流动力学比较差异无统计学意义。另外，一项前瞻性观察性研究结果也表明 HFNC 的治疗效果与无创机械通气类似。

六、无创机械通气的参数设置

合适的参数设置是无创机械通气发挥作用的基础，参数的设置应注意个体情况，治疗期间应监测患者各项指标，以评估无创机械通气的效果及患者的耐受性。主要监测指标如下：①患者的主观反应（呼吸困难缓解程度、舒适度和精神状态等）；②主要生命体征的客观反映（呼吸频率、血压和心率）；③呼吸生理指标的变化（血氧饱和度、呼气潮气量和动脉血气改变）；④面罩情况（是否合适、有无漏气及舒适度）；⑤有无并发症发生（胃胀气、面部皮肤坏死溃疡、呼吸道分泌物潴留等）；⑥有无辅助呼吸肌（胸锁乳头肌及胸腹部肌肉的收缩）参与呼吸。经有效的无创机械通气治疗后，多数急性心力衰竭患者在数小时后病情及呼吸困难症状会明显好转。

无创机械通气具体参数设置方法如下。

（1）PEEP：PEEP 的作用是使萎陷的肺泡复张、增加平均气道压、改善氧合，同时影响回心血量及左室后负荷，克服 PEEP 引起呼吸功的增加。PEEP 改善换气功能和左心功能的作用随其增加而增加，但 PEEP 过大可显著减少回心血流量和降低前负荷，使心排血量下降，对心脏的血供和组织供血量都是不利的，过大的 PEEP 还可导致过度充气，限制心脏的活动，因此应控制 PEEP 的水平。PEEP 设置原则为从零开始，短期内增加至 5cmH_2O，若血压和心率稳定，间隔 20 ~ 30min 后增加

1 次，每次增加 2cmH_2O 左右，一般升高至大约 10cmH_2O，多数无须超过 15cmH_2O，避免使平台压超过高位拐点。增加 PEEP 的过程中，应注意观察血压、心率和氧合指数的变化，最好监测心排血量。理想的 PEEP 应是在氧合指数改善的同时，呼吸逐渐平稳，心率减慢，心排血量增加，血压趋向稳定。PEEP 模式机械通气因具有一定的优点，近年已在抢救急性左心衰竭中广泛应用，对于由心脏泵衰竭导致的严重循环功能衰竭患者，原则上采用低 PEEP 值或不用，以免加重病情。

（2）吸气末正压：与 PEEP 作用相似，但因压力较高，作用更显著，吸气末正压对心排血量的影响更大，故一般限制在低于高位拐点或平台压低于 35cmH_2O 的水平，时间为呼吸周期的 10%，一般不超过 15%。急性肺水肿患者肺泡结构多完整，且完成适当通气所需压力不大，故发生气压伤的机会不多，只要维持适当的血流动力学状态，无须特别注意气压伤的问题。

（3）潮气量：肺水肿患者的肺总量下降程度较轻。J 感受器和牵张感受器的兴奋使呼吸加快，伴一定程度的加深，故潮气量的设置或监测值达常规水平即可，一般为 10 ~20mL/kg，这相当于健康成人 500 ~600mL 的潮气量。

（4）吸气流速：应采用高流量通气，尤其是吸气初期，应选择递减流量波，峰值流速应较高，一般为 60 ~80L/min。若采用方形流量波，即使潮气量较大，因峰流速低，仍不能满足通气需求，必须加大镇静剂和肌松剂的用量。定压型通气模式多为递减流量波，人机关系较好。

（5）呼吸频率：呼吸频率的增快主要由肺组织水肿和肺容积缩小导致的机械性或化学性感受器兴奋所致。机械通气、氧疗的应用并不能显著降低呼吸频率，因此在应用自主呼吸等模式时，呼吸频率可以较快。而应用指令通气或间歇指令通气时，呼吸频率以 20 ~30 次 /min 较合适，过低不符合呼吸生理，过高则会增加氧耗量，为保持呼吸频率的稳定，可适当应用镇静剂，一般不需要应用肌松剂。

（6）吸气时间：吸呼气时间比在 1:1.5 左右比较合适。延长吸气时间有助于改善肺水肿和降低心脏后负荷，但应避免心排血量下降。

（7）触发灵敏度：采用常规触发水平即可。在呼吸频率较快时，可适当降低触发水平。首选流量触发。

CPAP 模式中，起始 CPAP 多设置在 5 ~8cmH_2O，并根据患者的血气分析、指脉氧饱和度、患者耐受情况，每隔 5 ~10min 调整 1 次，每次递增 2cmH_2O，若 CPAP 超过 12cmH_2O，患者一般状况仍不能有所改善，则建议进行有创机械通气。对于 BiPAP 模式，IPAP 从 8 ~10cmH_2O 起始，并逐渐增加压力，对于急性心力衰竭患者而言，IPAP 很少超过 20cmH_2O，EPAP 多设置在 3 ~5cmH_2O 并最终不应超过 10cmH_2O。应用无创机械通气期间，应密切监测患者血气分析变化，根据血气分析结果调整相应参数，控制动脉血二氧化碳分压下降速度，避免出现酸碱平衡紊乱而影响冠状动脉血供。

应用无创机械通气除了需设置适当的参数外，细节问题也应特别注意。①注意患者对无创机械通气是否耐受。在治疗期间应根据患者的个体情况采取不同的治疗方案，通气模式及压力的设定均应根据患者的耐受及其治疗反应进行调整，以获得最佳的治疗效果。②教会患者正确的呼吸方式。

急性心力衰竭患者由于过度代偿通气，常呼吸急促，张口呼吸。无创机械通气时张口呼吸会影响机械通气效果，因此，无创机械通气治疗前应充分告知患者闭口呼吸的重要性，力求患者配合。

七、无创机械通气的护理

（一）心理护理

首先，要让患者及时了解自己的病情，让其知道目前是使用无创机械通气治疗的最佳时机，如果耽误治疗则会延长病程或使病情加重，影响预后。其次，耐心介绍其他患者成功使用此治疗方法好转的病例，并讲解无创机械通气治疗的原理及目的，消除患者及家属对无创呼吸机的顾虑和恐惧感，使之积极地配合治疗。

（二）一般护理

一般取半坐卧位，进行护理操作或发生低血压等情况时可让患者平卧。保持病区安静，减少噪声，保证充足的睡眠。妥善固定好人工气道，为患者创造好的进食环境。无创机械通气会对胃肠道产生影响，导致患者消化吸收不良，饮食摄入减少，机体抵抗力下降，感染不易控制。所以早期应静脉补充能量以维持足够的营养，减轻呼吸肌疲劳。视病情许可或间歇停机时给予肠内营养，根据患者饮食喜好，给予合理的营养指导，选择高蛋白、高脂肪、高维生素、低糖、清淡、易消化的食物。尿少、水肿者应限制水、盐的摄入。改善患者全身情况是避免呼吸机依赖和撤机困难的保障，且能防止并发症的发生。

（三）并发症的护理

（1）胃肠胀气是使用无创机械通气时常出现的问题，胃胀气还会抑制横膈的运动导致呼吸困难。解决胃肠胀气的方法有：①尽量减少吸气压力；②降低气体流量；③如果患者有胃管，可以利用胃管放气；④适当调整营养液的种类、流量；⑤防止患者出现便秘也有助于减少胃肠胀气的发生；⑥注意保持患者的体位；⑦如果患者的呼吸状况允许，可采取间断性脱机的方法，减少持续使用面罩所带来的副作用。

（2）患者不能忍受无创机械通气。人机不协调是患者不能耐受无创机械通气的主要原因，呼吸机与面罩是否匹配、漏气对呼吸机触发及吸气向呼气转换的影响、呼吸机模式和参数的设置等都是应该考虑的因素。积极寻找引起患者不能耐受的原因，并加以调整，如有需要，可对患者进行适当约束。如果患者病情趋于加重，无创机械通气对患者病情的改善不明显，最好及时插管，改为有创机械通气。

（艾波）

第三节 有创机械通气在急性心力衰竭中的应用

有创机械通气是指通过有创接口（气管内导管、气管造口）提供正压通气。在无创机械通气治疗失败时，有创机械通气可为治疗急性心力衰竭的一种重要手段。

一、有创机械通气的临床应用指征

在 100% 给氧浓度及合理、规范的操作下，急性心力衰竭患者无创机械充气治疗 2h 后呼吸衰竭没有改善，且符合下列任意 1 条，建议应尽早进行有创机械通气。

（1）呼吸窘迫：患者出现疲劳、嗜睡、大汗、极度焦虑、意识水平下降等呼吸衰竭加重的表现。有可以观察到的呼吸做功增加，如辅助呼吸肌参与呼吸（如胸锁乳突肌的吸气性收缩）、腹式反常呼吸、显著的呼吸急促。

（2）氧合没有改善：$SpO_2 \leq 90\%$，$PaO_2/FiO_2 < 150mmHg$，呼吸性酸中毒（pH 值≤ 7.25）。

（3）血流动力学不稳定：低血压、心动过速。

二、有创机械通气的实施

无论是无创机械通气还是有创机械通气，都是通过给予胸腔内正压，改善肺泡通气和氧合，减少呼吸做功，还能减轻心脏前负荷和后负荷，并对血流动力学、心排血量及血压产生影响。有创通气具有参数控制精准、调整方便的优点，但需要气管插管或气管切开及适当镇静。

（一）急性心力衰竭的气道管理

急性心力衰竭发作需要行气管插管的患者相对来说并不常见。美国一项针对急性心力衰竭的数据统计表明，仅有 0.8% 的患者需要行气管插管有创机械通气。对于不同情况的气道管理必须做出临床决策。呼吸状况可以通过血气分析、血氧饱和度、呼吸频率、辅助呼吸肌收缩等方法进行评估，但这些都只是作为辅助手段。气道管理最重要的是临床医生对患者病情进展的预见能力，通过对患者病情的进展方向有准备地进行治疗性气管插管，而不是到最后一刻进行紧急气管插管。大多数患者有足够的时间允许评估气道和呼吸，包括病史采集时和体格检查时。无脉、呼吸停止或严重受抑制的患者应直接插管，无须用插管辅助药物。其他患者应给予镇静麻醉，将患者不适减到最小以利于插管（称为快速诱导插管）。

对急性心力衰竭合并心源性休克的患者一旦决定行气管插管，一定要在标准的重症监护标准下进行。临床医生必须了解气管插管诱导药物、呼吸机设置及气管插管时的迷走神经反射对血流动力学潜在的负面效应并进行相应的准备。鉴于缺乏心源性休克患者的高质量研究数据，建议机械通气模式和参数设置根据实际情况随时调整，以免发生低氧血症和高氧血症，减轻患者的不适和人机不同步，优化血流动力学。

（二）快速诱导插管

快速诱导插管是一种安全、有效的气道管理技术。在气管插管时，几乎同时经静脉给予麻醉诱导，使患者迅速失去意识并出现肌肉松弛，之后迅速置入气管导管，旨在通过缩短气道无保护的时间来降低误吸风险，提高插管成功率，确保气道安全。

1. 准备

操作前的准备工作很关键，包括设备和人员的准备，尤其是在不熟悉的环境工作或者与不熟悉的同事配合时。实施快速诱导插管前预测困难气道并建立给氧方案。监测患者血氧饱和度、血压（设置为每2min测量1次）、呼气末二氧化碳、ECG，确保静脉通道通畅。检查快速诱导插管相关器械物品，确保所有设备按使用顺序备齐，拟行方案的实施步骤需要和整个团队分享。

2. 预给氧

预给氧也可称为去氮，越充分越好。一般情况下，在诱导镇静前给予患者100%浓度氧预吸3～5min，清醒状态下经面罩高流量给氧，使用无创呼吸机的情况下加大氧流量，以维持在诱导后短暂呼吸暂停时的氧合。对于肺水肿患者，从诱导到插管的呼吸暂停期间，缺氧的速度更快，插管风险更大。推荐对急性心力衰竭者进行快速诱导插管时维持高流量鼻导管吸氧，既不干扰插管，又能保证患者的氧供。这类患者在插管前可能已经在给予面罩吸氧或无创机械通气，在插管前预给氧时要避免加压辅助通气，以防止胃胀气引起反流、呕吐甚至误吸。

3. 插管前患者准备

急性心力衰竭患者血流动力学不稳定，有心源性休克者气管插管后血压可能进一步降低，可适量补液或应用α肾上腺受体激动剂或正性肌力药物维持血压。当完成满意预给氧且所有人员就位后，可按计划给予药物并观察患者的反应。

4. 药物准备

清醒患者使用喉镜和插管会有不适感，必须静脉注射能快速起效的短效镇静药物或兼有镇静、镇痛作用的药物。常用药物有依托咪酯、苯二氮䓬类、氯胺酮、丙泊酚和硫喷妥钠。依托咪酯（0.3mg/kg）对循环影响最小，推荐作为首选镇静药物。咪达唑仑（0.3mg/kg）除了降低血压外，还可能存在一些心脏负性作用，需谨慎使用。氯胺酮（1～2mg/kg）是一种强效的镇痛及分离麻醉剂，推荐用于院前及血流动力学不稳定患者。氯胺酮能刺激交感神经系统，从而导致心排血量增加、心动过速及血压升高，有缺血性心肌病的患者慎用。另外，氯胺酮会导致腺体分泌增加，可能需要吸痰或给予阿托品对抗。丙泊酚（1～3mg/kg）通常用于手术室内循环稳定患者，但可引起心血管抑制导致低血压，需要依据患者的病情和循环情况，分次缓慢推注，老年或低血容量患者的用量应明显减少，心排血量降低患者，起效时间会延长，通常减少用量至0.5～1mg/kg。硫喷妥钠（0.1～0.2mg/kg）起效时间相比其他药物长，适用于已经存在意识障碍的患者。值得注意的是，谨慎确定药物剂量比选择药物种类更重要。对于休克患者，这些镇静类药物易导致循环衰竭和心搏骤停，应根据体重计算，从最低剂量开始，并备好复苏药物。

在使用镇静药物的同时，还要给予神经肌肉阻滞剂，以提高插管成功率。琥珀胆碱是快速诱导插管的标准用药。它的半衰期短，起效快，禁忌证少。全量（1 ~2mg/kg）可导致肌束震颤和肌肉松弛，并在45s内达到良好的插管条件。琥珀胆碱的不良反应以肌痛最常见，也可能出现心动过缓、高钾血症、过敏及恶性高热。除非有明显的禁忌证，推荐琥珀胆碱作为首选的肌松剂。

当患者有使用琥珀胆碱禁忌证时，可用罗库溴铵替代。常用剂量为1mg/kg，可在60s内获得深度肌松。罗库溴铵的缺点在于作用时间较长，大约45min。在可能出现困难气道或无罗库溴铵特异性拮抗药时，需要考虑到罗库溴铵作用时间较长的问题。

使用镇静药物诱导患者意识消失后，快速推注肌松剂，确保患者自主呼吸完全消失，快速置入可视喉镜，迅速完成插管。

5. 患者体位

患者需采用合适的体位以利于预给氧和插管，对于仰卧位呼吸功能不全的患者可采取斜坡位、颈部固定中立位及半坐卧位。

6. 插管位置确认

一旦气管导管到位，迅速为套囊充气，通过观察胸廓起伏、导管内起雾、感受气流进出气管导管等方法确认导管位置是否正确。这些症状有一定提示作用，但敏感性和特异性均不足。确认气管导管位置的金标准是5次呼吸内观察到4次呼气末二氧化碳波形。在没有呼气末二氧化碳监测时，必须结合听诊和之前描述的临床指征进行判断。如果预期保留气管插管时间较长，条件允许时也经常进行胸部X线检查。

7. 插管后管理

建议插管后持续给予镇静，必要时可能需要应用长效肌松药。避免患者因挣扎导致气管导管被咬瘪甚至脱出，杜绝二次插管，并完善相关医嘱和插管记录。

三、有创机械通气的参数设置

1. 基本模式

关于急性心力衰竭患者的理想通气模式，尤其是心源性休克患者的最佳有创机械通气模式，目前缺乏相关临床研究。相关模式和参数的设置主要基于心力衰竭的病理生理学基础和引起低氧血症的原因及程度。建议在机械通气的早期阶段使用辅助 / 控制（A/C）通气模式来提供吸气支持保障。

（1）容量辅助 / 控制通气（A/C-VC）：该模式适用于心肺功能储备较差者，如急性心源性肺水肿、心源性休克患者。该模式保证潮气量的供给，替代自主呼吸，有利于呼吸肌休息。但易发生人机对抗、通气不足或通气过度，且不利于呼吸肌锻炼。

（2）压力辅助 / 控制通气（A/C-PC）：该模式适用于通气功能差、气道压力较高者，有利于改善换气。该模式低峰压时能改善气体分布，有利于气体交换。潮气量与预置压力水平和肺顺应性、气道阻力相关，需不断调节压力控制水平，以保证适当水平的潮气量。

（3）同步间歇指令通气（SIMV）：适用于有一定自主呼吸、向撤机过渡者。该模式允许患者在两次机械呼吸之间有自主呼吸，能减少人机对抗，减少撤机困难，降低气道压力，防止呼吸肌萎缩与运动失调，减少呼吸对心血管系统的影响。

（4）压力支持通气（PSV）：适用于有一定自主呼吸能力、呼吸中枢驱动稳定者。该模式属于自主呼吸模式，有利于呼吸肌休息和锻炼，但压力支持水平设置不当，可发生通气不足或过度。

2. 参数设置

呼吸机参数调节的主要原则是维持基本的通气和氧合，提高人机协调性，避免呼吸机相关并发症的发生。机械通气相关的临床研究很少纳入急性心力衰竭患者，因此，目前没有足够的证据提供急性心力衰竭患者的最佳通气参数设置。有创机械通气能够治疗急性心力衰竭，主要是利用其 3 个方面的作用：PEEP、吸气支持和辅助供氧。因此这 3 点的参数调节尤其重要，其最佳参数需要进一步研究。综合临床经验和既往研究，这里仅对于急性心力衰竭患者有创机械通气的参数设置提供建议。

（1）PEEP。PEEP 可以改善急性心力衰竭包括心源性休克患者的左心室功能、心排血量和氧合。但使用 PEEP 仍需个体化权衡风险和获益。对于舒张末期容积低的患者，增加 PEEP 会使心排血量进一步降低，导致组织器官灌注不足。对于全心衰竭或右心衰竭导致心源性休克的患者，PEEP 值不能过高。由急性心肌梗死导致的急性心力衰竭心源性休克的患者，增加 PEEP 需要更加谨慎，因为 PEEP 水平过高会进一步降低患者的收缩压。急性心力衰竭合并心源性休克患者上机后若持续低血压，则需要正性肌力药物和血管收缩药物辅助血流动力学，尤其是左心室功能低下的患者。建议设置 PEEP 从 5cmH_2O 开始，根据需要每 15 ～30min 递增 2 ～3cmH_2O，监测血流动力学和组织器官灌注，以确定最佳的 PEEP 水平。

（2）吸气支持和潮气量。急性心源性肺水肿的患者肺顺应性降低，需要足够的吸气支持，以抵消相关呼吸做功增加的代谢需求，纠正低氧血症。当患者处于呼吸窘迫状态时，呼吸肌的耗氧可占心排血量的 16%，而急性心力衰竭患者的本身心排血量可降至正常状态的 50% 以下。机械通气提供的吸气支持可以减少呼吸做功，使有限的心排血量能够更好地满足其他器官系统的代谢需要。例如，设置 5cmH_2O 的吸气压力就能够使呼吸做功减少 30% 以上。目前专门针对急性心力衰竭患者机械通气的潮气量设置的研究有限。结合机械通气在 ARDS、腹腔内手术、高风险心脏手术和创伤中的应用，通常建议 6 ～8mL/kg 的小潮气量通气策略。研究证明潮气量大于 15mL/kg 时，会极大地减慢心率和降低血管张力，导致心排血量下降甚至休克。跨肺压可理解为肺泡压减去胸膜腔内压，表示肺感受到的肺泡扩张的压力。由于胸腔内压力直接测量不方便且有风险，可测量吸气末短暂屏气时的平台压作为跨肺压，即气流流速为 0 时气道的压力。急性心力衰竭患者一些常见的肺外情况如胸腔积液、腹腔积液或全身水肿等会引起吸气平台压的改变，并提示肺泡扩张不良。另外，费力呼吸会干扰吸气平台压的测量，因此临床医生应确保患者在吸气时不存在吸气费力的情况，以免导致测量不准确。一般建议将吸气平台压保持在 30cmH_2O 以下可以避免气压伤的风险。因为气压伤可能会导致气胸或气腹，同时也可以避免肺泡的过度扩张导致呼吸机相关性肺损伤。

（3）氧浓度。提高 FiO_2 是纠正急性缺氧的最快的干预措施。与 PEEP 和潮气量的设置类似，

FiO_2 过高也可能带来不良的血流动力学影响，包括通气 / 血流比失调、心脏舒张功能受损及左心室充盈压升高，还会导致冠脉血管收缩，减少每搏输出量和心排血量。另外还需要考虑到氧自由基形成会加重心肌细胞凋亡，导致细胞内钙超载，可能引起心肌肥大和心肌坏死。建议目标氧饱和度为 92% ~96%，通过监测血氧饱和度来调节 FiO_2。机械通气起始阶段可短暂设置为 100%，一旦血氧饱和度升至 90%，应迅速将 FiO_2 降低至 50% 以下。

四、有创机械通气的监测

（一）初始监测

将呼吸机管路与患者连接后，要确认管路连接的正确性和密闭性。呼吸机启动后，医生应先通过观察患者胸廓起伏和胸部听诊初步确认气管插管的位置，有条件的情况下建议行胸部 X 线检查。在初始的 30min 内密切监测患者的生命体征，尤其是血压和心率。确认呼吸机报警提醒（如窒息、低潮气量、高压、低压等报警）开启。

确认当前患者使用的呼吸机模式。如果当前是由患者吸气触发的模式，监测压力触发灵敏度不应小于 $-2cmH_2O$，流量触发灵敏度应为 2 ~$3cmH_2O$。气道压力监测确保呼吸机提供的压力支持在一定范围内，需间断查看患者吸气峰压、平台压、平均气道压等，在 PC-CMV 和 PS 模式下调整压力设置。吸气峰压是吸气时最高气道压力。当潮气量不变时，吸气峰压升高表示肺顺应性下降或气道压力增加。与之相反，吸气峰压降低表示可能存在漏气或者肺顺应性改善。平台压是 1 次吸气输送之后和呼气开始之前所测得的压力，较吸气峰压低。当患者存在自主呼吸或呼吸频率较快时，平台压测量不准确。平台压反映了肺泡和胸廓的弹性回缩力。建议平台压维持在 $30cmH_2O$，以避免呼吸机相关肺损伤。气道峰压与平台压之差反映呼吸系统阻力，也包括气管导管内的阻力。当气道峰压与平台压的差值增大，可能提示患者需要吸痰或者患者咬住了气管导管，也有可能是湿化装置被气道分泌物堵塞。正压通气时，平均气道压的监测十分重要，因为它与肺泡内平均压力相近，是影响组织氧合、肺容积和心排血量的重要因素。

所有行机械通气患者需要持续的心电监护，并记录患者的生命体征和临床表现。患者上机时应行 1 次 12 导联心电图。中心静脉压监测可以反映患者的右心压力和右心室舒张末期压力，提示静脉回流和右心功能状态。如有必要，还可行肺动脉压监测。肺动脉压监测适用于有严重心肺功能障碍和液体管理障碍的重症患者的血流动力学状态监测。

（二）呼吸功能监测

机械通气患者的低氧事件通常与呼吸暂停、气道阻塞、呼吸机故障或脱机及参数设置不合适有关。动脉血气分析是测量血氧情况的金标准，但因其有创及依赖技术操作，只能间隔测量。指脉氧饱和度能连续、无创监测动脉血氧饱和度，在氧合状态不佳的患者能起到早期低氧预警的作用。对于机械通气患者，监测指脉氧饱和度能指导调整呼吸机参数，尤其是 FiO_2 和 PEEP。

呼末二氧化碳监测测量呼出气体中二氧化碳的浓度，可用来评估机械通气治疗的效果，尤其是观察通气 / 血流是否改善，还可以用来确定气管插管位置是否正确、是否误插入食管。同时通过观察呼末二氧化碳曲线图可以监测人工气道和机械通气的回路是否松脱或堵塞。呼末二氧化碳监测无禁忌证，但有其局限性，当呼吸管道回路存在漏气时会影响测量值的准确性。呼末二氧化碳测量值也受分钟通气量、潮气量、心排血量等影响。

机械通气的监测是一个动态的过程，一旦患者气管插管行机械通气，临床医生必须持续反复评估患者的状态以调整呼吸机参数。患者的代谢和氧合需求是最关键的。上机后建议所有患者每 20 ~30min 行 1 次动脉血气分析。在急诊科，静脉血气分析也可充分反映患者的酸碱平衡状态和通气情况，但是无法反映患者的氧合。

（三）膈肌监测

有创机械通气作为急性心力衰竭的急救治疗措施之一，如果没有达到正确的平衡点，也会造成不良后果，如膈肌损伤。其主要原因可能是患者呼吸肌过度疲劳，导致膈肌变厚，或在治疗初期过度依赖控制通气，导致膈肌萎缩。膈肌损伤也和通气时长有关，通气时间越长，膈肌损伤的可能性越大。为了保护膈肌，需要连续监测膈肌并诊断其潜在的损伤。虽然超声技术可以通过测量其厚度和厚度的变化来帮助评估膈肌功能障碍，但是无法做到连续监测。膈肌监测技术是通过特殊设计的鼻饲管持续监测呼吸运动过程中膈肌的电活动信号，可以作为监测呼吸的实时指标，显示呼吸的存在、消失和节律。电活动信号可以帮助了解患者的呼吸做功，患者 - 呼吸机之间是否同步，并评估是否存在镇静过度、辅助通气过度或不足。更重要的是，还可以在患者脱机期间持续监测。理论上，利用连续膈肌电活动信号监测结合超声可以全面地评估膈肌。膈肌的活动量还能协助临床医生确定通气模式。如果膈肌的活动量很高并且在上升，可能需要提高支持水平。如果活动量很低或在减少，则可以降低支持水平。

五、有创机械通气的评估

在实施有创机械通气后的 24h 内，应评估患者的脱机能力。临床医生首先要判断患者急性心力衰竭的病情是否得到改善。一旦患者对机械通气需求的问题得到解决，则可以考虑停止呼吸支持。这对于大多数患者来说是一个简单的操作，只需与患者断开连接，并拔掉气管导管。大约 80% 临时机械通气的患者不需要逐步撤离过程，可以在最初支持的几小时或几天内脱机。如果患者心功能没有改善，撤机过程可能是漫长而复杂的。

（一）疗效评估

（1）症状和体征：血压、心率在正常水平，皮肤红润温暖，无发绀，双肺湿啰音和哮鸣音消失。非镇静状态下意识清晰、呼吸平稳。胸部 X 线提示肺淤血和肺水肿情况改善。

（2）充足的氧合：$PaO_2 \geq 60mmHg$，$FiO_2 \leq 0.4$；$PaO_2/FiO_2 \geq 200mmHg$；呼吸机设置 PEEP ≤ $8cmH_2O$；$FiO_2 \leq 0.5$；pH 值≥ 7.25。

（3）血流动力学稳定：患者收缩压能维持在 90 ~160mmHg，心率≤ 140 次 /min，尿量正常，没有使用血管活性药物或者小剂量血管活性药物。

（二）撤机前评估

停用镇静药物或少量镇静药物使用下，如果患者病情稳定、意识状态良好、自主呼吸平稳，可为患者进行撤机前准备。行生理心理评估，针对呼吸、循环、神经 - 精神系统，检测项目包括体温、血压、血常规、血糖、血气分析、电解质、心电图、心脏超声、肾功能等。

（三）脱机策略

浅快呼吸指数（rapid shallow breathing index，RSBI）和自主呼吸试验（spontaneous breathing trial，SBT）是评估拔管准备情况最常用的指标，在目前没有脱机统一标准的前提下，心功能不全患者建议运用 T 型 SBT，即进行没有 PEEP 和吸气压力支持的自发呼吸试验，通常将 PEEP 设为 5cmH_2O，压力支持≤ 8cmH_2O，持续 30 ~ 120min，以评估患者对完全无呼吸支持状态的耐受能力。需要关注的是，这种最小呼吸机设置对心功能正常的患者的呼吸支持几乎可以忽略不计，但是对于急性心力衰竭患者，由于 PEEP 和（或）压力支持对心脏前负荷、后负荷和呼吸做功的有利影响，突然降低 PEEP 和压力支持水平，可能导致病情反弹、肺水肿加重、心律失常或血流动力学不稳定。因此，T 型 SBT 能更加明确地提示患者是否有必要进一步优化前负荷和后负荷，更适合于心功能不全患者拔管前评估，避免再次插管。

心功能和液体平衡与拔管的成功率直接相关。BNP 可作为监测心力衰竭患者 SBT 失败的预测因素。BNP ＞ 263ng/L 或 BNP 绝对升高＞ 48ng/L 可以预测拔管失败。肺部超声也可用于拔管成功率预测，特异性较高（86%）。

为了防止急性心力衰竭患者脱机失败，可以预防性地使用无创机械通气进行过渡。对有再次插管风险的患者，建议在拔管后 48h 内，每天至少预防性使用无创机械通气 8h。若患者拔管后发生急性呼吸衰竭，应及时重新插管，不建议尝试无创机械通气进行抢救。

（燕小薇）

参考文献

[1]FILIPPATOS G ,ANGERMANN E C ,CLELAND F G J , et al.Global differences in characteristics, precipitants, and initial management of patients presenting with acute heart failure[J].JAMA Cardiology,2020,5（4）：401-410.

[2]YANCY W C ,JESSUP M ,BOZKURT B , et al.2017 ACC/AHA/HFSA focused update of the 2013 ACCF/AHA guideline for the management of heart failure[J].Journal of the American College of Cardiology,2017,70(6):776-803.

[3] 赵梦林，于婕，祖凌云 . 经鼻导管高流量氧疗应用于心力衰竭的研究进展 [J]. 中国循环杂志，2018，33(4):407-410.

[4] 中华医学会心血管病学分会心力衰竭学组，中国医师协会心力衰竭专业委员会，中华心血管病杂志编辑委员会 . 中国心力衰竭诊断和治疗指南 2018[J]. 中华心力衰竭和心肌病杂志，2018，2(4):196-225.

[5]JOSEP M ,FRANK W P ,SUSANNA P , et al.Indications and practical approach to non-invasive ventilation in acute heart failure[J].European Heart Journal,2018,39(1):17-25.

[6]WANG W ,SONG A ,ZENG Y , et al.Telmisartan protects chronic intermittent hypoxic mice via modulating cardiac renin–angiotensin system activity[J].BMC Cardiovascular Disorders,2018,18(1):1–9.

[7]MÁRQUEZ–MARTÍN E ,RUIZ O F ,RAMOS C P , et al.Randomized trial of non–invasive ventilation combined with exercise training in patients with chronic hypercapnic failure due to chronic obstructive pulmonary disease[J].Respiratory Medicine,2014,108(12):1741–1751.

[8]HAYWOOD T S ,WHITTLE S J ,VOLAKIS I L , et al.HVNI vs. NIPPV in the treatment of acute decompensated heart failure: Subgroup analysis of a multi–center trial in the ED[J].American Journal of Emergency Medicine,2019,37(11):2084–2090.

[9]NAKANO S ,KASAI T ,TANNO J , et al.The effect of adaptive servo–ventilation on dyspnoea, haemodynamic parameters and plasma catecholamine concentrations in acute cardiogenic pulmonary oedema[J].European Heart Journal: Acute Cardiovascular Care,2015,4(4):305–315.

[10]ANDREA B G ,CHRISTOPHE F ,LAURENT S , et al.Effect of noninvasive ventilation on intubation risk in prehospital patients with acute cardiogenic pulmonary edema: a retrospective study[J]. European journal of emergency medicine : official journal of the European Society for Emergency Medicine,2020,27(1):54–58.

[11]YOUNG W K ,JUNG H S ,SANG–BUM H , et al.Diaphragm dysfunction assessed by ultrasonography: influence on weaning from mechanical ventilation[J].Critical Care Medicine,2011,39(12):2627–2630.

第五章

急性心力衰竭的药物治疗

第一节　急性心力衰竭的常用药物

一、利尿剂

急性心力衰竭相关指南推荐对于有液体潴留证据的心力衰竭患者均应使用利尿剂。心力衰竭时，心排血量减少及神经－内分泌系统过度激活是水钠潴留的重要病理生理基础，这些因素可导致肾血流灌注和尿钠排出减少、肾小球滤过率下降。利尿剂能够促进尿钠排泄，消除水钠潴留，有效缓解心力衰竭患者呼吸困难及水肿症状，改善心功能和运动耐量。对于有液体潴留的心力衰竭患者，利尿剂是唯一能充分控制和有效消除液体潴留的药物，是心力衰竭标准治疗中必不可少的组成部分。恰当使用利尿剂是其他治疗心力衰竭的药物取得成功的关键和基础。

临床常用利尿剂根据作用机制不同可分为以下 4 类。

（一）袢利尿剂

袢利尿剂作用于髓袢升支粗段髓质部，适用于大部分心力衰竭患者，特别适用于有明显液体潴留或伴肾功能受损的患者，具体包括呋塞米、托拉塞米、布美他尼。40mg 呋塞米、20mg 托拉塞米、1mg 布美他尼三者利尿效果相当。袢利尿剂剂量与效应呈线性关系，严重肾功能受损患者 [GFR $<$ 15mL/（min·1.73m^2）] 需要增大剂量。临床最常用的袢利尿剂是呋塞米，其口服剂型生物利用度个体间差异很大（10%～90%），肠道淤血时吸收差。无严重肾功能受损时，呋塞米注射液的利尿作用相当于口服剂型的 2 倍。液体潴留明显时，静脉剂型作用更强。由于托拉塞米、布美他尼口服生物利用度更高，对部分患者利尿效果更好。口服布美他尼和托拉塞米生物利用度较高（80%～100%），受肠道淤血影响小，静脉和口服剂型药效相似。

（二）噻嗪类利尿剂

噻嗪类利尿剂作用于远曲肾小管，较袢利尿剂弱，仅适用于有轻度液体潴留、伴高血压而肾功能正常的心力衰竭患者。临床常用的噻嗪类利尿剂主要有苄氟噻嗪、氢氯噻嗪、美托拉宗。噻嗪类利尿作用时间长而温和，利尿作用不与剂量成正比，如氢氯噻嗪 100mg/d 已达最大效应（剂量－效应曲线已达平台期），再增量亦无效。在肾功能减退 [GFR ＜ 30mL/（min·1.73m^2）] 患者中，噻嗪类利尿剂作用减弱，不建议使用，但在顽固性水肿患者中，噻嗪类利尿剂可与袢利尿剂联用。

（三）保钾利尿剂

氨苯蝶啶和阿米洛利作用于远曲小管和集合管，抑制 Na^+重吸收，减少 K^+分泌，利尿作用弱，一般与其他利尿剂联合使用。醛固酮受体拮抗剂也是保钾利尿剂。临床上主要应用非利尿作用的低剂量醛固酮受体拮抗剂，以改善心肌重构，如螺内酯 20mg 或依普利酮 25 ～50mg。要达到利尿作用，需要使用高剂量醛固酮受体拮抗剂，如 50 ～100mg 螺内酯。依普利酮是选择性醛固酮受体拮抗剂，对性激素受体作用小，不良反应少。基于越来越多的循证证据，醛固酮受体拮抗剂因其拮抗醛固酮与其受体结合带来的一系列心血管获益，在心力衰竭治疗中的地位逐年提高。

（四）血管升压素 V_2 受体拮抗剂

精氨酸血管升压素（又称抗利尿激素）由下丘脑视上核和室旁核分泌，通过神经干输送至垂体神经后叶中储存，需要时分泌进入血液。血管升压素作用于肾脏集合管细胞基底膜侧的 V_2 受体促进自由水吸收，其非渗透性分泌增高是心力衰竭容量负荷过重的重要机制之一。血管升压素 V_2 受体拮抗剂（普坦类药物）选择性与位于肾脏集合管血管面的血管升压素 V_2 受体结合，导致水通道蛋白 2 从集合管顶端膜脱落，阻断水的重吸收，增加水排泄，故称为排水利尿剂。水排出后，血浆渗透压升高，组织间液向血管内转移，有利于消除器官组织水肿和维持血管内容量稳定。普坦类的代表药物为托伐普坦。临床研究显示在传统治疗（包括袢利尿剂）基础上加用托伐普坦，可增加尿量、减轻体重、改善淤血症状，短期临床症状改善，不影响神经激素、肾功能及电解质水平。托伐普坦无须至肾小管腔内发挥作用，作用效率提高，利尿作用也不依赖于血钠和白蛋白水平。该药对伴顽固性水肿或低钠血症者疗效显著，对于老年、低血压、低蛋白血症、肾功能损伤等高危人群依然有效，推荐用于常规利尿剂治疗效果不佳、有低钠血症或有肾功能损害倾向患者。目前该药在心力衰竭治疗中所扮演的角色还处于不断探索中，相信托伐普坦未来在心力衰竭方面的治疗或许会取得更大的发展。

常用利尿剂的药代动力学见表 5-1。

表 5-1 常用利尿剂的药代动力学

利尿剂	类型	生物利用度（%）	起效时间（口服 / 静脉滴注，min）	达峰时间（h）	半衰期（h）	清除途径（%）
呋塞米	袢利尿剂	52	40/5	1.5	1.5	60R、40M
布美他尼	袢利尿剂	85	40/5	1.5	1	65R、35M
托拉塞米	袢利尿剂	85	40/10	1.5	3.5	30R、70M
氢氯噻嗪	噻嗪类利尿剂	60 ～80	120/—	4	15	50 ～70R、30M
苄氟噻嗪	噻嗪类利尿剂	93	60/—	2	14 ～18	60 ～80R、20F
美托拉宗	噻嗪类利尿剂	65	60/—	8	8	80R、10B、10M
阿米洛利	保钾利尿剂	50	120/—	6	6 ～9	100R
氨苯蝶啶	保钾利尿剂	30 ～70	120/—	6	2	50M、50R

续表

利尿剂	类型	生物利用度（%）	起效时间（口服/静脉滴注，min）	达峰时间（h）	半衰期（h）	清除途径（%）
螺内酯	醛固酮受体拮抗剂	90	120/—	4	1.3②	100M
托伐普坦	血管升压素 V_2 受体拮抗剂	≥ 40①	120 ～240/—	4	12	100M

注：B 表示胆道清除；R 表示肾脏清除；M 表示代谢途径清除；F 表示粪便途径清除；①表示绝对生物利用度不详；②表示螺内酯原型半衰期为 1.3h，活性代谢产物半衰期为 9 ～23h

当心力衰竭进展和恶化对常规剂量利尿剂反应不佳、剂量增加到一定程度时利尿效果仍不明显，或更大剂量的利尿剂无法进一步改善利尿效果时，表明出现利尿剂抵抗。利尿剂抵抗的发生率为 20% ～35%，增加了近期和远期病死率。出现利尿剂抵抗的原因和机制可能有：①高盐饮食抵消利尿作用；②低钠血症；③低蛋白血症及胶体渗透压降低；④药物相互作用，如非甾体抗炎药降低利尿效果；⑤低心排血量及低血压；⑥利尿剂的药物效应动力学和药物代谢动力学发生改变，如肠道淤血致吸收障碍；⑦肾功能不全；⑧神经体液因素的影响，如交感激活促肾小管对水钠重吸收、RAAS激活使肾血流减少、醛固酮增加致水钠潴留等。此时，可尝试以下方法。①增加袢利尿剂剂量，在严密监测肾功能和电解质的情况下，根据临床情况增加剂量，不推荐呋塞米日剂量大于 200mg，应用过程中应监测尿量，并根据尿量和症状的改善状况调整袢利尿剂剂量。②静脉推注联合持续静脉滴注，静脉持续和多次应用可避免因袢利尿剂浓度下降引起的水钠重吸收。使用方法为呋塞米 40mg 静脉推注后给予 5 ～40mg/h 维持，托拉塞米 20mg 静脉推注后给予 5 ～20mg/h 维持。③ 2 种及以上利尿剂联合使用，如在袢利尿剂基础上联合噻嗪类利尿剂或醛固酮受体拮抗剂，联合应用利尿剂仅适合短期应用，以避免低钾血症、肾功能不全及低血容量。也可加用血管升压素 V_2 受体拮抗剂。④应用增加肾血流的药物，如小剂量多巴胺或重组人脑利钠肽，改善利尿效果和肾功能，提高肾灌注。⑤纠正低血压、低氧、酸中毒、低钠、低蛋白、感染等，尤其注意纠正低血容量。⑥超滤治疗，符合急性血液透析指征者应行血液透析治疗。⑦避免应用非甾体抗炎药、肾上腺皮质激素、雌激素等。

二、血管扩张药

收缩压是评估患者是否适宜应用此类药物的重要指标。收缩压> 110mmHg 的患者通常可安全使用；收缩压在 90 ～110mmHg 的患者应谨慎使用；收缩压< 90mmHg 的患者忌用。有明显二尖瓣或主动脉瓣狭窄的患者应慎用。HFpEF 患者因对容量更加敏感，使用血管扩张药应谨慎。应用过程中需密切监测血压，根据血压情况调整合适的维持剂量。常用血管扩张药介绍如下。

（一）硝酸酯类药物

硝酸酯类药物的作用机制是在血管平滑肌细胞中通过生物转化释放出活性代谢产物 NO，形成亚硝基硫醇，刺激增加细胞内鸟苷酸环化酶，引起一系列生物学效应，最主要表现为血管扩张。小剂量硝酸酯类药物仅扩张静脉，随剂量逐渐增加也扩张动脉，包括冠状动脉。对于急性左心力衰竭尤其是合并急性冠状动脉综合征患者，硝酸酯类药物在减少肺淤血的同时，不增加心肌耗氧量。大量临床研究表明，硝酸酯类药物不但对心力衰竭具有良好的短时血流动力学效应，即减小左室射血阻抗，降低左室前负荷，同时增加心排血量及心搏指数，并能改善不同情况下出现的一过性缺血引起的区域性心肌灌注异常。鉴于此类药物对小动脉作用较弱，通常与 ACEI 类及利尿剂合用治疗心力衰竭。

硝酸酯类药物存在明显的药效剂量关系，即小剂量扩张静脉减轻前负荷，大剂量扩张小动脉，同时减轻后负荷达到有效治疗心力衰竭的作用。常用药物为硝酸异山梨酯，常规用量 50mg，即原液 50mg 以微量泵输入，初始剂量 25μg/min，根据血压情况递增用药剂量，直至达到最佳治疗效果为止，常规用量 100 ~200μg/min，可持续应用 3 ~9d，一般不超过 2 周。静脉用药能迅速达到治疗浓度，可避免肝脏首过效应，易于维持恒定血浆浓度，停药后药理作用可很快消失。此类药物个体差异较大，具体用量常需根据血压、个体耐受、心功能改善情况调整。肾功能不全患者使用常规用量未发现中毒反应。关于持续应用硝酸酯类药物耐受现象，很多试验结果彼此矛盾，有学者认为患者持续用药无耐受性出现，也有研究显示血流动力学上有耐受性后症状仍可继续缓解。有文献报道 β 受体阻滞剂、ACEI 制剂可抑制其耐受性的产生。硝普钠产生的 NO 和亚硝基硫醇刺激鸟苷酸环化酶，提高细胞内鸟苷酸环化酶水平。硝普钠具有动、静脉扩张作用，以动脉为主，既能增加心排血量，又能减轻肺淤血，起效迅速，作用持续时间很短，能在几分钟内迅速达到预期的最佳血流动力学效应。硝普钠与利尿剂合用可降低内皮素、利钠肽的活性；与小剂量多巴胺联合应用具有良好的协同作用，既可降低左室舒张末压又可增加心排血量，对改善心肌梗死的泵功能十分有利，同时也可改善泵衰竭时的微循环障碍及肾脏循环，显著增加利尿剂的作用。冠心病、高血压性心脏病合并左心力衰竭，主动脉瓣或二尖瓣关闭不全导致的心力衰竭，重度心力衰竭在正规的强心剂、利尿剂等治疗基础上仍不能控制时，可用硝普钠治疗。其主要不良反应为低血压状态和氰化物毒性反应，需监测血中硫氰酸盐水平，如出现恶心、呕吐、大汗、头晕，应警惕中毒。

（二）重组人脑利钠肽

重组人脑利钠肽主要通过与血管内皮细胞和平滑肌细胞表面的脑钠肽 A 型受体结合产生血管扩张作用。通过与血管平滑肌和内皮细胞的鸟苷酸环化酶耦联的受体结合，促进细胞内环磷酸鸟苷增加而致平滑肌细胞的舒张，环磷酸鸟苷作为第二信使使动脉和静脉扩张，降低心脏前负荷。重组人脑利钠肽还可以拮抗心肌细胞和血管平滑肌细胞内的内皮素、去甲肾上腺素和醛固酮，通过扩张肾小球的入球小动脉和抑制近曲小管对钠的重吸收，提高肾小球过滤率，增强钠的排泄，产生明显的利尿作用。重组人脑利钠肽还可减少肾素和醛固酮分泌，拮抗垂体后叶加压素和交感神经的升高血压和水潴留的作用，从而降低了循环容量，降低了心脏的前负荷。重组人脑钠肽通过上述作用综合改善心脏功能，扩张外周阻力血管，消除水钠潴留，从而降低心脏前后负荷，改善心力衰竭症状。其主要药理作用是扩张静脉和动脉（包括冠状动脉），降低前后负荷，增加心排血量，无直接正性肌力作用。静脉输入重组人脑利钠肽具有利钠、利尿、舒张血管的作用，而且还能抑制内皮素 -1 的水平，获得有益的血流动力学效应。

应用过程中需注意低血压及心律失常等不良反应。重组人脑利钠肽用法与用量：先给予负荷剂量1.5μg/kg静脉缓慢推注，继以0.0075 ~0.015μg/（kg·min）静脉滴注；也可不用负荷剂量而直接静脉滴注。疗程一般为3d，不超过7d。

（三）其他血管扩张药

乌拉地尔为苯哌嗪取代的尿嘧啶衍生物，具有外周和中枢双重降压作用，其外周作用是选择性阻断突触后α_1受体而扩张外周血管，同时也有较弱的突触前α_2受体阻滞作用，阻断儿茶酚胺的收缩血管作用；中枢作用主要通过激动5-羟色胺-1A受体，降低延髓心血管中枢的交感反馈调节而降低交感神经活性，从而降低外周阻力，并使心率保持相对稳定。乌拉地尔用于心力衰竭时可降低心肌氧耗量，降低PAWP及外周阻力，可显著改善血流动力学，改善左室功能，增加心排血量，不影响糖及脂肪代谢，亦不损害肾功能。乌拉地尔适用于高血压性心脏病、缺血性心肌病和扩张型心肌病所致的心力衰竭，也可用于合并高血压的肺源性心脏病的治疗。静脉应用后起效快，降压较为安全。它可通过肝、肾双通路排泄，因此在有肾功能不全时使用较硝普钠更为安全。使用过程中注意监测血压，如血压下降过快，部分患者可能出现头痛、头晕、恶心、呕吐、出汗、烦躁、乏力、心悸、心律失常、胸部压迫感或呼吸困难等症状。其半衰期为2.7h，停药后数小时内仍存在明显降压效应，应注意预防血压进一步下降。

使用血管扩张药的注意事项：①收缩压水平是评估血管扩张剂是否适宜的重要指标，收缩压< 90 mmHg或持续症状性低血压，尤其合并肾功能不全时禁用，因可能增加急性心力衰竭病死率；②严重阻塞性心脏瓣膜疾病，如主动脉瓣狭窄或梗阻性肥厚型心肌病禁用，因应用该类药物可能出现显著低血压；③二尖瓣狭窄患者应用该类药物可能造成心排血量明显降低，须慎用；④应用该类药物期间应监测血压，尤其是硝酸酯类药物和硝普钠，需密切监测并根据血压调整合适剂量，直至肺水肿缓解或动脉收缩压降至100mmHg；⑤该类药物可改善急性心力衰竭患者血流动力学和临床表现，不改善预后，一旦病情允许，尽早加用改善心力衰竭预后的药物。

三、正性肌力药

正性肌力药分为洋地黄类正性肌力药和非洋地黄类正性肌力药，非洋地黄类又分为3类：①β受体激动剂，主要为儿茶酚胺类，如多巴胺和多巴酚丁胺；②磷酸二酯酶抑制剂，主要有米力农、氨力农、依诺昔酮等；③钙增敏剂，如左西孟旦。β受体激动剂和磷酸二酯酶抑制剂作为传统正性肌力药物，共同特点是增加细胞内环磷酸腺苷的含量和Ca^{2+}浓度，从而提高心肌收缩力，短期使用可改善症状，但长期使用会使心肌氧耗增加，增加心肌顿抑和恶性心律失常的发生率，甚至导致病死率的增高；钙增敏剂则是在不改变心肌细胞Ca^{2+}的浓度下，通过增加肌钙蛋白C与Ca^{2+}的敏感性来增加细胞收缩力。

（一）洋地黄类正性肌力药

此类药物来源于植物，包括洋地黄毒苷、地高辛、毛花苷C、毒毛花苷K。主要通过抑制心肌细胞膜上的Na^+-K^+-ATP酶，使细胞内Na^+浓度升高，K^+浓度降低，Na^+与Ca^{2+}进行交换，使

细胞内 Ca^{2+}浓度升高而使心肌收缩力增强。在一般治疗剂量下可抑制心脏传导系统。此类药物还有对迷走神经系统直接的兴奋作用，是既有正性肌力作用又有负性传导作用的药物，由于其独特的药理特性在心力衰竭的治疗中得到了广泛的临床应用。

目前，洋地黄类正性肌力药应用于急性心力衰竭的主要适应证是房颤伴快速心室率（＞110次/min）的急性心力衰竭，因其可轻度增加心排血量、降低左心室充盈压及改善症状。毛花苷C是静脉注射洋地黄制剂，作用快且蓄积性小，治疗量与中毒量之间的差距大于其他洋地黄类强心苷，绝大部分以原形经肾排出。毛花苷C使用剂量为0.2～0.4mg缓慢静脉注射，必要时2～4h后可再用0.2～0.4mg，直至心室率控制在80次/min左右或24h总剂量达到1.0～1.4mg。此类药物安全范围小，治疗剂量接近中毒剂量的60%，因此用药期间要监测症状及血药浓度。主要中毒症状包括胃肠道反应、中枢神经系统反应及各种心律失常。急性心力衰竭时，洋地黄类正性肌力药使心排血量少量增加并降低充盈压。对于严重心力衰竭急性失代偿发作的患者，洋地黄类正性肌力药可有效防止急性失代偿复发。

洋地黄类正性肌力药使用的禁忌证包括心动过缓、Ⅱ度和Ⅲ度房室传导阻滞、病态窦房结综合征、颈动脉窦综合征、预激综合征、肥厚梗阻型心肌病、低钾血症和高钙血症。使用洋地黄类正性肌力药之前，应描记心电图确定心律，了解是否有急性心肌梗死、心肌炎或低血钾症等，急性心肌梗死后24h内、严重心肌缺血、重症心肌炎伴严重心肌损伤的疾病早期应尽量避免使用。单纯性二尖瓣狭窄合并急性肺水肿时，如为窦性心律不宜使用洋地黄类正性肌力药；如为二尖瓣狭窄合并二尖瓣关闭不全的肺水肿，可使用。

（二）非洋地黄类正性肌力药

1. 儿茶酚胺类

多巴胺和多巴酚丁胺是目前临床上应用最为普遍的儿茶酚胺类正性肌力药物。多巴胺在以＜3μg/（kg·min）的小剂量应用时，主要作用于多巴胺受体，具有选择性扩张肾动脉、促进利尿及扩张肠系膜动脉的作用；在以3～10μg/（kg·min）给药时，还可激动 β_1 肾上腺素能受体，具有正性肌力作用，可增加心排血量，但是对心率的作用并不确定；在以中至高剂量给药时，还可激动α肾上腺素能受体，具有收缩血管的作用。一项小样本研究表明，随着多巴胺剂量上调至10μg/（kg·min），肾动脉血管舒张和心排血量改善仍可以持续。但该药个体差异较大，一般从小剂量开始，逐渐增加剂量，短期应用。不良反应为可引起低氧血症，应监测患者 SaO_2，必要时给予吸氧治疗。部分研究显示，多巴胺与利尿剂联用可明显增加尿量、改善肾功能，但未在较大型随机对照研究中获得证实，可能与多巴胺血药浓度的个体间差异有关。心力衰竭病情越严重，患者对多巴胺的反应性越低，需应用更大剂量才可增加肾脏血流、降低肾血管阻力。

多巴酚丁胺主要作用于 β_1 肾上腺素能受体，而对 β_2 和α肾上腺素能受体的作用极小。多巴酚丁胺的血流动力学效应包括轻度降低全身血管阻力和PAWP，增加每搏输出量和心排血量，改善外周灌注，缓解心力衰竭症状。起始剂量为2.5μg/（kg·min），如果患者能够耐受且有需要，则可逐渐加量至20μg/（kg·min）。使用时应监测血压，常见不良反应有心律失常、心动过速，偶尔可因加重心肌缺血而出现胸痛。对于重症心力衰竭患者，连续静脉应用会增加死亡风险。部分急性心力衰竭为慢性心力衰竭急性失代偿，患者往往已长期、大剂量使用β肾上腺素能受体阻滞剂，此时心脏β肾上腺素能受体已受到严重抑制。多巴酚丁胺和多巴胺通过兴奋心脏β_1肾上腺素能受体产生正性肌力作用，故正在应用β肾上腺素能受体阻滞剂的患者不推荐首先应用多巴酚丁胺和多巴胺。

早期的临床研究发现，多巴胺或多巴酚丁胺可使心力衰竭患者的死亡率增加。近年的一项研究结果显示，接受静脉给予正性肌力药的患者死亡率为25.9%，未应用正性肌力药的死亡率为5.2%，两组差异有显著统计学意义（$P < 0.01$），患者应用多巴胺或多巴酚丁胺的死亡率增加1.5倍。

2. 磷酸二酯酶抑制剂

这类药物主要通过抑制磷酸二酯酶活性，使细胞内环磷酸腺苷浓度增加，促进Ca^{2+}内流，增加心肌收缩力，同时有舒张周围血管的作用，可以降低全身和肺血管阻力，改善左心室舒张顺应性，这些改变可增加心脏指数并降低左心室后负荷及充盈压。由于慢性心力衰竭急性失代偿患者长期应用β肾上腺素能受体阻滞剂，不适合使用多巴酚丁胺和多巴胺，而磷酸二酯酶抑制剂的作用位点在β_1肾上腺素能受体的下游，不受β肾上腺素能受体阻滞剂的限制，从药理学的角度而言是一种合适的选择。主要药物是米力农，负荷剂量25～75μg/kg（＞10min），随后0.375～0.75μg/（kg·min）静脉滴注，不良反应为低血压和心律失常。对于存在肾功能不全、低血压或心律失常的患者，应用时需要调整剂量。

PROMISE-CHF试验结果显示，米力农不能改善心力衰竭患者的症状和降低住院率，试验最终因治疗组全因死亡率增加28%和心血管疾病死亡率增加34%而提前终止。OPTIME-CHF研究结果显示，米力农组与对照组60d死亡率差异无统计学意义（$P = 0.41$），但米力农组持续性低血压和新发房性心律失常更高（$P < 0.01$），提示不支持恶化慢性心力衰竭患者静脉内常规给予米力农作为标准治疗的附加剂。有学者对OPTIME-CHF研究结果又进行了亚组分析，结果提示米力农可能使缺血性心力衰竭恶化。

3. 钙增敏剂

主要药物为左西孟旦，它通过结合于心肌细胞上的cTnC亚基，促进Ca^{2+}与cTn结合，发挥促进心肌细胞收缩的作用，改善心力衰竭患者的血流动力学指标，缓解症状。治疗剂量时不影响细胞内Ca^{2+}浓度，在增强心肌收缩力的同时不影响心肌舒张功能，不增加心肌耗氧量，不激活交感神经系统。左西孟旦还通过介导ATP敏感的钾通道来发挥血管舒张作用和轻度抑制磷酸二酯酶的效应。其正性肌力作用独立于肾上腺素能刺激，可用于正在接受β肾上腺素能受体阻滞剂治疗的患者。左西孟旦的消除半衰期为1～1.5h，其代谢产物OR-1896也有生物活性，且OR-1896的半衰期为75～80h。输注左西孟旦24h，停止用药后其心血管效应仍可持续长达7～9d。左西孟旦在严重肾功能不全或中度肝功能不全受试者中的药代动力学分布无改变，但其代谢产物的消除时间延长。用法：负荷剂量6～12μg/kg静脉推注（＞10min），此后继以0.1μg/（kg·min）静脉滴注，患者用药剂量可据病情酌情减半或加倍。对于收缩压＜100mmHg的患者，可直接用维持剂量静脉滴注，防止发生低血压。应用时需监测患者血压和心电图，避免血压过低和心律失常的发生。世界多国推荐该药为急性失代偿性心力衰竭治疗的选择药物。

左西孟旦能显著改善血流动力学指标，除急性心力衰竭外，左西孟旦还在心脏与其他器官中发挥有益的保护作用。

使用正性肌力药需要注意以下几点：①血压降低伴低心排血量或低灌注时应尽早使用，器官灌注恢复和（或）淤血减轻时应尽快停用；②药物剂量和静脉滴注速度应根据患者的临床反应做出调整，强调个体化治疗；③常见不良反应有低血压、心动过速、心律失常等，用药期间应持续监测心电和血压；④血压正常、无器官和组织灌注不足的急性心力衰竭患者不宜使用；⑤因低血容量或其他可纠正因素导致的低血压患者，需先去除这些因素再权衡使用。

四、血管收缩药

对外周动脉有显著缩血管作用的药物，如去甲肾上腺素、肾上腺素等，适用于应用正性肌力药后仍出现心源性休克或合并显著低血压的患者，可以收缩外周血管并升高血压，使血液重新分配至重要脏器，但以增加左心室后负荷为代价。血管收缩药和正性肌力药同样可能导致心律失常、心肌缺血及其他器官损害，用药过程中应密切监测血压、心率、血流动力学及临床状态变化，当器官灌注恢复和（或）循环淤血减轻时应尽快停用。

去甲肾上腺素主要作用于 α_1 肾上腺素能受体，对 β_1 肾上腺素能受体作用较小，所以升血压作用明显，对心率影响较小。心源性休克时，首选去甲肾上腺素维持收缩压，用5%葡萄糖注射液或葡萄糖氯化钠注射液稀释后静脉滴注。成人常用量开始以 8 ~12μg/min 速度滴注，调整滴速以达到血压升到理想水平，维持量为 2 ~4μg/min，必要时可增加剂量，但需注意保持或补足血容量；儿童常用量开始以 0.02 ~0.1μg/（kg·min）速度滴注，按需调滴速。SOAP Ⅱ研究显示，去甲肾上腺素治疗组心源性休克患者 28d 病死率和心律失常发生率均明显低于多巴胺治疗组。注意事项：①药液外漏可引起局部组织坏死，如发现外漏应更换注射部位，进行热敷，并用 α 肾上腺素能受体阻滞剂酚妥拉明作局部浸润注射治疗；②去甲肾上腺素强烈的血管收缩可使重要脏器血流减少，如肾血流锐减后尿量减少，故用药期间应多饮水，保持尿量；③过量时可出现严重头痛及高血压、心率缓慢、呕吐、抽搐。

肾上腺素对 α_1 肾上腺素能受体和 β_1 肾上腺素能受体均有很强的激动作用，所以能显著升高血压、增快心率。常用量皮下注射，0.25 ~1mg/次；极量皮下注射，1mg/次。用于心肺复苏时，首先静脉注射 1mg，效果不佳时可每 3 ~5min 重复静脉注射用药，1 ~2mg/次，总剂量通常不超过 10mg。注意事项：①不良反应有心悸、头痛、血压升高、震颤、无力、眩晕、呕吐、四肢发凉，有时可有心律失常，严重者可因心室颤动而死亡，用药局部可有水肿、充血、炎症等；②禁用于器质性心脏病、冠状动脉疾病、洋地黄中毒、高血压、糖尿病、甲状腺功能亢进、外伤性及出血性休克、心源性哮喘者等。

（胡念丹）

第二节 镇静和镇痛在急性心力衰竭中的应用

急性心力衰竭患者病情多较严重，且均处于高度应激的状态中，其中又以进行机械通气的患者尤为明显，这类在原有疾病的基础上又增加了气管插管的痛苦，因被约束于病床上，患者常产生焦虑不安的情绪从而发生躁动进而影响抢救和治疗，临床上常需应用药物进行镇静、镇痛治疗。经过镇静、镇痛治疗，可提高患者对无创呼吸机、气管插管和有创诊断、治疗手段的耐受程度，有利于对患者实施机械通气，另外还能够使血流动力学平稳及抗焦虑。

重症心力衰竭患者主要症状包括呼吸困难、疼痛和疲劳，当呼吸困难严重时，常伴有明显的焦虑、烦躁不安，严重者出现谵妄。适当的镇静、镇痛药物能缓解患者焦虑、抑制交感神经活性，对患者心、脑等器官起到保护作用。像大多数危重症患者一样，急性心力衰竭患者通常会经历疼痛和不适，缓解这些症状在整个诊疗计划中是至关重要的。

心力衰竭与综合重症的主要区别在于目标人群的不同，综合重症患者心功能好，外周脏器功能不好，心力衰竭患者大多外周脏器好，心功能有不同程度的受损。各种镇静、镇痛策略可以降低患者心脏与全身的氧耗，利于心脏功能恢复，但部分镇静、镇痛药物产生心动过缓、心肌抑制、低血压等不良反应，必须予以重视并权衡利弊。

一、意义与目的

（一）镇静的意义

即使疼痛不是患者疾病危重的显著特征，与急性疾病相关的恐惧和焦虑也会让人极度痛苦。恐惧可能来自生命受到威胁、不熟悉的环境和与家人和亲人的隔离，这些情绪往往会因无法有效沟通而加剧。躁动不安通常是这些恐惧的身体表现，其在危重患者中极为常见。一项研究发现，无论患者年龄如何，71% 的患者至少出现过 1 次躁动。躁动可由许多不同的原因引起，包括低氧血症、低灌注、高碳酸血症、低血糖、疼痛、药物作用和戒酒或戒除其他药物。因此，在镇静和抗焦虑治疗之前，首要任务是寻找和治疗任何潜在的生理异常。此外，并不是所有的焦虑患者都会表现出焦虑症状，相反一些患者会表现出恐惧或退缩。镇静药的适应证有：镇静剂增强麻醉品的镇痛作用，降低了达到止痛效果所需的麻醉药品的必要剂量，镇静药本身可能具有镇痛作用；使用神经肌肉阻滞剂或其他麻醉剂绝对要求同时给予足够的镇静，以防止治疗性麻痹期间产生不愉快的意识感觉。

（二）镇痛的意义

急性心力衰竭患者在治疗过程中会经历许多潜在的有害刺激，患者可能有与他们潜在的心力衰竭相关的疼痛，或由并发症（如缺血性疾病、糖尿病、神经病变）或侵入性手术、呼吸困难本身的不适引发的焦虑。此外，一些患者会因常规监测或护理设备（包括导管、遥测导线或通气设备）而苦恼。在充血性心力衰竭的危重患者中，一项研究发现43%的患者主诉疼痛，10%的疼痛患者对疼痛控制不满意。疼痛不经治疗会触发炎症应激反应，这可以从心率增加、心肌耗氧量、凝血标志物和免疫抑制得到证明。疼痛还会导致自主活动增强，引起对左心室功能受损患者有害的交感神经兴奋。此外，在接受冠状动脉搭桥术的患者中，适当的围手术期使用止痛剂和镇静剂可以明显改善皮质醇和儿茶酚胺等指标升高为特征的应激反应。因此，有效控制疼痛是急性心力衰竭患者的普遍目标，其中女性较男性更明显，及时、有效的疼痛评估和治疗可改善患者预后。

（三）镇静、镇痛目的

在镇痛和镇静治疗之前，应尽量明确引起患者产生疼痛、焦虑、躁动等症状的原因，尽可能采用各种非药物手段（包括环境、心理、物理疗法）减轻一切可能的影响因素。急性心力衰竭患者镇静、镇痛的目的包括解除一切造成疼痛、焦虑、谵妄的原因：①消除或减轻患者的疼痛及躯体不适感；②帮助诱导遗忘，减少或消除患者对其在急诊科治疗期间病痛的记忆；③减轻或消除患者焦虑、躁动甚至谵妄，保护患者的生命安全；④降低患者代谢速率，减少其氧耗氧需求，减轻各器官的代谢负担。这些措施可以降低患者的死亡率，推迟拔管时间。急性心力衰竭患者急诊科镇静、镇痛的核心目标为减轻心脏氧耗，赢得时间，让心功能得以恢复。治标的目的是为治本赢得时间，对于严重的心功能不全，去除诱因后部分顿抑心脏可恢复，并使得治本治疗风险最小且效果最佳。

二、目标分层

（1）最小化镇静、镇痛：本质上为轻微抗焦虑和镇痛，患者可行指令性动作，认知与合作可能下降，呼吸功能与循环功能未受影响。使用示例：烧伤换药。

（2）清醒镇静（中度镇静、镇痛）：患者嗜睡，可被声音、光、触摸唤醒，保护性通气功能保留，循环功能稳定。使用示例：直流电复律。

（3）深度镇静、镇痛：患者不能被轻易唤醒，对伤害性刺激有反应。自主呼吸不完全，可能需要建立气道通气，循环功能保持稳定。使用示例：关节脱位复位（如髋关节脱位）。

（4）全身麻醉：疼痛刺激也不能引起有目的的反应，循环系统受抑制。使用示例：急救气管插管。除此之外，不适合在急诊科普遍使用。

三、评估方法

镇静、镇痛评分工具的应用对镇静治疗的精确性有积极的影响，能够改善合理镇静的水平，降低过度镇静的比例，减少镇静、镇痛药物的使用，缩短机械通气的时间，减少血管活性药物的使用。根据大量的临床数据，建议对所有有心脏重症的患者常规进行疼痛、烦躁、谵妄的评估与监测。

（一）镇静评估

确定了镇静的适应证后，临床医生的下一个任务是为每个患者适当地设定镇静水平，最好通过使用有效的量表来完成，如焦虑自评量表和Richmond躁动－镇静评分。急性心力衰竭患者的理想镇静水平是既能保证患者安静入睡，又容易被唤醒。定时、系统地进行评估和记录，并随时调整镇静用药以维持所需镇静水平。

（二）疼痛评估

疼痛是一种内在的主观体验，因此，很难客观地评估患者的镇痛需求。最可靠和有效的疼痛指征是患者的自我报告。当患者能够表达其疼痛程度时，应例行评估和反复确认以下信息：疼痛的位置、性质、强度，以及是否有任何加重或缓解因素。可使用以下工具评估疼痛强度：语言评分量表（VRS）、视觉评分模拟量表（VAS）和数值评定量表（NRS）。其中，NRS 通常是首选的，因其数值量表的方差最小，它要求患者对疼痛进行评分，从 1（轻微疼痛）到 10（极度疼痛），但危重患者通常无法有效沟通。临床医生必须将患者的非语言沟通与他们的行为和生理信息结合起来。心率、呼吸频率和血压的增加，以及出汗或不正常的运动活动，都被适当地解释为不适的表现，但仅依靠这些表现可能会低估患者疼痛的严重程度。

四、药物选择

对于急性心力衰竭患者，应采取在镇痛基础上进行镇静的策略。优先处理疼痛，镇痛后再加用合适的镇静药物，两者并行；停药时，先停镇静药，镇痛维持一段时间后逐步停药，确保患者的舒适性。

（一）镇静药物的选择

急性心力衰竭患者的理想镇静药物应具备以下特点：起效快、剂量－效应可预测、半衰期短、无蓄积、对呼吸循环系统的抑制最小、代谢方式不依赖肝和肾功能、抗焦虑与遗忘作用可预测、停药后能迅速恢复、价格低廉等。临床上通常将多种镇静药物联合应用，目前无明确的药物推荐证据，因此在药物选择上要根据患者个体化情况与临床表现。心脏重症患者最常用的镇静药物为苯二氮䓬类、丙泊酚和右美托咪定。

1. 苯二氮䓬类

苯二氮䓬类药物通过增强 γ- 氨基丁酸（GABA）受体调节氯离子进入细胞，使神经元超极化并设更高的兴奋阈值来抑制中枢神经系统。这类药物是脂溶性的，因此可广泛分布在全身组织中。苯二氮䓬类药物具有良好的镇静、催眠和遗忘作用，可增强麻醉药品的镇痛作用。常见的苯二氮䓬类药物有以下几种。

（1）安定。单次给药起效快、苏醒快，可用于治疗急性躁动患者；半衰期长，反复用药可蓄积，故不适用于持续镇静。常用剂量为 0.02 ～0.1mg/kg。

（2）劳拉西泮。劳拉西泮的脂溶性较低，因此起效时间稍长，持续时间较长，是延长镇静作用的首选苯二氮䓬类药物。最好的给药方式是间歇性地给药。但是，大剂量使用劳拉西泮可能会引起丙二醇中毒，如急性肾小管坏死、乳酸酸中毒和高渗透压。

（3）咪达唑仑。咪达唑仑起效最快，一般在 5min 内，1 次用药后作用时间较短。作用机制为与 GABA 受体旁 BZ 受体结合，二者耦合于共同的氯离子通道，增强氯电流，细胞膜电位超极化。与 α_1 亚基结合产生镇静、顺行性遗忘及抗惊厥（大脑皮质），与 α_2 亚基产生抗焦虑（边缘系统）、肌肉松弛（脊髓）作用。常用负荷剂量为 1 ～5mg，维持剂量为 1 ～5mg/h。半衰期 3 ～11h，长期注射后可发生代谢性蓄积，经肝、肾代谢。对于心血管系统的主要影响有：①血压略下降，全身阻力轻度降低（体循环、肺循环）；②心率轻度增快；③心脏指数轻度下降，左室充盈压轻度下降，对心肌收缩力无影响，对循环的影响主要源于外周血管扩张、回心血量减少，但时间短暂，低血容量患者的表现更严重。

2. 丙泊酚

丙泊酚是一种酚类衍生物，其作用机制尚不清楚，但似乎与中枢神经系统中 GABA 受体的修饰有关。其主要与 GABA 受体 β 亚基结合，增强氯电流而产生催眠；激活海马 GABA 受体，抑制乙酰胆碱释放产生镇静作用；同时激活中枢抑制性氨基酸受体系统、α_2 肾上腺素能受体、NMDA 受体等。半衰期为注射后 30 ~60min，起效迅速，镇静深度呈剂量依赖，易于控制，作用时间短，停药后患者可迅速清醒，不易产生谵妄，主要经肝脏代谢。静脉注射时可出现短暂的剂量相关的循环和呼吸抑制，对于心功能差、血容量不足的患者尤甚，故临床多采用缓慢静脉注射，即丙泊酚靶控输注，负荷剂量为 1 ~3mg/kg，维持剂量为 0.3 ~4mg/（kg· h）。对于心血管系统的主要影响如下。①血压下降：心排血量、心脏指数、脉搏指数、全身血管阻力减少，前后负荷均降低，收缩压一般下降 20% ~30%，阻力降低。②血管扩张：机制为交感神经抑制、平滑肌细胞内钙移动影响。③心脏抑制：抑制交感神经，压力感受器反射减弱。④心率：可增加、减慢或不变。由于丙泊酚的亲脂性，它可以在代谢清除的情况下迅速重新分布到外周组织，因此可以使患者迅速从镇静状态中恢复过来。在大剂量给药时，丙泊酚可能引起剂量依赖的短暂性低血压，并伴有心动过缓，因此，一般建议初始缓慢注射。丙泊酚还能有效抑制呼吸，因此提倡在插管时使用。丙泊酚瓶和输液管应每 12h 更换 1 次。但丙泊酚输注可能引起严重乳酸酸中毒、横膈膜溶解、肾功能衰竭和心脏节律失常，其在接受大剂量丙泊酚治疗的危重成人和儿童中有报道。因此，16 岁以下儿童不宜使用丙泊酚进行 ICU 镇静。

3. 右美托咪定

右美托咪定是一种 α_2 受体激动剂，在中枢神经系统中起镇静作用，在脊髓中起镇痛作用。右美托咪定的特点包括镇静作用明显、呼吸抑制相对较小、插管或其他应激源的血流动力学反应减弱。接受右美托咪定治疗的患者被描述为表现平静，但在受到刺激时容易兴奋。潜在的不良反应包括由血管系统平滑肌中的 α_2 受体刺激介导的高血压、低血压和心动过缓。

心脏重症患者镇静治疗给药时，应用负荷剂量时宜减小剂量，以免造成血流动力学的波动。如果使用过程中心率减慢，可采用儿茶酚胺类药物或起搏心律。目标镇静治疗可以减轻心脏重症患者的应激反应，减少并发症的发生。

（二）镇痛药物的选择

急性心力衰竭患者进行充分镇痛可避免或减轻焦虑和躁动，与镇静药物联合应用可增加疗效，减少用量及不良反应。气管插管放置在隆突上方至少 2cm，气囊放在声带下方，可以减少咳嗽和呕吐。改变患者的体位也可以减轻疼痛。阿片受体在中枢神经系统和外周组织中广泛存在，阿片类药物是程序化镇痛中最主要的镇痛药，主要是通过阿片 μ 和阿片 k 受体介导的。μ 受体有两种亚型：

μ_1受体介导镇痛作用，μ_2受体负责呼吸抑制、恶心、呕吐、便秘和愉悦感。μ_2受体和k受体都介导了麻醉诱导的咳嗽抑制。

1. 吗啡

吗啡作为阿片类药物的代表，多用于伤后镇痛及癌痛的治疗。吗啡主要通过激动脊髓胶质区、丘脑内侧、脑室及导水管周围灰质等部位的阿片受体（主要是μ受体），模拟内源性阿片肽对痛觉的调制功能而产生镇痛作用。

2. 芬太尼

芬太尼是μ受体激动剂，可使神经兴奋性降低，镇痛作用以直接抑制脊髓背角刺激上传为主。芬太尼起效快，通常在几分钟内。对于心血管系统的主要影响如下。①神经抑制：降低交感张力，增强副交感，降低血压。②心脏抑制：心脏有阿片δ_1受体，降低Ca^{2+}瞬间内流改变，外周后负荷减少。③血管机制：激活μ_3受体，产生NO，血管扩张，血压下降。

3. 瑞芬太尼

瑞芬太尼是一种新型μ型阿片受体激动剂，具有酯键的麻醉衍生物，可被非特异性酯酶代谢，因此具有起效快、作用迅速的效果，对于需要频繁中断药物治疗以进行神经学评估的患者可能特别有用。临床研究显示，瑞芬太尼可显著缩短机械通气时间和启动撤机至成功拔管的时间，并可缩短住ICU时间，长时间应用也未发生药物蓄积。在体外循环下冠状动脉搭桥术开胸前额外使用高剂量瑞芬太尼可以改善心肌损害。

4. 舒芬太尼

舒芬太尼是芬太尼N–4取代的衍生物，脂溶性强，是芬太尼家族中镇痛作用最强的阿片类药物，为纯μ受体激动剂，其镇痛效能为芬太尼的5～10倍，且呼吸抑制等不良反应远小于芬太尼。舒芬太尼的短期镇痛作用较优，心脏术后镇痛和肺活量恢复更快，清醒患者同样适用。

5. 布托啡诺

布托啡诺主要通过激动阿片k受体产生镇痛作用，同时可以减轻μ受体激动剂所致的呼吸抑制、胃肠道抑制、免疫抑制、瘙痒和成瘾等不良反应。布托啡诺能够减少心肌梗死面积，减少心肌丙二醛的产生，起到一定的心肌保护作用。

6. 右美托咪定

右美托咪定是兼有镇静与镇痛作用的药物，可减少其他镇静药物以及阿片类镇痛药物用量，产生可唤醒的/合作的镇静状态，并可预防与控制谵妄，效果理想。荟萃分析指出右美托咪定可降低心脏手术后1年期死亡率。常用剂量为0.2～1.5μg/（kg·h），半衰期2h，长期注射后无代谢性蓄积，经肝代谢。对于心血管系统的主要影响如下。①减慢心率：α_{2A}周围神经末梢突触前膜抑制去甲肾上腺素释放。②降低全身血管阻力，间接减低心肌收缩力、心排血量、血压，全身交感张力代偿性降低。③初期血压升高：一过性α_{2B}作用导致外周血管收缩。④冠状动脉：直接收缩作用，交感神经张力的降低抵消了其血管收缩作用，心率减慢。右美托咪定与苯二氮䓬类相比，可减少机械通气时间，但与丙泊酚类似。该药无呼吸抑制，可以为心脏重症患者提供很好的镇静、镇痛效果。

五、应用策略

对于急性心力衰竭患者，急性呼吸困难和焦虑时典型的自主神经反应会引发严重的儿茶酚胺释放，这往往会加剧潜在的左心室功能不全。大部分交感神经过度活跃是通过适当控制患者的呼吸困难来治疗的。因此，呼吸困难、疼痛和焦虑的最佳控制极大地提高了急性心力衰竭患者药物治疗的成功率。镇静不当可能导致机体产生应激反应，进而导致心肌缺血与心脏负荷加重，增加心肌耗氧以及心律失常的发生。镇静得当则可预防心功能不全的加重。急诊科表现呼吸困难的急性心力衰竭患者，主要分为以下 3 种情况。

（一）轻型

在轻型病例中，患者可能出现急性呼吸困难和轻度低氧血症，但没有明显的高碳酸血症。通常，中度的焦虑伴随着这种呼吸困难。然而，在输氧和适当的药物治疗后，患者症状可得到明显缓解。因此对于这类患者，合理的做法是迅速进行输氧和镇痛或镇静药物治疗。如果患者诉胸部不适，可使用吗啡来减轻呼吸困难和疼痛，同时注意其他潜在的疼痛病因。

（二）重型

重型患者有急性呼吸困难，同时有明显的急性心力衰竭表现，如肺水肿、中度低氧血症和高碳酸血症、严重焦虑。对于这类患者，单靠药物治疗往往无法缓解呼吸困难，需要辅助通气。提倡使用吗啡治疗与肺水肿相关的疼痛和呼吸困难，并帮助患者适应无创机械通气。对于因肺水肿而接受无创机械通气的患者，必须给予密切监测，如果气体交换、呼吸频率和心率未能在早期得到改善，则应进行有创机械通气。

（三）循环性休克

循环性休克是休克的一种类型，其血流动力学支持的目标为心排血量、氧输送与外周氧需求的平衡。目前将循环性休克分为 4 个阶段。①抢救阶段：治疗目标为挽救生命，镇静目标为对抗过度应激和器官保护。②优化阶段：治疗目标为提供充足的氧利用度，优化心排血量、混合静脉血氧饱和度和乳酸，镇静目标为降低氧耗。这 2 个阶段镇静药物应选择镇静强度较强、对循环系统影响较小、可以降低应激和炎症反应的药物。咪达唑仑能显著降低应激反应，血浆白细胞介素 8 和肿瘤坏死因子 α 水平显著降低，对心率、心排血量和体循环阻力的影响相对较小，可推荐应用。③稳定阶段：治疗目标是预防器官功能障碍，保证器官支持。④恢复阶段：治疗目标是使患者脱离血管活性药，尽量实现液体负平衡。这 2 个阶段镇静的目标为促进存活心脏功能恢复、舒适安全和尽早拔管。镇静药物应选择能够快速起效、对循环系统影响较小并可减少躁动等发生的药物。短期镇静药包括咪达唑仑、丙泊酚、右美托咪定，急性躁动患者单次推注咪达唑仑获得快速镇静。力求维持循环和呼吸平稳，必要时应给予血管活性药等。

大多数机械通气的患者都会有一些与气管内导管有关的不适，对于此类患者，需同时进行镇痛和焦虑缓解。如果患者的血流动力学情况不允许使用任何可能减弱交感神经张力的药物，可尝试用充足的局麻药进行清醒插管，然后使用带有大量压力支持的自发通气模式。

六、影响与防范

（一）关注药物对心血管系统的影响

实施镇静、镇痛的过程中，应密切进行循环功能监测（包括心率、心律、血压），并及时进行容量状态评估，定时评估镇静深度，同时深入了解各种镇静、镇痛药物对心血管系统的影响（表5–2），必要时需要根据血流动力学调整药物的应用。

表 5–2　常用镇静、镇痛药物对心血管系统的影响

药物	对血流动力学的影响
右美托咪定	前负荷、后负荷、心率
咪达唑仑	前负荷、后负荷、心率
阿片类药物	心率、心肌收缩力、前负荷、后负荷
丙泊酚	前负荷、后负荷、心肌收缩力

（二）防范镇静、镇痛产生的并发症

与任何药物一样，镇静和镇痛的药物可能在器官衰竭期间出现积聚，即使在同一患者中也可能出现不同的半衰期，偶尔还会出现药物之间的相互作用，对中枢神经系统或呼吸系统产生持久的影响。故需根据患者的肝肾功能检查结果实行个体化用药。

（三）加强气道管理和生命支持

对于中度镇静，建议在配有连续心电和血氧监测功能仪器的复苏室进行，加强气道管理和生命支持。

（张清）

第三节　急性心力衰竭的其他药物治疗及治疗新靶点

随着对急性心力衰竭潜在病理生理机制的理解不断完善，急性心力衰竭药物治疗除了常用的利尿剂、血管扩张剂及正性肌力药外，人们越来越关注针对心脏本身异常的治疗方法，开辟了新的治疗靶点。本节重点阐述急性心力衰竭的其他药物治疗及治疗新靶点。

一、肾素–血管紧张素系统抑制剂

肾素–血管紧张素系统（RAS）抑制剂包括血管紧张素转化酶抑制剂（ACEI）、血管紧张素受体拮抗剂（ARB）和血管紧张素受体脑啡肽酶抑制剂（ARNI）三种。

（一）ACEI

1. 目标人群

对于既往或目前存在心力衰竭症状（NYHA 心功能分级Ⅱ级或Ⅲ级）的 HFrEF 患者，如果不

能耐受 ARNI，可应用 ACEI，降低心力衰竭住院及死亡风险。

2. 作用机制

ACEI 通过抑制血管紧张素转化酶，使血管紧张素Ⅱ的生成减少，减少醛固酮分泌，使水钠潴留减轻，静脉回心血量减少，有利于减轻心脏前负荷。同时，还可减少缓激肽的降解，使血管舒张，外周血管阻力下降，减轻心脏后负荷，增加心排血量。ACEI 可抑制心肌和血管肥大及细胞外基质增殖，并改善心肌梗死后的心室重塑。缓激肽及随后 NO 的产生也与 ACEI 的抗动脉粥样硬化作用有关。在肾脏中，它们通过减少肾血管阻力使肾血流量最大化，从而促进钠和水的排泄。

3. 不良反应

对于基础低血压、肾功能不全、高血钾、低钠血症和糖尿病的患者，应给予特别关注并密切随访。血管性水肿或任何其他过敏反应史和双侧肾动脉狭窄是使用 ACEI 的绝对禁忌证。ACEI 在怀孕期间禁止使用，因为它们被证明会对胎儿产生负面作用，如羊水过少、肾脏发育不良、肺发育不全和新生儿死亡。

同时使用非甾体抗炎药可减弱血管舒张作用，而抑酸剂可减弱 ACEI 的有效性。钾补充剂、保钾利尿剂、醛固酮受体拮抗剂、肾素抑制剂和ACEI的使用应在密切监测下进行。当ACEI诱发咳嗽时，推荐用 ARB 替代。

4. 使用指导

急性心力衰竭患者 ACEI 的使用指导详见表 5-3。

表 5-3　急性心力衰竭患者 ACEI 的使用指导

项目	使用指导
目的	改善症状和运动能力，降低住院风险，提高生存率
适应证	HFrEF 患者
禁忌证	①既往有血管性水肿；②已知双侧肾动脉狭窄；③怀孕或有怀孕的风险；④已知过敏反应或有其他不良反应
药物和剂量	①卡托普利：起始剂量 6.25 mg /d，目标剂量 50 mg /d。②依那普利：起始剂量 2.5 mg /d，目标剂量 10 ~20 mg /d。③赖诺普利：起始剂量 2.5 mg / d，目标剂量 20 mg / d。④雷米普利：起始剂量 2.5 mg / d，目标剂量 10 mg / d
使用方法	从低剂量开始，逐渐调高剂量至目标剂量或最大耐受剂量；开始用药后 1 ~2 周和最终剂量确定后 1 ~ 2 周复查血生化；此后每 4 个月监测血生化；很少有必要停用 ACEI，如果停止治疗，很可能出现临床恶化
问题解决	①无症状低血压：通常无须调整治疗方案。②症状性低血压：如果没有充血的迹象或症状，考虑减少利尿剂的剂量。③咳嗽：寻找原因，ACEI 诱发的咳嗽并不总是需要停药，若咳嗽使患者无法入睡并且可以证明是由于 ACEI（即 ACEI 停药和再激后复发），建议替换为 ARB。④肾功能恶化及高钾血症：使用 ACEI 后，BUN、血肌酐和血钾可能会有所升高，如果增幅很小且无症状，则无须处理；如果 BUN、血肌酐或血钾上升过度，应考虑停用

（二）ARB

1. 目标人群

对于既往或目前有症状的慢性 HFrEF 患者，当使用 ARNI 不可行，且因咳嗽或血管性水肿而对

ACEI 不耐受时，建议使用 ARB 以降低发病率和死亡率。对于 HFmrEF 患者，推荐强度较弱。

2. 作用机制

ARB 阻断Ⅰ型血管紧张素受体，从而阻断血管紧张素Ⅱ通过转化酶或其他逃逸途径转化为血管紧张素Ⅰ的有害影响。可改善血管水肿和咳嗽，产生激肽并通过前列腺素和 NO 的扩张血管作用发挥心脏保护作用。

3. 不良反应

ARB 产生的不良反应与 ACEI 非常相似。另外，也有 ARB 诱导的血管性水肿的报道，因此对于有可疑病史的患者应格外谨慎。

（三）ARNI

1. 目标人群

对 NYHA 心功能分级Ⅱ级或Ⅲ级的 HFrEF 患者应用 ARNI 降低心力衰竭住院和死亡风险。在基础病因治疗情况下，存在症状（NYHA 心功能分级Ⅱ ~Ⅳ级）的 HFpEF 女性患者（无论 LVEF 水平）或 LVEF ＜ 60% 的男性患者，应该考虑应用 ARNI 治疗，以降低住院风险。

2. 作用机制

ARNI 既能阻断肾素 – 血管紧张素系统，又能抑制脑啡肽酶。脑啡肽酶是一种膜金属内肽酶，表达于多种组织（内皮细胞、上皮细胞、平滑肌细胞、心肌细胞和脂肪细胞），特别是在肾脏中，负责许多血管活性肽的分解，包括生物活性利钠肽、缓激肽、血管紧张素Ⅰ和血管紧张素Ⅱ。通过阻断脑啡肽酶和生物活性利钠肽的分解代谢，使血浆中 ANP 和 BNP 水平升高，增强全身和肾血管舒张和利钠，降低前负荷、后负荷及体内钠和液体的含量，延缓心力衰竭的进展。研究发现，沙库巴曲缬沙坦治疗可改善血糖控制，使糖化血红蛋白浓度降低，这种有益的代谢作用很可能是继发于脑啡肽酶的抑制和随后对其循环底物的调节。

3. 不良反应

最常见的副作用是低血压、高钾血症、肾功能不全、头晕、咳嗽。另外，由于脑啡肽酶参与了 β- 淀粉样肽的降解途径，可能与阿尔茨海默病和黄斑变性发生潜在相互作用。

4. 使用指导

急性心力衰竭患者 ARNI 的使用指导详见表 5–4。

表 5–4 急性心力衰竭患者 ARNI 的使用指导

项目	使用指导
目的	改善症状，降低住院风险，提高生存率
适应证	HFrEF 患者，能耐受 ACEI/ARB
禁忌证	①有血管性水肿病史；②已知双侧肾动脉狭窄；③怀孕或有怀孕风险和哺乳期间；④已知过敏反应或有其他不良反应；⑤ GFR ＜ 30mL /（min · 1.73m^2）；⑥低血压或收缩压＜ 90mmHg
药物和剂量	沙库巴曲缬沙坦：起始剂量 49 ～ 51mg，bid；目标剂量 97 ～ 103mg，bid

续表

项目	使用指导
使用方法	从小剂量开始，以不少于2周的间隔加量，监测耐受性；在一些患者中[收缩压100 ~110mmHg，重新使用ACEI/ARB的患者，GFR 30 ~60mL/（min·1.73m^2）]，可以考虑减少起始剂量（24 ~ 26mg，bid）；开始用药后1 ~2周和最终剂量确定后1 ~2周复查血生化（BUN、血肌酐、血钾），此后每4个月监测血生化；若使用过ACEI，则至少需要36h的间隔期，以降低血管性水肿的风险
问题解决	①无症状低血压：一般无须调整治疗方案。②症状性低血压：重新考虑是否需要使用其他的血管扩张药物，或减少剂量或停药；如果没有充血的迹象或症状，考虑减少利尿剂的剂量，如果这些措施不能解决问题，请咨询专家。③咳嗽：寻找原因，若咳嗽使患者无法入睡，并且可以证明是由ARNI和ACEI引起的（即停药和再激后复发），建议替换ARB。④肾功能恶化和高钾血症：使用ARNI后BUN、血肌酐和血钾可能会升高，如果增幅很小且无症状，则无须特殊处理；如果BUN、血肌酐或血钾上升过度，应考虑停用肾毒性药物和其他血钾补充剂或保钾利尿剂，如果无充血迹象，应减少利尿剂的剂量，在使用SGLT2抑制剂的患者中尤其如此；如果进行了相应的药物治疗，血肌酐或血钾的升高仍过高，则ARNI的剂量应减半，并在12周内复查

注：bid表示每天2次

二、β受体阻滞剂

（一）目标人群

对于当前或既往有症状（NYHN心功能分级Ⅱ ~Ⅳ级）的HFrEF患者，只要无禁忌证，推荐使用有循证医学证据的β受体阻滞剂（比索洛尔、卡维地洛、美托洛尔），以降低住院和死亡风险。ESC 2021年发布的相关指南提出在心力衰竭和房颤患者中，应考虑使用β受体阻滞剂进行短期和长期心率控制。急性心力衰竭患者发生持续的心肌缺血或心动过速，可考虑谨慎地静脉使用美托洛尔或艾司洛尔。

（二）作用机制

比索洛尔和美托洛尔一样，是心脏选择性β_1肾上腺素能受体阻滞剂，只针对β_1肾上腺素能受体，通过拮抗交感神经系统的过度激活，减慢心率，抑制RAS系统的激活而降压，降低心肌收缩力，减少心肌耗氧量；同时延长心脏舒张期而增加冠脉及其侧支的血供和灌注，减少和缓解日常活动或运动状态的心肌缺血发作，提高生活质量；还能降低交感神经张力以及预防儿茶酚胺心脏毒性作用，可多方位地保护心血管系统，如改善心肌重构、减少心律失常发生、提高心室颤动阈值等。琥珀酸美托洛尔和卡维地洛都是β_1、β_2肾上腺素能受体的非选择性阻滞剂。

（三）不良反应

β受体阻滞剂在心力衰竭中的主要副作用是对活性/非活性成分的过敏反应、疲劳、心动过缓或心脏传导阻滞、低血压、心力衰竭和液体潴留加重。一般来说，应避免突然停用β受体阻滞剂，因为它会导致急性失代偿。

（四）使用指导

急性心力衰竭β受体阻滞剂的使用指导详见表5–5。

表 5–5 急性心力衰竭患者 β 受体阻滞剂的使用指导

项目	使用指导
目的	改善症状，降低心力衰竭住院风险，提高生存率
适应证	HFrEF 稳定的患者
禁忌证	绝对禁忌证：Ⅱ度或Ⅲ度房室传导阻滞（无起搏器时）；肢体重度缺血性疾病；已知过敏反应或其他不良反应。相对禁忌证：哮喘，如果有 β_1 受体阻滞剂的适应证，可在密切监测下使用
药物和剂量	①比索洛尔：起始剂量 1.25mg / d, 目标剂量 10mg / d。②卡维地洛：起始剂量 3.125mg /d, 目标剂量 25mg /d。③琥珀酸美托洛尔：起始剂量 12.5~25mg / d, 目标剂量 200mg / d
使用方法	稳定的情况下，从小剂量开始；每隔不少于两周将剂量加倍，直至目标剂量，如果达不到目标剂量，就设定最高耐受剂量；监测心率、血压和临床症状、体征
问题解决	①症状或体征恶化（如呼吸困难加重、乏力、水肿、体重增加）：如果充血加重，增加利尿剂的剂量或减半 β 受体阻滞剂的剂量；如果心率＜ 50 次 /min, 症状恶化，应将 β 受体阻滞剂的剂量减半；如果病情严重恶化，应停用。②无症状低血压：通常无须调整治疗方案。③症状性低血压：如果出现眩晕或意识不清和低血压，考虑是否需要服用其他血管舒张药，如果可以的话，减量或停用；如果没有充血的迹象或症状，考虑减少利尿剂的剂量，如果这些措施不能解决问题，请咨询专家

（五）β 受体阻滞剂在其他类型心力衰竭中的应用

1. 慢性心力衰竭急性失代偿时

慢性心力衰竭急性失代偿时是否需要停用 β 受体阻滞剂，既往研究的样本量较小，得出的结论也不一致。新近的一项系统回顾和 Meta 分析纳入 1 项随机研究和 4 项观察性研究，分析显示 431 例持续应用 β 受体阻滞剂者与 219 例停用 β 受体阻滞剂者相比，停用 β 受体阻滞剂组住院期间病死率显著增加，180 例停用较 1724 例继续应用 β 受体阻滞剂组死亡风险显著增加。同样，停用 β 受体阻滞剂还会增加短期病死率与再住院的复合事件率 。

结合目前相关指南及研究证据，建议慢性心力衰竭急性失代偿时 β 受体阻滞剂使用分成两种情况。一种为既往服用 β 受体阻滞剂者，此次出现急性失代偿性心力衰竭，除非合并严重低血压、心源性休克、严重心动过缓，否则应尽量保留原有的 β 受体阻滞剂剂量；如存在低血压或心动过缓，可酌情减量，同时增加改善血流动力学的治疗措施，包括利尿剂、血管扩张剂等。另一种情况为既往未用 β 受体阻滞剂者，此时，通常不是加用 β 受体阻滞剂的合适时机，应在急性心力衰竭症状及体征减轻或趋于稳定时严密监测下从小剂量开始加用 β 受体阻滞剂，逐渐滴定至目标剂量或最大耐受剂量。

2. 缺血诱发的急性左心衰竭

通常认为，β 受体阻滞剂在慢性心力衰竭的治疗初期（开始 3 个月）对心功能有抑制作用，可导致 LVEF 降低，有可能进一步加重或恶化心力衰竭。故急性失代偿性 HFrEF 患者不主张应用 β 受体阻滞剂。但是，由缺血导致的急性心力衰竭加重时是否可以使用 β 受体阻滞剂缺乏足够的临床证据，尚有争议。

缺血诱发的心力衰竭加重有其独特的机制，即“缺血 – 心力衰竭”互为因果，恶性循环。一旦能够打破这一恶性循环，就可能有效控制缺血导致的急性心力衰竭。有观察性研究探索了在常规治疗效果不佳时尝试静脉使用 β 受体阻滞剂对缺血性心脏病慢性心力衰竭患者发生急性左心衰竭的临床疗效及安全性的影响。报道的16例慢性心力衰竭患者急性加重时均有明确的心肌缺血表现，如胸闷、胸痛、心电图出现ST-T改变，同时伴有血压升高、心率加快。在常规治疗效果不佳的基础上，考虑缺血发作是这些患者发生心力衰竭急性加重的主要因素，通过尝试静脉缓慢注射β受体阻滞剂以对抗交感神经过度兴奋，减轻左心室壁张力，改善心肌顺应性，降低心肌耗氧量，拟打断“缺血-心力衰竭-交感神经激活-缺血”恶性循环，并依据用药后血压、心率、肺部体征的变化及临床症状的缓解状态，调整静脉β受体阻滞剂的用量，结果获得了良好的临床疗效。因此，提出对于缺血导致的急性心力衰竭加重患者伴有血压升高、心率加快、心电图有明显缺血改变时，尝试静脉缓慢注射β受体阻滞剂对纠正缺血性心力衰竭急性加重可能有益。

特别值得注意的是，不是所有缺血性心力衰竭在急性发作期都可以静脉使用β受体阻滞剂，对于收缩功能严重下降、低血压、休克及休克前期的患者，β受体阻滞剂仍是禁忌证。更不能泛化至所有急性失代偿性收缩功能不全患者均能使用β受体阻滞剂。在临床实践中危重患者的个体化治疗非常重要，需要具体问题具体分析。

3. 房颤伴快速心室率合并急性心力衰竭

β受体阻滞剂有很好地控制急性房颤心室率的作用，特别是对伴有交感张力高的急性心力衰竭患者能更快地发挥功效。多项高质量的研究证实，β受体阻滞剂还可降低合并房颤的急性心力衰竭患者的病死率。快速心室率的房颤常合并HFpEF，在老年患者中常见。随着年龄的增长，心脏舒张功能减退，当发生快速心室率房颤时，心室率的增快缩短了心脏舒张期，加之房室顺序收缩丧失，减少了心室的充盈，加重了舒张功能不全，此时迅速控制心室率对于缓解症状、改善心力衰竭能发挥重要作用。β受体阻滞剂在高交感活性状态下能够迅速起效，具有独特优势。但伴有严重低血压、血流动力学状态恶化者，不宜使用β受体阻滞剂，应优先考虑电复律治疗。

快速心室率的房颤合并HFrEF时，β受体阻滞剂仍可单独或与洋地黄类药物联合应用，此时的β受体阻滞剂宜从小剂量开始应用，同时密切观察血流动力学状态。若有严重的射血分数下降或血流动力学不稳定，应考虑胺碘酮治疗或电复律治疗。

三、醛固酮受体拮抗剂

（一）目标人群

对于有症状（NYHA心功能分级Ⅱ~Ⅳ级）的HFrEF患者，只要无禁忌证，推荐使用醛固酮受体拮抗剂降低心力衰竭住院和死亡风险；对于HFmrEF患者，为较弱的推荐。

（二）作用机制

螺内酯可与醛固酮竞争结合醛固酮受体，减少醛固酮-受体复合物的形成，可以阻滞Na^+、K^+在肾脏的交换过程，有利于利尿作用和保钾排钠作用。醛固酮受体拮抗剂能够促进液体排出，减轻心脏前负荷，改善心力衰竭临床表现。早期急性左心衰竭患者，无论心功能情况如何，只要没有肾功能异常、高钾血症，都可以使用大剂量螺内酯治疗。目前，大剂量醛固酮受体拮抗剂在急性左心衰竭治疗中发挥减少液体潴留、降低容量负荷、改善心力衰竭症状及减轻左心室肥厚、抑制心室重塑等作用。

依普利酮是具有高度选择性的新型醛固酮受体拮抗剂之一，与螺内酯相比，其对盐皮质激素受体（MR）具有高度选择性，其引起高血钾、男子女性型乳房、乳痛发生率和严重程度远低于螺内酯。

非奈利酮是一种新型醛固酮受体拮抗剂，结构不同于螺内酯和依普利酮。动物研究显示其可降低肾功能障碍和电解质的可能性。在 HF 和 CKD 实验模型的临床前研究中，发现非奈利酮比前几代醛固酮受体拮抗剂具有更多的心肾终末器官保护作用，但目前尚没有研究能充分评估非奈利酮在减少临床事件方面是否优于依普利酮。

（三）不良反应

除过敏反应外，醛固酮受体拮抗剂的主要副作用还有电解质异常和肾功能不全。螺内酯具有明显的抗雄激素特性，可能导致男性乳腺畸形，这是基于其与黄体酮的相似性以及其与醛固酮、雄激素和糖皮质激素受体的非选择性。高钾血症是导致醛固酮受体拮抗剂药物使用不足的公认原因。PATHWAY-2 研究分析了醛固酮受体拮抗剂治疗 HFrEF 患者对血压和结果的影响，结果显示醛固酮受体拮抗剂治疗对 HFrEF 患者的收缩压几乎没有影响，并且基础收缩压并未改变临床获益，即使基础收缩压较低，醛固酮受体拮抗剂治疗也很少引起低血压。

（四）使用指导

急性心力衰竭患者醛固酮受体拮抗剂的使用指导详见表 5-6。

表 5-6　急性心力衰竭患者使用醛固酮受体拮抗剂的使用指导

项目	使用指导
目的	改善症状，降低心力衰竭住院风险，提高生存率
适应证	HFrEF 患者
禁忌证	已知过敏反应或有其他不良反应
药物和剂量	①依普利酮：起始剂量 25mg/d，目标剂量 50mg/d。②螺内酯：起始剂量 25mg/d，目标剂量 50mg/d
使用方法	从小剂量开始，之后加量；在开始及加量后 1 周、4 周、8 周、12 周检查血生化；4 个月之后如果血钾＞5.5mmol/L 或血肌酐＞221mmol/L 或 GFR＜30mL/（min·1.73m^2），将剂量减半并密切监测血生化；如果血钾＞6mmol/L 或血肌酐＞310mmol/L 或 GFR＜20 mL/（min·1.73m^2），应停用醛固酮受体拮抗剂并咨询专家
问题解决	肾功能恶化和高钾血症。主要担心的是高钾血症。避免其他保钾利尿剂和肾毒性药物的使用；同时服用 ACEI 和 ARB 的患者服用醛固酮受体拮抗剂时，高钾血症和肾功能不全的风险比仅服用 ACEI 或单用 ARB 时增加醛固酮受体拮抗剂的风险更高；不推荐使用 ACEI、ARB 和醛固酮受体拮抗剂三联疗法；接受螺内酯治疗的男性患者可能出现乳房不适或男性乳房发育症

四、伊伐布雷定

（一）目标人群

对于接受已达到目标剂量或最大耐受剂量的 β 受体阻滞剂等相关指南指导的药物治疗后 HYNA 心功能分级Ⅱ～Ⅳ级、LVEF ≤ 35%、窦性心律、心率≥ 70 次 /min 的患者，应该考虑应用伊伐布雷定降低心力衰竭住院和心血管疾病死亡风险。

（二）作用机制

伊伐布雷定阻断了负责调节心率的心脏起搏器电流 I（f）的通道，减慢窦房结电冲动发放频率，导致舒张时间延长和心率降低，并可显著降低心肌耗氧量。SHIFT 研究平均随访 23 个月，结果显示，与安慰剂对照组相比，伊伐布雷定组因心血管疾病死亡或因心力衰竭再住院的患者比例下降了 18%，导致死亡或住院的联合危险降低了 26%。应当注意，伊伐布雷定不同于β受体阻滞剂，它没有减慢心率以外的生物学效应，SHIFT 研究中伊伐布雷定也只是对心率≥ 70 次 /min 的患者表现出疗效优势。对于急性心力衰竭住院患者，经治疗血流动力学稳定后，窦性心律且心率≥ 75 次 /min，当β受体阻滞剂暂时无法耐受，可考虑小剂量（2.5mg，每 12h 1 次）起始使用伊伐布雷定，并根据患者心率、血压等调整剂量 5 ~7.5mg，每 12h 1 次。也可与β受体阻滞剂合用，有效控制心率，安全性良好。

（三）不良反应

最常见的不良反应包括心动过缓、房颤、高血压和光幻视。伊伐布雷定由 CYP3A4 代谢，维拉帕米或地尔硫䓬应避免与伊伐布雷定同时使用。维拉帕米和地尔硫䓬是 CYP3A4 抑制剂，它们会提高伊伐布雷定的剂量水平，从而增加心动过缓的风险。伊伐布雷定诱发的心动过缓可导致 QT 间期延长、尖端扭转和其他心律失常。伊伐布雷定增加房颤风险，如果房颤发生，停用伊伐布雷定。

禁忌证：失代偿性心力衰竭；血压＜ 90/50mmHg；传导异常，如病态窦房综合征、窦房传导阻滞或三度房室传导阻滞（无起搏器）；严重肝损伤；服用 CYP3A4 抑制剂的患者；治疗开始前静息心率＜ 60 次 /min。动物实验证明伊伐布雷定有胚胎 – 胎儿毒性和心脏致畸作用，孕妇忌用，建议服用伊伐布雷定的女性患者采取避孕措施。

五、抗凝治疗药物

（一）目标人群

对于尚未抗凝且无抗凝禁忌证的急性心力衰竭患者，应用低分子肝素（LMWH）以降低深静脉血栓和肺栓塞风险。对于所有房颤、心力衰竭和男性 CHA2DS2–VASc 评分≥ 2 或女性 CHA2DS2–VASc 评分≥ 3 的患者，推荐长期口服抗凝药物治疗。对于心力衰竭患者，直接口服抗凝药物优于维生素 K 拮抗剂，但中度或重度二尖瓣狭窄或机械假体心脏瓣膜除外。对于有心力衰竭和房颤的孕妇，建议在前 3 个月和后 3 个月使用 LMWH 进行抗凝治疗，应避免直接口服抗凝药物。不伴房颤的 HFrEF 近期住院患者，可酌情加用新型口服抗凝药。房颤血栓危险度评分表见表 5–7。

表 5–7 房颤血栓危险度评分表

危险因素	评分（分）
心力衰竭 /LVEF ＜ 40%	1
高血压	1
年龄＞ 75 岁	2
糖尿病	1
卒中 / 血栓形成	2

续表

危险因素	评分（分）
血管性疾病	1
年龄 65 ~74 岁	1
女性	1

（二）常用药物及用法

1. 华法林

华法林是一种维生素 K 拮抗剂口服抗凝剂，通过抑制维生素 K 来抑制体内凝血因子合成而达到抗凝作用，常用于房颤和机械心脏瓣膜患者预防卒中、静脉血栓栓塞（venous thromboembolism，VTE）和其他血栓栓塞并发症。然而，颅内和胃肠道出血等出血并发症的风险限制了其在临床显著出血风险增加的人群中的应用。近年来，直接口服抗凝药物的引入降低了华法林的使用频率。

口服华法林时应遵循个体化原则，使INR维持在 2 ~3。华法林初始剂量一般为 2 ~3 mg/d，老年、肝功能受损、心力衰竭及出血高风险患者初始剂量可适当降低。开始治疗后，每周监测 INR 1 ~2 次，待抗凝强度稳定后（连续 3 次 INR 均在监测窗内），每月复查 1 ~2 次。如 INR 超出范围则应调整华法林服用剂量，调整后重新监测 INR。华法林药物代谢受基因组学、多种食物及药物的影响，故需长期监测和随访，尽量保证 INR 达标。

2. 新型口服抗凝药物

适用于非瓣膜病房颤患者，根据新型口服抗凝药物的作用靶点，可以将其分为两类：直接凝血因子Xa 抑制剂和直接凝血酶抑制剂。凝血因子Xa 是外源性及内源性凝血途径的交汇点。通过在磷脂膜表面形成凝血酶复合物，进而激活凝血酶原。直接凝血Xa 因子抑制剂通过与凝血因子Xa 的活性位点结合，阻止凝血酶原转变为凝血酶从而发挥抗凝作用，且抗凝作用不依赖内源性抗凝血酶。代表药物包括阿哌沙班、利伐沙班、依度沙班。凝血酶在凝血过程中具有核心作用。直接凝血酶抑制剂特异性阻滞凝血酶的活性，从而阻止纤维蛋白原裂解为纤维蛋白，阻断了“凝血瀑布”的最终步骤。直接凝血酶抑制剂的抗凝作用不需要辅因子，且与维生素 K 无关，其抗凝效果具有浓度依赖性，可灭活游离凝血酶，也可灭活与纤维蛋白结合的凝血酶。代表药物为达比加群。表 5–8 总结了这些药物的主要特征。

它们的快速作用，无须常规凝血监测，使它们有更广泛的治疗应用。一系列临床试验比较了新型口服抗凝药物和华法林在非瓣膜性房颤患者中的作用，证明其在预防中风和全身栓塞（SSE）方面与华法林具有同等和（或）更好的效果，但对于中度以上二尖瓣狭窄及机械瓣置换术后的房颤患者只能应用华法林进行抗凝。不建议窦性心律急性心力衰竭患者在初始治疗中常规加用静脉肝素。多数 HFrEF 患者合并冠状动脉疾病，对于这些不伴有房颤的患者的抗凝治疗尚存争议。

表 5-8 常用新型口服抗凝剂的特点

特点	达比加群	利代沙班	阿哌沙班	依度沙班
作用机制	直接凝血酶抑制剂	凝血因子 Xa 抑制剂	凝血因子 Xa 抑制剂	凝血因子 Xa 抑制剂
生物利用度	3% ~7%	80% ~ 100%（10mg 剂量时）；76%（20mg 剂量时，不进食时减少）	50%	62%
T_{max}	1 ~2h	2 ~4h	3 ~4h	1 ~2h
蛋白结合率	35%	92% ~95%	87%	55%
分布容积	50 ~70	50	21	107
$T_{1/2}$	12 ~17h（严重肾功能不全时 27h）	5 ~9h（老年人 13h）	12h	10 ~14h
排泄途径	肾脏	肾脏	肾脏	肾脏
代谢途径	结合	氧化和水解	氧化	水解、结合和氧化
剂量（非瓣膜性房颤）	150mg，bid；75mg，bid（GFR 15 ~30mL/min）	20mg，qd；15mg，qd（GFR 15 ~50mL/min）	5mg，bid；2.5mg，bid（满足以下 3 个条件中的 2 个，年龄 ≥ 80 岁，血肌酐 > 1.5mg/dL，体重≤ 60kg）	60mg，qd（GFR 51 ~ 95mL/min）；30mg，qd（GFR 15 ~50mL/min）
剂量（静脉血栓）	150mg，bid（GFR > 30mL/min）	15mg，bid，21d；之后 20mg，qd（GFR > 30mL/min）	10mg，bid，7d；之后 5mg，bid	60mg，qd；30mg，qd（GFR 15 ~50mL/min 或体重 < 60kg）
拮抗剂		未批准	未批准	未批准
药物相互作用	P-GP 抑制剂①和诱导剂②	双 P-GP 抑制剂、强 CYP3A 抑制剂③和双 P-GP 诱导剂、强 3A4 诱导④	双 P-GP 抑制剂、强 CYP3A 抑制剂③和双 P-GP 诱导剂、强 3A4 诱导剂④	P-GP 抑制剂①和诱导剂②

注：①表示维拉帕米、奎尼丁、阿奇霉素、克拉霉素、红霉素、口服伊曲康唑或口服酮康唑；②表示利福平；③表示酮康唑、伊曲康唑、利托那韦、依地那韦、科尼伐坦、克拉霉素；④表示卡美氮平、苯妥英、利福平

六、钠 – 葡萄糖共转运蛋白 2 抑制剂

对于有症状（心功能分级Ⅱ ~Ⅳ级）的HFrEF患者，无论是否存在糖尿病，推荐使用SGLT2抑制剂（卡格列净、达格列净、恩格列净）降低心力衰竭住院及心血管疾病死亡风险。在 HFmrEF、HFpEF 患者中，SGLT2 抑制剂在降低心力衰竭住院率和心血管疾病死亡方面有益。

多项研究证实 SGLT2 能显著降低心力衰竭患者住院和病死率风险，且治疗获益在糖尿病或非糖尿病患者中保持一致，此类药是最有可能降低心力衰竭发病率的降糖药物。SGLT2 抑制剂成为国内外新兴起的一个研究热点。

七、新型可溶性鸟苷酸环化酶刺激剂

对于有症状（NYHA 心功能分级Ⅱ ~Ⅳ级）、近期发生过心力衰竭加重事件、LVEF < 45% 的心力衰竭患者，推荐在标准治疗基础上尽早加用维立西呱，以降低心血管疾病死亡和心力衰竭住院风险。

NO 通路是心血管系统的关键调节因子，NO-cGMP 途径是心力衰竭的治疗新靶点。维立

西呱能刺激可溶性鸟苷酸环化酶（soluble guanylyl cyclase，sGC）的活性，sGC是NO信号传导通路中一种重要的酶，当NO与sGC结合时，sGC可催化细胞内环鸟苷酸（cyclic guanosine monophosphate，cGMP）的合成，cGMP作为第二信使，可调节血管张力、心肌收缩力和心脏重塑。在“可溶性鸟苷酸环化酶刺激剂在心力衰竭研究”（SOCRATES）项目下，两项平行多中心研究旨在测试口服sGC刺激剂维立西呱刺激cGC的效果。在这两项试验中，患者以1∶1∶1∶1∶1的方式随机分配到四种剂量（1.25mg、2.5mg、5mg、10mg）的维立西呱或安慰剂。主要终点包括NT-pro-BNP和左房容积（HFpEF）的变化。次要终点包括各种超声心动图参数和症状评分。超过350名患者在12周内完成了研究药物的治疗。初步分析结果显示，NT-pro BNP的变化没有达到统计学意义。然而，与安慰剂相比，剂量对NT-pro BNP水平的变化有剂量相关的影响，10mg剂量降低了NT-pro BNP水平。维立西呱对心率、血压或肌钙蛋白释放没有有害影响，在最高剂量下，EF有改善，临床事件也有减少的趋势。

本药可能导致胎儿损害，妊娠期妇女禁用，有生育能力的妇女用药前应排除妊娠，用药期间及停药后1个月内应采取避孕措施。

八、神经调节蛋白

针对ErbB2的人源化单克隆抗体曲妥珠单抗治疗乳腺癌患者心功能障碍的研究表明，通过该系统的信号传导在决定心功能中起着重要作用。神经调节蛋白1（neuregulin 1，NRG-1）是表皮生长因子家族成员，是心内膜和心肌微血管内皮细胞产生的ErbB受体酪氨酸激酶家族的配体。NRG-1以旁分泌的方式作用于邻近的心肌细胞。研究表明，NRG-1刺激ErbB2受体可改善心肌细胞的存活、生长和增殖，维持心肌原纤维结构，平衡过量的肾上腺素能信号，促进心脏血管生成。

一项关于rhNRG-1安全性和有效性的Ⅱa期研究，67名稳定的HFrEF患者被随机分配接受安慰剂或剂量为1.2μg/（kg·d）或2μg/（kg·d）的rhNRG-1，持续10d。主要疗效终点是通过心脏断层扫描观察LVEF的变化。虽然在有意治疗人群中，EF的增加没有达到统计学意义，但在实际接受药物治疗的患者中，EF有显著改善。这些发现支持进一步的研究，以确定rhNRG-1在治疗HFrEF患者中的价值。

九、茶碱类药物

茶碱类药物是既往治疗急性心力衰竭的常用药物，具有扩张支气管、改善通气、轻度扩张静脉、降低心脏前负荷、增加肾血流与利尿作用，可适用于伴有支气管痉挛的急性心力衰竭患者。此外，对于急诊一时难以鉴别的心源性及肺源性呼吸困难，应用茶碱类药物也是有益的。因其增加心肌耗氧量，老年人与肝肾功能不全者用量酌减。严重不良反应包括低血压与休克，甚至出现室性心律失常而猝死，故不能在急性心力衰竭患者中常规使用。

（刘亚凤）

参考文献

[1]COTTER G , METZKOR E , KALUSKI E ,et al.Randomised trial of high–dose isosorbide dinitrate plus low–dose furosemide versus high–dose furosemide plus low–dose isosorbide dinitrate in severe pulmonary oedema[J].Lancet, 1998, 351（9100）：389–393.

[2]WANG K , SAMAI K .Role of high–dose intravenous nitrates in hypertensive acute heart failure–Science Direct[J].The American Journal of Emergency Medicine, 2020, 38（ 1 ）：132–137.

[3]STARLING C R ,HERNANDEZ F A ,ARMSTRONG W P , et al.Clinical outcomes at 180 days in the ASCEND–HF trial：double–blind, placebo–controlled, multicenter acute study of clinical effectiveness of nesiritide in subjects with decompensated heart failure[J].Journal of Cardiac Failure,2011,17（11）：971.

[4]HEIDENREICH P A, BOZKURT B, AGUILAR D , et al.2022 AHA/ACC/HFSAguideline for the management of heart failure：executive summary：a report of the american college of cardiology/american heart association joint committee on clinical practice guidelines[J].Journal of the American College of Cardiology,2022,79（17）：1757–1780.

第六章

急性心力衰竭的非药物治疗

第一节　主动脉内球囊反搏在急性心力衰竭中的应用

主动脉内球囊反搏(intra-aortic balloon pump,IABP)是目前应用最为广泛的心脏机械辅助装置，它对急性失代偿性心力衰竭患者的急性期救治具有较好的疗效。IABP 通过气囊在心脏舒张早期充气，增加舒张期主动脉内压力，从而增加冠状动脉血流，增加心肌供氧，并通过气囊在舒张晚期快速放气，减低主动脉内压，减轻左心室后负荷。因此，IABP 可以在稳定血流动力学和终末器官功能方面发挥作用，为更持久的治疗做准备。目前，IABP 已被广泛应用于各种急性心力衰竭患者的支持治疗，特别是急性心肌梗死引起的急性心力衰竭的患者。

一、IABP 的作用

IABP 导管经外周股动脉置入，球囊置于降主动脉，在心脏舒张期，球囊充气以升高舒张压，进而增加冠状动脉（冠脉）血流灌注；在心脏收缩前，气囊排气，主动脉内压力下降，减轻心脏后负荷，降低左心室射血阻力，增加每搏输出量和心室射血分数。有文献报道，IABP 还能够明显增加大脑、肠系膜、肾脏的血流灌注，并能改善肾功能不全的心血管危重患者的肌酐清除率，降低乳酸的生成，提高血氧饱和度。应用 IABP 后，主动脉内舒张期反搏压较收缩压高 1.33 ~4kpa，它是抢救各种顽固性低心排血量、急性大面积心肌梗死、心源性休克及恶性室性心律失常的有效辅助方法，尤其是在急性心肌梗死冠脉内支架植入术前应用 IABP，可最大限度改善冠状动脉供血，从而为置入支架赢得时间。当患者心功能较差或冠脉病变较严重，单纯应用血管活性药物无法维持血压时，IABP 对于提高疗效和降低患者死亡率具有重要的临床意义。然而在临床上，IABP 的血流动力学效应依赖于残存的心脏功能，如果心肌坏死面积巨大或存在严重心律失常等导致心脏处于未做功状态，IABP 则难以发挥作用。IABP 作为一项有创性操作，在其应用过程中可能发生轻重不同的并发症，严重并发症主要包括穿刺处动脉壁损伤导致的出血、血栓栓塞、严重下肢缺血、截肢、感染、腹腔动脉撕裂导致的失血以及 IABP 相关死亡。

二、IABP 的适应证、禁忌证及并发症的管理

（一）适应证

（1）各种原因引起的泵衰竭：急性心肌梗死并发心源性休克、围手术期发生的心肌梗死、体外循环后低心排血量综合征、心脏挫伤、中毒性休克、病毒性心肌炎。

（2）急性心肌梗死合并复杂的机械并发症。

（3）难治性不稳定心绞痛。

（4）缺血导致的顽固性室性心律失常。

（二）禁忌证

（1）中度以上的主动脉瓣关闭不全。

（2）主动脉夹层、降主动脉或髂动脉严重狭窄或钙化。

（3）出血或不可逆性的脑损害。

（4）心脏病或其他疾病的终末期。

（5）严重的凝血机制障碍。

（6）外周血管病变。

（7）过度肥胖及腹股沟有瘢痕的患者必须带鞘插入，有经皮插入禁忌证者。

（三）并发症的管理

1. 出血

出血是 IABP 治疗中最常见的并发症，与抗凝药物的使用、凝血功能障碍、穿刺置管过程中损伤血管壁等因素有关。

监测指标：观察患者穿刺部位、牙龈、皮下黏膜等处是否有出血点，患者胸腔引流液的性质和量，大小便颜色，有无柏油样便等。监测血常规、出凝血时间，根据部分凝血活酶时间调整抗凝药物用量。

预防和护理：①静脉使用留置针，减少静脉穿刺次数，拔针后注射部位压迫时间延长 2 ~3min，如需动脉血应尽量从球囊导管中抽取。②对于长时间吸氧导致鼻腔黏膜干燥的患者，定时用棉签湿润鼻腔。③每 2 ~4h 监测凝血酶原时间 1 次，使之维持在正常值的 1.5 ~2 倍，并根据活化部分凝血酶原时间指导肝素用量。④肝素治疗同时应严密观察患者手术切口处、皮肤、黏膜、牙龈、胃肠道有无出血，同时，病房应常规备鱼精蛋白等药物，用于治疗因抗凝过度导致的出血。⑤警惕颅内、消化道及尿路出血，当患者突然出现意识障碍、语言含糊、肢体活动不利、柏油样便或呕吐咖啡样液体、血尿这些情况时，要高度怀疑相应部位出血，及时处理，同时要注意大小便常规的监测。⑥拔除导管时，要局部压迫 30min 以上，然后用弹性绷带加压包扎，术侧肢体制动 6h，观察动脉及肢端皮肤的颜色，以保证下肢供血，无异常后 6h 可协助患者翻身，卧床 24h 后无出血可解除绷带，更换敷料。⑦监测血压，尤其是患者收缩压出现明显变化，需及时处理。

2. 血管并发症

主要由血流受阻所致，如血栓、动脉内膜撕裂或形成夹层、鞘管或IABP导管的存在阻碍血流等。IABP血管并发症分为主要并发症和次要并发症，主要并发症包括血管损伤和肢体缺血，患者需要栓子切除、血管修复或筋膜切开治疗。次要并发症是指移除IABP就能得到缓解而不需要进行外科手术治疗的下肢缺血。

监测指标：患者行IABP术后应观察术侧下肢的血运并与对侧比较，每15min观察1次，连续4次，以后每2h观察1次。观察术肢有无苍白、疼痛、麻木，触摸足背动脉搏动及下肢皮肤温度，必要时采用多普勒探测血流。

预防和护理：①保持导管通畅，IABP术后最好仰卧或床头略抬高（＜30°），传感器的位置和右心房水平。术侧肢体适当制动，保持功能位，避免屈髋、屈膝，用透气强力胶布将导管牢牢固定于大腿内侧及膝关节上方，防止管道脱落、打折、移位，翻身时保持术侧下肢与身体成一直线，并以侧向术侧为主。每1～2h用肝素液加压冲管，如发现回血，应立即抽出3～5mL鲜血，并加压冲洗15s。②加强下肢的被动运动，略抬高下肢，每4～6h行功能锻炼，即拍打和按摩下肢以促进下肢血液循环，避免停搏因素引起的血管栓塞。及时处理各种报警，避免IABP不正常工作超过30min。拔出导管时应允许近端喷射少量鲜血并由远端挤压出一些血液，24h内仍应观察穿刺点远端血运情况。③在使用IABP辅助治疗期间注意下肢保暖，可适当提高室温。若发现肢体颜色苍白、温度低、桡/足背动脉搏动不能触及或动脉搏动微弱，说明肢体缺血，应及时处理。

3. 血小板减少

IABP术后血小板减少与抗凝血治疗及球囊工作时对血小板产生机械性损伤有关。

监测指标：密切观察穿刺点有无出血和血肿，皮肤、黏膜有无瘀斑、瘀点。每天查血常规，监测血小板计数。

预防和护理：各种注射后尤其是动脉穿刺后，穿刺点按压时间应延长。为避免反复穿刺，使用静脉留置针留置输液。正确抗凝治疗，避免过度使用肝素，每天查血常规，监测血小板数量，发现异常情况及时处理。

4. 感染

应用IABP治疗的患者感染并发症的发生率约为13%。感染发生的原因与手术本身的创伤及诸多导管的侵入性操作有关，还与患者自身抵抗力及是否合并有基础疾病有关，另外医护人员无菌操作原则和手卫生执行的依从性不高也是重要影响因素。

监测指标：严密监测患者体温和血常规的变化，观察动脉穿刺处有无渗液、渗血，敷料固定是否良好。当导管局部出现红、肿、热、痛或有分泌物时，提示有感染的可能。

预防和护理：①各项操作应严格无菌，控制重症监护室人员流量。②穿刺部位渗血及被污染时，随时更换敷料。③术后预防性应用抗生素。④防止发生肺部感染，在病情允许的情况下，协助患者叩背、咳痰，利于痰液排出。⑤保证患者每日摄入足够的蛋白质和热量，提高机体抵抗力。⑥通常安排患者住ICU，谢绝探视。

5. 球囊破裂

球囊破裂是 IABP 治疗罕见且危险的并发症，发生率不到 0.5%。球囊破裂发生的原因主要有：①接触尖锐的器械；②在使用过程中不正常的球囊膜折叠可能导致球囊疲劳破裂；③与钙化的斑块接触时，表面的摩擦导致球囊膜穿孔。

监测指标：密切观察反搏压及波形的变化，观察导管内有无血液流出。

预防和护理：①当发现 IABP 自动停机报警，反搏压降低，波形异常变化，且导管内有血液流出时，应立即采取措施，及时撤管或再置管。②气体栓塞的观察与护理：球囊破裂后，如未及时发现，可能会导致大量氦气进入冠状动脉或其他重要脏器，引起胸痛、低血压、心律失常、颈静脉充盈、呼吸急促、发绀等相应表现，一旦发现应立即停止 IABP 治疗，采取合适的卧位，给予高流量吸氧，尽可能抽出体内气体，减少栓塞器官的缺血、缺氧症状及并发症。

6. 下肢静脉血栓形成

患者长期卧床，术侧肢体制动，抗凝不当，可能导致下肢静脉血栓形成。

监测指标：严密观察患者双下肢有无肿胀、疼痛以及皮肤的颜色、温度。

预防和护理。①被动运动：患者不能自主活动时，嘱家属或护士给予按摩比目鱼肌、腓肠肌并做踝关节被动运动。按摩腓肠肌时应避开伤口，从足部到大腿由远到近被动按摩，10 ~30min/ 次，6 ~ 8 次 /d；做踝关节被动运动时，10s ×（10 ~30 次）/ 组。②主动运动：患者麻醉作用消失后或清醒后，指导患者做主动踝泵运动，10s ×（10 ~30）次 / 组，促进血液循环，预防静脉血栓形成。

7. 肾衰竭

发生术后急性肾衰竭的原因主要有肾小动脉的痉挛和栓塞引起的肾血管破坏和肾功能损害。

监测指标：注意患者尿量，每日复查肾功能、电解质，如发现提示急性肾衰竭的异常指标应及时处理，必要时行透析治疗。

预防和护理：每班记录并观察尿液的颜色、量，如血容量稳定，但尿量较少、血清钾水平较高，应及时处理。

三、IABP 在急性心肌梗死后急性心力衰竭合并心源性休克患者中的应用

心力衰竭合并心源性休克是心肌梗死后严重的并发症之一，据相关文献报道，对于急性心肌梗死（acute myocardial infarction，AMI）患者，即便是早期采取了诸如经皮冠状动脉介入（percutaneous coronary intervention，PCI）、冠状动脉旁路移植术（coron aryartery bypass grafting，CABG）等积极治疗措施，心源性休克的发生率仍可达 50% ~60%。目前心源性休克患者使用 IABP 治疗的益处仍然存在争议，主要是因为指南和临床实践之间存在相当大的差距，关于 IABP 的临床研究数据并不充分，前瞻性的随机对照试验更是寥寥无几。IABP-SHOCK Ⅱ是一项多中心随机对照临床试验，它证实与早期血运重建加上最佳药物治疗相比，IABP 的植入对改善患者 30d 和 1 年内死亡率并无差异，但远期预后有无差异还有待进一步随访研究。ECS 将 IABP 在心源性休克中的使用推荐从Ⅰ类降到Ⅲb 类，AHA 将 IABP 在心源性休克中的使用推荐降到Ⅱa类。由于目前的临床试验，很多受试者在 IABP 植入前经历过心肺复苏，这可能导致他们中的许多人无论是哪种类型的心肌梗死都有相对较差的预后，

并且几乎所有人在植入时都得到了高剂量儿茶酚胺的支持，这些因素导致IABP在心源性休克中的使用存疑。但是目前也有前瞻性随机临床试验表明IABP对高风险PCI的疗效是有益的，早期的指南曾以Ⅰ类推荐将IABP用于急性ST段抬高型心肌梗死伴心源性休克患者，最近的荟萃分析也证实对于高风险PCI合并心源性休克患者，使用IABP可以降低全因死亡率。

对于接受溶栓治疗的STEMI伴心源性休克患者，IABP支持可以使30d病死率降低18%，有学者认为IABP可能通过增加冠脉血流灌注提高了血栓溶解率，与溶栓药物具有协同作用。尽管目前证据显示IABP在心源性休克患者中获益的证据不足，但是其在稳定血流动力学的效果已被大多数临床医生所认可。

对于急性心肌梗死后心力衰竭未进展至心源性休克的患者，单独应用IABP不能提高左室射血分数、减少再缺血及梗死情况的发生，反而会增加脑梗死及出血的发生率。鉴于上述情况，不合并心源性休克的AMI患者不宜常规使用IABP辅助治疗。

四、IABP在心力衰竭患者进行心脏移植中的应用

对于重症急性心力衰竭患者，已经到难治性心力衰竭的地步，普通正性肌力药、血管扩张药等常规治疗心力衰竭药物已不能明显改善心功能，甚至可能引起病情的进一步恶化，同时，此类患者并发症多，各脏器多处于临界状态，对临床治疗的选择造成极大的困难，此时一般需要行心脏移植治疗。以前的观点认为ECMO能够为心力衰竭的患者提供有效的循环及呼吸功能支持，使患者平稳度过移植手术的围手术期，随后有研究发现存在诸多ECMO相关的并发症，如凝血功能障碍导致的出血及血栓形成，术后急性肾功能不全、肺部感染、脓毒血症等。后来有学者发现ECMO联合IABP使用可以增加重要器官的血流灌注，改善患者的预后，减少ECMO机械辅助并发症的发生。联合使用的优势包括：①IABP可以增加主动脉舒张期的血供，改善冠脉的灌注，减轻心肌缺血，尤其是心内膜下；②IABP植入可以有效减轻左心室的后负荷，缓解左室舒张压力，更好地维护体循环的血流动力学指标；③可以明显减轻肺水肿；④动脉搏动性血流恢复，乳酸水平也可有明显改善，说明器官灌注恢复增加，外周血管活性药物如去甲肾上腺素及多巴胺用量明显减少。

（赵钦烁）

第二节　超滤在急性心力衰竭中的应用

一、超滤概况

1. 超滤的定义

体外超滤是指使用机械装置从外周或中心静脉把血液抽出，再通过第二个泵产生的静水压对血

浆进行过滤，过滤后再输送回患者静脉的过程。超滤已成为一种用于通过体外回路机械去除体内多余液体的策略，是一种有效治疗急性心力衰竭的方法。

2. 超滤技术

超滤类似于肾小球滤过，是肾脏替代疗法的基本形式，用于以最小的溶质清除率和净化作用清除液体。Y 形双腔导管、泵和过滤器组成体外过滤装置。泵提供负压，从而使回路中的血液从静脉循环到过滤器，然后返回患者体内。过滤器由高渗透膜制成，可以从血液中分离水和低分子量（< 50000 道尔顿）溶质。跨膜压力差由 Starling 力（血液中的静水压力与超滤液室中的静水压力之间的差异）产生，由此产生的跨膜压力梯度驱动血浆中的水分通过过滤器。在超滤过程中，水和一些溶质通过对流被动清除。生成的超滤液与血浆中的水分（不含蛋白质和血球体成分的血液）成分相同，与血液基本等渗。因此，血液渗透压增加，引起血管内再充盈，液体从血管外转移到血管内，循环容量得到保障，并防止全身动脉低血压。心力衰竭专用超滤设备条件如下：①小膜面积滤器（0.1 ~0.3m^2）；②低血流速度（血泵 10 ~50mL/min）；③低体外循环容积（33 ~65mL）；④外周浅表静脉或中心静脉。

二、患者与时机的选择

1. 患者的选择

当静脉注射袢利尿剂初始剂量效果不佳时，应考虑加大剂量，如加大剂量后患者治疗无效则应做有创检查确定血流动力学参数。有容量超负荷证据即可加用噻嗪类利尿剂、醛固酮拮抗剂或继续静脉给袢利尿剂，所有这些措施失败后，可考虑给予超滤治疗。

2. 时机的选择

对于何时开始超滤治疗，近年来的研究倾向于早期使用。当患者病情一旦到了顽固性心力衰竭的阶段或出现心肾综合征，超滤则是一种“挽救性”的治疗措施。

三、超滤治疗的适应证及禁忌证

1. 适应证

（1）心力衰竭伴利尿剂抵抗或利尿剂效果不佳者（每日利尿剂计量：呋塞米> 80mg 或托拉塞米> 40mg 或布美他尼> 2mg）。

（2）心力衰竭且伴有明显液体潴留的患者，至少包括下列中的 2 项：①中度以上的外周水肿；②颈静脉怒张> 10cm 或 CVP > 10cmH_2O；③胸部 X 线提示肺淤血、肺水肿或胸腔积液；④肝大、腹腔积液；⑤肺部湿啰音、夜间阵发性呼吸困难或端坐呼吸。

（3）因近期液体负荷明显增加，导致心力衰竭症状加重的患者。

2. 禁忌证

（1）收缩压< 90mmHg 且末梢循环差、有心源性休克的症状或体征。

（2）不能建立和维持静脉通路。

（3）肝素抗凝禁忌证。

（4）严重二尖瓣或主动脉瓣狭窄。

（5）急性右心室心肌梗死。

（6）需行透析或血液滤过治疗。

（7）全身性感染，有发热、全身中毒症状、白细胞升高等。

（8）严重恶病质状态。

（9）有明显出血风险。

四、超滤目标的设定

超滤的超滤量和时间应个体化设定，但超滤率通常不建议超过 250mL/h，以右侧为主或 HFpEF 患者更容易出现血管内容量不足，通常只能耐受小于 100mL/h 的超滤率。临床经验显示超率在长时间以低流体去除率进行时具有更好的耐受性。

将患者的当前体重与患者没有充血症状和体征时记录的体重进行比较，可帮助确定液体清除的目标。鉴于 CVP 升高对肾脏的不利影响，可通过超滤清除体液以达到 CVP ≤ 10mmHg 的目标值，然而，CVP 与测量的血容量的相关性较差，尽管心脏充盈压较低，但仍可能存在液体超负荷。非侵入性检查超声检查可以帮助估计 CVP，但其可靠性取决于操作者的技能和患者的呼吸情况。

五、超滤血管通路的建立

常用的血管通路包括颈内静脉、锁骨下静脉及股静脉，穿刺通路的选择根据患者的具体情况而定。如患者病情允许，一般首选颈内静脉，其次是股静脉，最后为锁骨下静脉。颈内静脉较股静脉和锁骨下静脉留置的时间长，发生血栓和感染的风险小，但颈静脉的血管变异度大，不如锁骨下静脉及股静脉位置恒定，如穿刺不成功可行超声引导下穿刺，可大大提高穿刺成功率。但如果患者烦躁、不配合、存在气管切开、使用呼吸机、呼吸衰竭、凝血功能异常等，则建议行股静脉穿刺。股静脉周围无重要器官，误穿后少有严重并发症，但其护理难度大，发生感染和血栓的风险较颈内静脉高，因此，在患者无法耐受平卧位、使用呼吸机、烦躁及凝血功能异常无法使用颈内静脉通路的情况下选择股静脉穿刺。股静脉穿刺点过高可致致命性的腹膜后大出血，应注意。部分患者体形肥胖，股静脉的进针深度较深，需注意进针角度。锁骨下静脉位置较固定，穿刺成功率高且以前较多使用，但已有多项研究表明其血栓和狭窄的发生率高且影响相关上腔属支（颈内静脉、头静脉）的通畅率，发生气胸和血气胸的风险也增加，故目前较少使用。

穿刺引起的并发症主要有血肿、气胸以及腹膜后血肿。血肿在颈内静脉穿刺中可能是致命的，血肿一般由误穿动脉且不充分压迫而导致，一般可自行吸收，但如果患者存在呼吸衰竭、凝血功能异常等情况，血肿的扩大可能压迫气管，加重呼吸困难。锁骨下静脉发生气胸的风险较高，目前已很少使用。颈内静脉穿刺中如果患者颈部粗短且穿刺位置不当则有可能刺破胸膜顶发生气胸，此时禁止行对侧颈内静脉穿刺，防止发生致命性的双侧气胸。对于使用呼吸机的患者，应在锁骨下静脉及颈内静脉穿刺过程中降低 PEEP 值，可减少气胸的发生。腹膜后血肿是股静脉穿刺的最严重的并发症，如果股静脉穿刺刺破腹膜，由于腹膜后可容纳的血量极大，又无相邻组织压迫，患者可出现低血压甚至失血性休克。

六、超滤治疗急性心力衰竭的并发症

超滤为一种有创治疗，在操作过程中从最初的静脉置管到抗凝治疗到液体平衡管理，都需要密切监测患者的变化，防止并发症的发生。

1. 中心静脉置管并发症

急性心力衰竭患者往往难以平卧。在行中心静脉穿刺置管前应评估患者平卧的情况，如患者难以平卧或平卧后出现呼吸明显急促、烦躁等情况，应首选股静脉穿刺置管。

中心静脉穿刺置管过程中容易发生出血及血肿，在穿刺前需要评估患者的凝血功能，以防止出血不止。误穿动脉时需要延长压迫止血时间，颈内静脉穿刺置管时要特别注意血肿的范围是否有扩大，防止其压迫气管，加重呼吸困难。

气胸、血气胸的发生常见于锁骨下静脉穿刺，其次为颈内静脉穿刺，在行锁骨下静脉穿刺过程中需要随时评估患者呼吸情况，如果患者出现血氧饱和度下降、呼吸频率上升等情况，需要及时行胸部 CT 及胸部 X 线检查，评估是否发生气胸。

在行颈内静脉穿刺和锁骨下静脉穿刺置管时，导丝进入过深容易发生心律失常，可为室早、一过性的窦性心动过速或房颤，严重时可发生致死性的心律失常。急性心力衰竭的患者在置管过程中应行心电监护，置入导丝时防止置入过深，如发生心律失常应立即退一点导丝，如患者持续发生恶性的心律失常，应停止置管，立即抢救。

导管相关血栓是置管后或拔管后 24h 内发生的中心静脉血栓。血栓不仅会堵塞管路，导致无法进行有效的超滤，而且血栓的脱落会导致危及患者生命的右心血栓栓塞及肺栓塞。对于血液淤滞及处于高凝状态的高危患者，在完成超滤后需要使用肝素或枸橼酸封管，如有必要，可预防性地使用小剂量的低分子量肝素行抗凝处理。

中心静脉置管相关的导管感染应警惕，如患者出现不明原因的发热，尤其置管时间较长的患者，在排除其他部位感染的情况下，应高度怀疑导管内感染的可能，应拔除中心静脉导管并做导管尖端培养，同时使用抗生素。导管相关的感染以革兰阳性菌为主。

2. 管路相关并发症

管路内滤器凝血严重降低血液净化效果，缩短滤器的寿命。在透析过程中，除应监测凝血指标、调整抗凝药物用量，也应该保持管路通畅，避免血流速过低，采用前稀释的方法等避免管路内凝血的发生。

如果管路回路中进入气体，可有发生空气栓塞的风险，但目前的透析机器一般配备有检测和报警系统，可以及时发现管路中的少量空气。

管路中的滤器膜及循环管路为异物，有可能激活人体血液中的补体、蛋白酶、细胞因子等免疫炎症介质，导致过敏反应，患者可表现为休克、呼吸困难、心搏骤停等，应立即停止超滤，给予抢救。

3. 抗凝相关并发症

出血为抗凝剂使用的最常见并发症，在进行透析之前应充分评估患者凝血情况，选择合适的抗凝方案，如患者有高出血风险，则推荐使用无抗凝剂或者局部抗凝方案。

肝素和低分子肝素的使用可导致肝素相关血小板减少，其在临床上不少见。肝素和血小板因子4结合后可以刺激机体产生抗HIT抗体，其可与血小板膜上的受体结合激活血小板，消耗血小板，导致血小板减少，并且导致血栓形成。其通常发生在使用肝素的第4～14天。肝素抗凝的患者应密切监测血小板的变化。当患者出现血小板进行性下降并出现血栓，应立即停止使用肝素抗凝，并更改抗凝方案。

在枸橼酸抗凝方案中，要警惕枸橼酸中毒的可能。在低灌注、肝功能衰竭、休克、缺氧的患者中，三羧酸循环受阻，枸橼酸代谢不完全，可导致枸橼酸的蓄积，表现为代谢性酸中毒、低钙血症，临床症状可有手足抽搐、发麻等，应及时调整枸橼酸的用量，同时纠正患者原发疾病，补充钙剂，增加碳酸氢钠的输注，密切监测钙离子及酸碱平衡。

4. 其他相关并发症

急性心力衰竭患者血流动力学不稳定，超滤过程中可出现低血压，超滤量过多、速度过快是引起低血压的主要原因，其治疗措施包括缓慢超滤、超滤量逐步增加。对于血压低的患者，在上机前要补充胶体，开始的血流速可以放缓，超滤过程中根据血压适当调节超滤量。利用中心静脉压及有创血压监测评估循环容量、心排血量和全身灌注情况，必要时联合应用血管活性药物维持血压。电解质及酸碱平衡紊乱也是超滤过程中常见的并发症，在超滤过程中应密切监测患者电解质和pH值的改变，随时调整和补充电解质。

七、超滤治疗急性心力衰竭的局限性

（1）体外超滤的治疗成本高，目前尚需更多的研究来决定应用这种技术的成本效益比。

（2）体外超滤技术中需使用肝素等抗凝药物，对伴有出血性疾病患者的治疗仍有影响。但是早期UNLOAD研究中，超滤治疗组与利尿剂治疗组相比，利尿剂治疗组的患者出血的并发症更多，因此需要进一步在大样本研究中探索。

（3）部分患者中心静脉感染需要静脉应用抗生素，外周静脉通路并非合适所有患者，部分患者往往需要在术中改变静脉入路通道，这增加了滤器周围形成血栓的风险。

（4）体外超滤采用的是对流机制实现溶剂和溶质同步转移，心力衰竭专用超滤设备主要用于脱水和清除小分子溶质，不能清除代谢终产物，也不能纠正严重电解质紊乱。而血液透析或血液滤过设备采用的是弥散或置换机制，能清除代谢终产物和毒素，实现肾脏替代治疗。

（杨儒好）

参考文献

[1]CRESPO-LEIRO M G , ANKER S D , MAGGIONI A P ,et al.European society of cardiology heart

failure long-rerm registry（ESC-HF-LT）: 1-year follow-up outcomes and differences across regions[J].European Journal of Heart Failure, 2016, 18（6）: 613-625.

[2]COSTANZO R M ,GUGLIN E M ,SALTZBERG T M , et al.Ultrafiltration versus intravenous diuretics for patients hospitalized for acute decompensated heart failure[J].Journal of the American College of Cardiology,2007,49（6）: 675-683.

[3]BART B A,GOLDSMITH S R,LEE K L , et al.Ultrafiltration in decompensated heart failure with cardiorenal syndrome[J].The New England Journal of Medicine,2012,367（24）: 2296-2304.

[4]FELKER G M , LEE K L , BULL D A ,et al.Diuretic strategies in patients with acute decompensated heart failure[J].New England Journal of Medicine, 2011, 364（9）: 797-805.

第七章
急性心力衰竭患者的管理

第一节　急性心力衰竭患者的关键环节管理

一、观察单位的纳入和排除标准

急诊观察单元是治疗低风险急性心力衰竭患者的一种经济、有效的治疗选择。在急诊科进行初步评估和治疗后，急性心力衰竭患者可出院、住院，或作为观察患者进行进一步治疗。在急诊科观察的持续时间通常小于24h，最多不超过48h。因此，客观的急诊科评估结合医生的经验、患者对治疗的反应和自我护理障碍的评估是急性心力衰竭患者风险分层和随后纳入或排除住院的重要因素。

基于心血管患者护理协会建议的急诊观察单元的纳入标准见表7-1。其排除标准包括使用机械通气或血管活性药物。

表7-1　急诊观察单元的纳入标准

项目	纳入标准
血压	收缩压＞100mmHg
呼吸频率	＜32次/min
心率	＜110次/min
肾功能	BUN＜40mg/dL，Cr＜3mg/dL
心电图	无急性缺血表现
利钠肽类	BNP＜1000pg/mL，NT-pro BNP＜5000pg/mL
肌钙蛋白	阴性

根据急诊初步评估的死亡或严重不良事件高危的患者应入院，需要有创监测、通气支持或其他ICU水平治疗的患者需要入住ICU。没有高危特征的患者应根据其共病、对初始治疗的反应和作为门诊患者管理自身疾病的能力进行进一步的风险分层。有活动性共病或显著的自我护理障碍的患者可能更适合住院管理。没有活动性共病，初始治疗后症状未完全消除的患者是急诊观察单元的理想人选。急诊科出院患者则是对急诊治疗有充分反应，且没有高危标志物、显著的共病或自我护理障

碍的患者。

二、观察单元心力衰竭患者的健康教育

（一）自我护理

心力衰竭的自我护理是从理解心力衰竭和治疗心力衰竭开始的。自我护理行为涉及是否遵循治疗方案，包括按指示服药、低钠饮食、锻炼、从事预防行为，并积极监测自己的体征和症状。另一方面，自我护理管理是指根据心力衰竭症状和体征的变化而做出的决定，如打电话给医疗机构或服用额外的利尿剂或去急诊科。心力衰竭患者自我护理行为有以下几个方面：①进行免疫接种，特别是流感疫苗和肺炎链球菌疫苗；②制订一个按规律服用所有药物的方案；③监测体重的变化；④监测气促、水肿、疲劳和其他心力衰竭恶化的症状和体征；⑤将膳食中钠的摄入量限制在每天 200mg 内；⑥限制酒精摄入；⑦停止使用所有烟草产品，避免接触二手烟；⑧不要忽视情绪困扰，尤其是抑郁和焦虑，要尽早治疗；⑨若有睡眠障碍，要告诉医生，特别是打鼾、呼吸暂停、白天过度嗜睡；⑩尽量保持身体健康；⑪ 定期随访；⑫ 没有征得医生同意不要服用非处方药或草药；⑬ 如果有糖尿病，要达到糖尿病的治疗目标。

视患者为医疗保健团队的“基本成员”，将重点转移到为他们提供必要的教育和技能，以成功地将自我护理实践融入他们正常的日常生活中。大多数失代偿心力衰竭的原因即是不坚持治疗方案，这与自我护理密切相关。为缩短住院时间，满足医疗机构的护理目标，临床医生可能只是治疗患者的症状，而无法确定失代偿的原因。通过全面的评估来确定突发事件，临床医生也可以确定患者的自我护理需求。

（二）饮食和药物的依从性

饮食和服药对心力衰竭的管理有着深远的影响。缺乏依从性是失代偿和住院的一个重要原因。依从性差也对个人和医院产生了重大的经济影响。例如，当患者“定量”使用利尿剂，服用的药物不足以使治疗完全有效时，就可能需要急诊护理或住院治疗。在当今的医疗保健环境下，再入院率过高的机构也会受到经济处罚。因此，针对改善饮食和药物依从性的策略必须是个性化的，一种剂量并不适合所有人。

1. 饮食

在心力衰竭晚期，进一步限制饮食中的钠是必要的，以减少细胞外液量的扩张和水肿的发展。虽然限制钠可以减轻水肿的发展，但它不能完全阻止水肿，因为肾脏能够将尿钠排泄减少到每天 10mmol 以下。低钠血症不应该用钠自由化来治疗，因为这种低钠血症在本质上通常是稀释性的，并且发生在自由水过量的情况下。对于严重过度利尿和脱水明显的患者，应保留钠自由摄入或进行替代治疗。

大多数患者很容易认识到明显的钠来源，如食用盐或薯片，但在典型的饮食中，它们占总钠摄入量的 25% 以下。隐藏的钠来源在饮食摄入中有着更大的影响，但往往没有被认识到。常见的高钠食物包括但不限于罐装汤、泡菜、奶酪、抗酸剂和加工食品。如上所述，食物日记提供了关于食

物选择和饮食模式的重要信息，让患者在急诊科治疗后开始写日记，便于临床医生进一步评估患者信息，并给出其他低钠选择的建议。急诊观察单元中应配备心力衰竭自我管理的宣传资料。

2. 药物

药物干预对于控制心力衰竭症状和阻止病情进展至关重要。为了改善患者的自我护理意识和依从性，医生要知道患者正在服用的所有药物，临床医生和患者之间必须进行讨论，就药物治疗的必要性和适当的治疗方案达成一致的意见。

药物调节是将处方与患者正在服用的所有药物进行比较的过程。这种调节是为了避免用药错误，如遗漏、重复、剂量错误或药物相互作用。超过一半的患者在入院时至少有一种药物与处方存在差异。此外，在每个节点上都可能出现差异：从家到急诊科，急诊科到住院，从一个单元到另一个单元，从住院到出院。用药错误会使患者处于危险之中，而这种错误在很大程度上是可以预防的。药物调节的第一步是在急诊科给予任何药物之前先获得当前患者准确的药物列表（紧急情况除外），包括处方药物和非处方药物、维生素和补充剂，记录每一种药物的剂量、途径、频率、适应证和最后一次服药时间。每个机构可能都有一个特定的形式和过程来记录用药历史和依从性。除了患者和家属外，患者以前的医疗记录是可靠的信息来源。在寻求或接受医疗保健时，应指导患者携带所有正在服用的药物。

（三）恶化的体征和症状

1. 呼吸道症状

呼吸道症状对心力衰竭的诊断是非特异性的。许多心力衰竭患者有明显的共病，这些都可能会进一步限制呼吸功能。日常呼吸限制的改变成为临床上即将失代偿的衡量标准。慢性心力衰竭患者应学会接受和适应呼吸困难，使呼吸困难变得“正常”或融入日常生活。对于持续的呼吸困难，通常通过减少体力活动以减轻症状。在这种情况下，只有当常规的方法，如休息或呼吸新鲜空气，不能缓解症状，患者变得焦虑或害怕时，才会寻求治疗。最初的治疗目的是迅速缓解缺氧。需要注意的是，在没有啰音或颈静脉充盈的情况下，也可能会发生严重的肺充血。

2. 体重变化

体重监测的重点是注意体重的增加，这表明有液体潴留，但也应注意体重的减轻。过度的体重减轻可能是脱水的结果，脱水导致电解质失衡或肾功能恶化，并产生头晕、疲劳和呼吸急促的症状。在晚期心力衰竭中，当患者的食欲和热量摄入下降时，在没有任何明显体重增加的情况下，可能会发生液体潴留，这是因为肌肉和脂肪分解代谢导致真实的体重下降。

3. 疲劳

心力衰竭患者会经历慢性疲劳，他们会相应地减少体力活动，以减轻疲惫。然而，在没有增加体力活动的情况下，疲劳程度的恶化或增加可以是失代偿的早期指标。任何持续时间超过 2d 的疲劳加重都应成为关注重点。如果出现其他症状或疲劳持续或恶化，患者应立即通知临床医生，以便可以开始干预治疗，并有可能避免住院。

4. 夜尿症

细胞外积液过多的早期症状之一是夜尿症。为了维持体内平衡，心脏试图通过使心房和心室肌细胞分泌利钠肽来消除多余的体液。这些内源性肽可以通过扩张肾动脉，防止钠的再吸收，以及对抗神经激素缩血管效应而发挥作用。心房利钠肽主要在夜间分泌，因为此时的仰卧位使右心房压力最高，导致患者夜间尿量增加。在药物治疗没有变化的情况下，特别是没有增加利尿剂或没有改变饮食方案时，患者应注意新发的或不断增加的夜尿症。

对许多人来说，失代偿性心力衰竭的发作在很大程度上可以通过监测体征和症状及加强患者对治疗方案的依从性来避免。但在心力衰竭恶化的过程中，很难向患者提供更好地管理疾病的教育。急诊科的管理是从治疗液体过量和减轻症状开始。一旦病情稳定，在急诊观察单元中就有足够的机会和时间教育，教学的内容也能得到更好的接受和理解。针对特定问题的教育和咨询可能会提供知识、支持和自我照顾行为。在急诊治疗后或出院后的几天内应进行随访。

三、急诊科及观察单位的出院标准

心力衰竭是一种慢性疾病，所有的处置决定都必须考虑患者的基线状态。急诊科医生需通过以患者为中心的指标、体检结果、实验室和影像学检查变化来决定患者是否从观察病房或急诊科出院。ACCF/AHA 关于心力衰竭管理的指南表明，有轻度至中度症状的患者通常不需要入院，但仅基于症状的风险评估往往是很难做出决策的。为了增加出院回家的患者数量，必须在急诊科就开始进行有效的治疗，急诊早期干预和避免住院可以大大节省成本。

目前，已制定从急诊观察单元出院的共识指南。出院标准可分为以下 3 种。①以患者为中心的指标：呼吸困难改善、高于基线水平的行走能力、无充血症状、无自我护理障碍。②血流动力学和临床参数：90mmHg＜收缩压＜160mmHg、第三心音消失、氧饱和度＞90%、尿量＞1L、体重下降或恢复到基线体重。③实验室和影像学检查：BNP 水平、稳定的 BUN、肌钙蛋白水平稳定或下降；电解质恢复到正常或基线水平；胸部 X 线检查有明显改善或正常。

四、有效的出院计划

出院计划是评估和计划患者出院后需求的过程。一个有效的出院计划从在急诊科第一次接触患者开始。无论处置方式如何，都必须对治疗期间的每一步进行评估。确定出院时间可对患者预后产生积极的影响，同时需提前告知医疗保健团队。在整个治疗期间，可反复评估出院计划，根据患者病情随时进行调整。有效的出院计划具体内容如下。

1. 评估

医疗保健提供者可以评估患者出院时的“准备情况”，并帮助改善出院计划质量。在出院后疾病管理中，大多数内容为患者教育、入院后的早期评估（包括护理计划中的护理人员）、药物审查、出院后早期随访、电话随访、家访、药物审查、出院后移交给门诊医生。通过制订结构化、人性化、以患者为中心的方案来提高患者对门诊资源可用性的认识，以解决出院时缺乏准备和缺乏社会支持等问题。出院说明应以方便患者的格式书写清晰，对老年患者可提供较大字号的书写材料。

2. 药物

入院前药物清单必须与出院清单保持一致，并应向患者提供明确的书面说明，说明应停用什么、继续什么或添加什么。治疗心力衰竭的药物计划具有复杂性，因为过程中可能存在差异、不合理的副作用和不依从性，而上述所有原因都有可能导致患者再次入院。

为患者量身定制的药物干预治疗方案时应评估患者的理解力和依从性，干预措施包括出院后的随访电话。

3. 饮食

出院计划中应有一个明确的饮食计划，包括举例说明避免食用的食物以及如何阅读食物标签。

建议 A 期和 B 期心力衰竭患者的钠摄入量限制在 1500mg/d 以下，因为有数据表明钠摄入量与心力衰竭危险因素如高血压、左心室肥厚和其他心血管疾病有关。目前，没有足够的数据支持对 C 期和 D 期心力衰竭患者进行明确的钠限制。

对于有持续液体潴留或严重低钠血症的患者，还需要限制液体摄入量，同时还应有解决口渴感的指导。

4. 活动

活动计划应根据个人进行定制。让患者相信活动是有益的，并指导患者学会监测自己的耐受性和症状。运动已被证明可以改善供氧、减少炎症、增加峰值摄氧量及减少抑郁情绪。

（孙超君）

第二节　特殊人群急性心力衰竭的管理

一、老年心力衰竭患者的管理

（一）老年心力衰竭诊治特殊性

老年心力衰竭诊断评估有其特殊性。①老年人感觉减退，活动量减少，可能缺乏典型的心力衰竭症状，而纳差、乏力等不典型症状更多见，更容易发生肺水肿、低氧血症及重要器官灌注不足。②老年心力衰竭以 HFpEF 多见（40% ～80%），常合并冠心病，但临床上易误诊和漏诊。尸检病理研究显示，高龄老年 HFpEF 患者中心肌淀粉样变检出率高。③多病因共存，并发症多。研究发现，65 岁以上老年人中超过 40% 有 5 种以上并发症，且随年龄增长，非心血管并发症增多。④胸部 X 线、超声心动图、BNP 在老年心力衰竭患者诊断中的特异性下降，诊断时需运用多种方法，细致进行鉴别诊断。增强 CT 和有创检查的风险增加，需选择安全、有效的方式明确病因，评估病情。

老年心力衰竭的治疗亦有其特殊性。①内环境稳定性差，易发生水电解质及酸碱平衡失调。

②合并用药多，发生药物相互作用和不良反应的概率大。③循证医学证据较为缺乏，临床医生顾忌多，治疗不够规范。④虚弱在老年心力衰竭患者中很普遍，在 80 岁以上患者中这一比例甚至超过 70%，随之而来的是生活质量下降和预后不良。要积极寻找和处理引起虚弱的可逆因素，尽早干预。⑤认知功能障碍。约 1/3 的 80 岁以上心力衰竭患者合并痴呆，此类患者不能及时识别心力衰竭症状，治疗依从性差。⑥抑郁也是很多老年心力衰竭患者面临的问题，导致自我管理和获取社会帮助的能力下降，也与不良预后相关。运用客观手段如虚弱评分、认知评分及焦虑抑郁评分对上述情况进行客观评估和综合管理才能尽可能避免这些因素对心力衰竭的不利影响。心力衰竭是累及多系统的临床综合征，老年人在疾病状态下各器官功能下降更易表现出来，要重视对重要脏器和全身状态的评估，注意多学科评估和综合管理。老年综合评估能帮助临床医生更全面、准确地了解病情和决定治疗方案，是老年慢性心力衰竭危险分层的重要工具。

（二）一般治疗

心力衰竭的治疗原则是治疗病因的同时去除诱因。一些诱因对老年人心功能的影响较年轻人明显，如房颤伴快速心室率、静脉输液速度过快和感染，要注意避免。预防感染推荐每年接种流感疫苗、定期接种肺炎疫苗。老年患者特别是严重心力衰竭患者容易合并消瘦甚至恶病质，应注意营养支持。运动康复治疗已被证实能改善心力衰竭患者预后、提高生活质量，但对老年人的意义和适合老年人的运动强度还不明确。然而活动量不足甚至长期卧床无疑会增加老年人发生深静脉血栓和肺炎等并发症的风险，因此老年心力衰竭患者也需要适量运动，争取回归正常生活。但老年人常面临肌肉萎缩和骨质疏松等问题，跌倒风险增加，一旦发生意外，不良影响极大，因此老年心力衰竭患者要特别注意运动安全，从运动时的穿着、陪同人员的状态，再到环境是否明亮、有无障碍物等诸多细节均不容忽视。老年患者面临更多的经济社会问题，就医和随访难度大，医生需结合其生活状态选择合适的方式，适当运用电话随访和远程监护，鼓励患者进行家庭监测和社区随访。对于一部分疾病终末期、一般情况极差、病情难以逆转的老年患者，要给予临终关怀和姑息治疗。

（三）药物治疗

老年人用药需遵循小剂量起始、避免复杂方案、出现不适及时暂停或调整治疗等原则。治疗既强调遵循指南，又要兼顾个体化。最佳药物剂量多低于年轻人的最大耐受剂量，密切观察药物的不良反应。①老年心力衰竭患者大多数有不同程度的水钠潴留，故应用利尿剂是重要的一环。老年患者更易于出现容量偏移，并且由于低白蛋白血症和内皮功能障碍，其血浆再充盈率较低，每天多次静脉注射袢利尿剂应当谨慎，可考虑替换为持续静脉滴注方式，应经常性评估容量和利尿情况，以调整利尿剂剂量。需要注意的是，老年人应用强利尿剂时发生尿失禁及尿潴留的情况并不少见。老年人患有痛风及糖尿病的较多，要及时监测血尿酸和血糖，密切观察。老年人排钾功能减退，应用保钾利尿剂时要监测血钾。②随着年龄的增加，心血管的顺应性降低，老年患者对硝酸酯更为敏感，易于出现血压大幅下降，甚至是低血压。最近的两项随机研究都对老年急性心力衰竭患者常规使用硝酸酯类药提出了挑战，研究均未能改善患者的长期结局或 30d 的出院生存率。因此，老年急性心力衰竭患者应用硝酸酯类药或许应只限于血压增高的情况，并需进行严密临床监测。③ ACEI 和

ARB 是 HFrEF 治疗的基石，但老年人应用更需注意不良反应。④老年人窦房结功能下降，对β受体阻滞剂的负性传导作用敏感，用药时易发生心率减慢，应加强用药监测。长期用药时注意其对糖脂代谢的影响。⑤老年心力衰竭患者易发生洋地黄中毒，其原因是老年人肝肾功能差，合并低氧血症、心肌缺血等情况多见，这些情况使心肌对洋地黄类药物敏感性增加；另外，老年患者并发疾病多，同时服用多种药物，药物间相互作用可使地高辛浓度升高，故易发生洋地黄中毒，且即使发生中毒，临床表现也不典型，多以胃肠道反应和中枢神经症状为主。所以对老年患者应严格监测地高辛中毒等不良反应，同时监测其血药浓度。⑥老年心力衰竭患者往往多种疾病共存而多药合用（定义为每天使用药物≥ 5 种），可能出现以下情况。a. 一些药物可使心力衰竭恶化，如维拉帕米、地尔硫䓬等。b. 长时间使用已不再有指征的药物（如抗生素）。c. 使用非必要的药物和（或）一些中草药。精简处方和用药可改善老年患者的临床照护以及提高生活质量，因此，在急性心力衰竭住院期间主管医生应全面审视、评价患者的全部治疗药物，停用有潜在危险或非必需的药物十分重要。⑦应提醒老年心力衰竭患者添加或调整药物前咨询医生。高龄老人面临预期寿命下降、手术风险增加等问题，选择非药物治疗需严格掌握适应证，仔细评估风险收益比。

（四）预后及危险因素

老年急性心力衰竭患者的死亡风险为 8% ~10 %，30d 再住院风险达 15 % ~30 %，均高于非老年患者，85 岁以上患者 1 年的全因死亡风险是小于 65 岁患者的 3.5 倍，是 74 ~85 岁患者的 2 倍。除增龄本身就是急性心力衰竭患者死亡危险增加的一个变量外，患者的心率、高血压、LVEF、NYHA 心功能分级、pH 值、贫血、肾功能不全、高水平 BNP、使用正性肌力药及住 ICU 时长也是重要的预测住院病死率的独立危险因素。

二、妊娠心力衰竭患者的管理

心脏病患者妊娠期间常因心脏负荷加重而致心力衰竭，妊娠合并心脏病是导致孕产妇死亡的主要原因，妊娠合并心力衰竭的患病率、相关因素和结局仍然未知。有研究分析了 5000 万例妊娠相关住院病例，整体心力衰竭发生率为 112/10 万，约有 60% 的心力衰竭发生在产后期，其次是分娩期（27.3%）和产前（13.2%）。诊断为心力衰竭的产妇更易出现不良结局。另一项研究共对 1519 例肺动脉高压患者和 6757582 例无心脏病或肺动脉高压的患者进行分析，患有肺动脉高压的女性发生主要心血管不良事件的风险明显升高（24.8%：0.4%，$P < 0.0001$）。由此可见，心力衰竭与孕产妇死亡风险增加相关。在妊娠管理方面，如何早期识别心力衰竭高危风险妊娠是诊治的关键，高危患者应在多学科管理模式下进行个体化处理。目前妊娠期心力衰竭的管理仍然处于以临床经验为主要指导的阶段，需要更多地考虑治疗对孕妇本身及其胎儿的影响，多学科联合诊治在妊娠期心力衰竭的处理上尤为重要。

（一）临床表现

劳力性气促和阵发性夜间呼吸困难是急性心力衰竭的早期表现，但可能与正常的妊娠反应相混淆，正常妊娠女性也常表现有呼吸急促、易疲劳、运动耐量降低、肺底湿啰音（咳嗽或深呼吸时消失）及外周性水肿。因此，要重视早期心力衰竭的临床表现，仔细甄别。

（二）诊断与评估

急性心力衰竭需依据现有指南进行相关评估，鉴别诊断时需注意一些妊娠相关并发症。因快速的诊断和干预对急性心力衰竭的妊娠女性非常重要，应预先建立处理流程和多学科团队（Ⅱa类，C级）。应尽早将心源性休克或依赖正性肌力药的患者转运至能提供循环机械支持的机构（Ⅱa类，C级），开展循环机械支持的同时需考虑急诊剖宫产终止妊娠。有妊娠高血压、糖尿病、甲状腺功能异常、结构性心脏病等的孕妇更容易发生心力衰竭。对于妊娠合并心血管疾病或已有心血管疾病考虑妊娠的女性推荐使用中国《妊娠合并心脏病的诊治专家共识》或世界卫生组织（World Health Organization，WHO）心脏病妇女妊娠风险评估分类法制定的心脏病妇女妊娠风险分级表来明确孕妇的风险评估和专家随访的频率（Ⅰ类，C级）。WHO危险分层除了评估不同心血管疾病对孕妇的影响，还提出了相应的处理策略。其中WHO Ⅲ级及以上孕妇死亡风险显著增加。同时推荐对有可能影响心脏功能的遗传性心脏疾病（包括遗传性心肌病）的女性预先进行遗传咨询。孕妇心功能的判断仍然以NYHA心功能分级为标准。建议对妊娠合并心力衰竭患者常规行心脏彩色多普勒超声、心力衰竭标志物监测。应该告知HFrEF患者生产和围生期存在心力衰竭恶化的风险（Ⅰ类,C级）。围生期心肌病和扩张型心肌病患者不推荐在LVEF恢复正常前妊娠（Ⅲ类，C级），即使左心室功能已经恢复，妊娠（或再次妊娠）前仍推荐进行心力衰竭复发风险评估（Ⅰ类，C级）。告知左心室功能恢复正常的围生期心肌病患者，妊娠时左心室功能不全有复发的可能。

心脏超声是最重要的确诊手段，应在入院后2～48h完成。需要注意的是，晚期妊娠常见生理性多瓣膜反流，以右心瓣膜反流为主。NT–pro BNP、BNP可诊断与鉴别急性心力衰竭，并进行危险分层。妊娠期可出现一些与疾病无关的心电图改变，如心脏向左旋转导致电轴左偏15°～20°、一过性ST–T改变、Ⅲ导联Q波和T波倒置、V1–2导联T波倒置等，需谨慎评估。妊娠期心力衰竭患者需行胎心监护，及时了解胎儿宫内情况。

（三）药物治疗

依据现有指南对妊娠期心力衰竭患者进行治疗。需注意部分药物妊娠期禁用，如存在胚胎毒性的ACEI、ARB、ARNI和醛固酮受体拮抗剂、阿替洛尔。β受体阻滞剂（除阿替洛尔）、地高辛、利尿剂可酌情使用。血管扩张治疗可通过降低心脏前、后负荷而改善中至重度心力衰竭患者的心排血量，并且降低所有阶段的心肌恶化速度，硝酸酯类＋肼屈嗪是扩张血管的首选药物，但硝普钠代谢产生的硫氰酸盐和氰化物在动物模型中会导致胎儿氰化物中毒，在妊娠期急性心力衰竭使用需慎重。妊娠前已应用β受体阻滞剂的HFrEF患者推荐继续应用，妊娠期间出现用药适应证的HFrEF患者也推荐在密切监测下应用β受体阻滞剂（Ⅰ类，C级），并逐渐增加至最大耐受剂量。利尿剂可能引起胎盘血流下降，如无肺淤血表现，应避免妊娠期应用。过快地减停心力衰竭治疗会导致围生期心肌病复发，治疗需持续至左心室功能完全恢复后至少6个月再逐渐减停。在标准心力衰竭治疗基础上加用溴隐亭可改善围生期心肌病患者的左心室功能和预后，围生期心肌病患者可考虑溴隐亭治疗，以停止泌乳、促进左心室功能恢复（Ⅱb类，B级），但溴隐亭应与预防性或治疗性抗凝药物联合使用（Ⅱa类，C级）。垂体催乳素被认为是围生期心肌病发病的一个潜在危险因素，溴隐亭能抑制垂体及组织中催乳素的释放，有研究表明，使用溴隐亭（2.5 mg，2次/d，2周；2.5 mg，每天1次，4周）可以提高围生期心肌病患者的LVEF，但尚缺乏大量临床药物试验评估此项治疗，不推荐围生期心肌病患者常规使用溴隐亭。产后患者的心力衰竭治疗应恢复至一般情况下的心力衰竭治疗策略。泌乳和哺乳的代谢消耗大，严重心力衰竭患者可考虑停止母乳喂养（Ⅱb类，B级），这也有利于尽早进行心力衰竭规范化治疗，可考虑使用溴隐亭以停止泌乳。

围生期心肌病对β受体激动剂非常敏感，需尽量避免应用，选择正性肌力药时可考虑左西孟旦。有体循环栓塞或心内血栓的患者推荐抗凝治疗（Ⅰ类，A级），LVEF明显降低的围生期心肌病患者需考虑预防性抗凝治疗，抗凝药物需依据妊娠阶段和患者情况选择。合并房颤的患者亦推荐根据妊娠分期选择低分子量肝素或华法林进行抗凝治疗（Ⅰ类，C级）。

识别出高危患者以后，处理原则还应根据孕周不同而做出相应调整。处理的关键有以下几点：①是否需要及时终止妊娠；②何时终止妊娠；③药物治疗对胚胎发育的影响。建议评估患者的心功能来选择分娩方式和时机（Ⅰ类，C级）。无论孕周，经积极治疗仍失代偿或血流动力学不稳定时应该终止妊娠，稳定期心力衰竭患者可尝试顺产。肺动脉高压患者非顺产禁忌证，但特发性肺动脉高压围生期病死率高，建议育龄期女性避孕（Ⅱb类，C级）。

三、终末期心力衰竭患者的管理

心力衰竭是一种慢性进展性疾病，患者最终将进入难治性终末期，也称为D阶段，该阶段的管理重点包括以下内容。

（一）识别终末期心力衰竭患者

识别终末期心力衰竭并明确何时治疗失败是具有挑战性的，在这个过程中，体征和症状、血流动力学、运动试验、生物标志物和风险预测模型都是有用的。此类患者往往表现为反复住院、进行性肾功能或肝功能障碍、增加利尿剂剂量后仍存在复发或持续性容量超负荷、减少RAAS抑制剂及β受体阻滞剂用量后仍存在低血压、右心衰竭和继发性肺动脉高压恶化、持续性低钠血症、复发性难治性快速性室上性心律失常、频繁的ICD电击并伴有活动量及社交减少、6 min步行距离＜300m、进展性持续性NYHA心功能分级Ⅲ~Ⅳ级症状、需要静脉应用正性肌力药来减轻症状或维持器官功能等。

（二）与患者沟通

对于患者及家属而言，将治疗重点从延长生存期转变为优化剩余生存时间需要一个过程，医生的引导有助于患者及家属更好地接受这一观念。患者及家属常因“还能活多久”的问题而倍感压力，而经验最丰富的专家也无法回答这个问题，因为心力衰竭预后不可预测。保守估计存活时间可能对患者造成伤害，医生应告知患者及家属死亡可能发生在任何时间，以便家属有足够的心理准备。此时应强化亲情、友情等人文关怀，进一步评估患者生理、心理及精神方面的需求，强化心理安慰，让患者积极地面对生活，直至生命终点。患者有时不得不在延长寿命和维持可接受的生活质量之间做出选择，例如，一些患者可能决定不植入ICD，尽管他们知道这种选择可以提高存活率。已植入ICD的患者在临终前为避免ICD频繁的电击，应停用ICD，旨在使患者得到充分的临终关怀，有尊严、无痛苦、安详地走向生命终点。

（三）治疗方法

终末期心力衰竭症状常因心室充盈压过高所致，利尿剂与血管扩张剂可缓解患者症状，提高患者生活质量。改善液体潴留是关键，措施包括限水、限钠、使用利尿剂和超滤等。临床上急性心力衰竭的利尿剂选择以袢利尿剂为首选，袢利尿剂呈剂量依赖性，增加水、钠排泄。血管升压素V_2受体拮抗剂（托伐普坦）联合利尿剂对存在利尿剂抵抗、顽固性水肿、低钠血症的终末期心力衰竭患者有较好疗效。使用ACEI、ARB及β受体阻滞剂对终末期心力衰竭患者进行神经激素干预已无法改变心室重塑。ARNI可抑制脑啡肽酶和阻断ATI，通过对RAAS及利钠肽系统的调节，改善心力衰竭患者预后，降低再住院率，对于经ACEI、ARB、β受体阻滞剂或醛固酮受体拮抗剂治疗后仍有症状的HFrEF患者，可使用ARNI替代治疗，以进一步降低心力衰竭住院和死亡风险。神经激素抑制药物往往会降低血压并减少疾病终末期的大脑及内脏灌注，且部分患者可能依赖神经体液因子的激活以维持基础血流动力学，故应从最低剂量开始，血流动力学稳定是使用前提。短期静脉应用正性肌力药（如多巴酚丁胺、米力农、左西孟旦）或血管扩张剂（如硝酸甘油、硝普钠、奈西立肽）可缓解症状，一旦情况稳定，即改为口服方案。能中断应用静脉正性肌力药者，不推荐常规间歇静脉滴注正性肌力药。抑郁是决定终末期心力衰竭患者生活质量的重要因素，急性和慢性心力衰竭患者的抑郁患病率分别为35%～60%和11%～25%。既往研究表明，抗抑郁药的使用可能与死亡和心血管疾病住院增加相关，但抑郁症也被证明与这些患者的病死率增加有关，目前尚不清楚是由使用抗抑郁药还是抑郁症本身所引起的。在过去的50年内，心脏移植已经成为治疗终末期心力衰竭的"金标准"，根据国际心肺移植协会统计，心脏移植后的终末期心力衰竭患者中位生存期为10年，对于已经存活1年的患者，其中位生存期为14年。心室辅助装置（ventricular assist device，VAD）可作为心脏移植的过渡或替代。近年来机械辅助循环治疗终末期心力衰竭已取得不错效果，尤其是轴流泵的广泛应用，VAD已成为治疗终末心力衰竭的重要手段。目前VAD的临床研究重点已由移植过渡转向最终治疗。欧洲一项多中心前瞻性临床试验显示，VAD应用于移植过渡患者，其6个月、1年及2年的生存率分别达90%、84%及79%。近10年来，VAD治疗的终末期心力衰竭患者的生存率不断提高，VAD支持的移植过渡患者1年生存率接近心脏移植患者。

（叶璐）

第三节　急性右心衰竭的管理

右心衰竭是一种呼吸困难、疲劳并且最终表现为全身静脉充血的临床综合征，其原因是右心室无法通过异常调节来维持心排血量以满足机体代谢的需求。越来越多的证据表明，右心衰竭可增加患者的死亡率。它可以由各种急、慢性病理生理因素引起，最常见的原因是原发性或继发性肺动脉高压。有研究者发现，超过 80% 的肺动脉高压患者合并有右心室功能不全或衰竭。

右心室在心力衰竭中起次要作用这一说法最初是由 Starr 提出来的。他在动物实验中对狗进行开胸手术并切除掉狗的右侧游离心室壁后，发现狗的心排血量和 CVP 不变。之后的研究者发现，只有当左室心排血量和肺动脉压正常时才会出现这种情况，但在右心室心肌梗死患者中，患者的血流动力学发生了明显的改变。这些发现改变了右心室在人们心中的地位，并促使研究者们不断地探索右心在心力衰竭中的作用。

一、右心的解剖结构及右心衰竭的病理生理学

（一）右心的解剖结构

右心室壁有两层螺旋肌纤维，而左心室壁有三层螺旋肌纤维。右心室游离壁是一层薄薄的环形肌肉组织，主要由横纤维和心内膜下纵纤维组成，它的内侧壁由室间隔组成，是一种由螺旋纤维以 60° 相互交叉组成的中线结构。相反，左心室壁则比较厚，且心室的游离壁和室间隔均含有螺旋纤维。右心室室间隔螺旋状心肌束对右心室收缩功能的贡献最大，游离壁横向纤维引起的大幅度蠕动或波纹管样运动可产生约 20% 的右心室输出量。

左、右心室尽管在心肌重量和心室腔几何形状上存在显著的差异，但均由室间隔固定，且室间隔包含属于右心室的纵向螺旋肌纤维。因此，左、右心室在功能上是相互高度依赖的，它们应该作为一个整体来分析。这种心室之间的相互依赖不依赖神经 - 体液机制的激活和循环机制。而且，由于左心室功能不全会影响右心室的功能，因此在健康人和患者中，右心室也可以被认为是左心室功能的调节器。

（二）右心衰竭的病理生理学

右心的主要功能是容纳所有的静脉回流血液并将血液输送到肺循环中进行气体交换。因此，需要维持较低的右心房和肺动脉压以确保充分的静脉血液回流。为达到这一点，右心室的功能评估必须结合心脏前负荷及后负荷、心肌收缩力、心包约束力、与左心室的相互作用以及心律。

外周血压（体循环充盈压）和右心房压（中心静脉压）之间的压差决定了静脉回流量，其范围通常在 7 ~10mmHg，而右心房压力通常为 0。在健康人群中，右心室只需要产生非常低的等容收缩压就可以将血液泵入低阻力、低阻抗及高顺应性的肺血管系统中。因此，尽管在健康人中生理性

的左心房充盈压和肺血管阻力均较高，但只需要较低的右室收缩压就可以保证足够的心排血量。简而言之，正常呼吸生理上产生的胸膜负压就可以促进血液通过肺循环。

右心室的解剖学特点（薄壁，从横截面上看呈新月形、但从侧面看呈三角形）不仅可以适应静脉回流引起的右心室充盈量的大幅度增加，还可以在静脉回流量变化大的情况下维持相对稳定的心排血量。这种由凹的游离壁和凸的室间隔组成的新月形心室腔意味着右心室的容积显著低于左心室，并且它的顺应性更高。然而，右心室的解剖学和生理学特性（高顺应性，心肌收缩时心室壁压力增加而不是下降）及肺血管树的解剖学和生理学特性（低阻力、高顺应性和低阻抗）使得右心室在急性后负荷出现时容易出现明显的腔室扩张，这意味着右心室对肺动脉输入阻抗急剧增加的适应能力非常差。为了防止右心室后负荷急剧增加，健康人群右心室产生的平均肺动脉压不能超过40mmHg。

急性肺动脉压升高是急性右心衰竭最常见的原因。其主要是由任何条件下肺血管阻力增加引起的。肺动脉高压一般由肺血管阻力、肺血流、肺静脉压增加引起。血管收缩（如缺氧时加压效应或者介质引起肺毛细血管收缩）、血栓形成及血管重构均可以引起肺血管阻力增加甚至肺动脉高压。肺血管阻力升高提示机体发生功能性和（或）结构性肺血管病变。

无论 LVEF 多少，左心充盈压升高（左心衰竭的一个标志）均可引起肺静脉高压。这是由左心充盈压升高后向后、向下游传导引起的。肺静脉压的升高可以直接引起肺内血管（尤其是肺动脉）压力的升高，并且可以降低肺血管的顺应性，从而使肺动脉发生硬化。右心室后负荷及心室壁收缩压的持续升高是发生右心衰竭的潜在危险因素。然而，早期并不能发现肺静脉高压可造成肺血管阻力的异常升高及肺血管病变。

相应地，尽管在大多数情况下肺动脉压的升高与肺血管阻力的升高有关，但肺动脉高压并不一定与肺血管阻力的升高有关。并且，肺动脉高压仅代表肺循环压力的升高，而不一定代表肺血管阻力升高所反映的肺血管改变。然而，肺动脉高压可能导致肺血管阻力升高和肺动脉顺应性降低。血管顺应性降低意味着血管僵硬度增加，这将导致心室上游血管负荷的增加。右心室后负荷是由肺血管阻力、肺血管顺应性及压力波反射之间的动态相互作用决定的，而肺血管阻力反映了有阻力的右心室负荷组件及血管的顺应性。因此，肺动脉的升高也增加了右心室的做功。

如果肺动脉高压合并肺血管阻力病理性升高，则提示预后不良。其中，病理性肺动脉压升高指的是在静息状态下有创右心导管测量出的平均肺动脉压≥ 25mmHg。病理性肺动脉压升高会给右心室带来非生理压力负荷（主要是由于血管特性的改变），而这一负荷引发的适应性改变有可能进一步导致右心衰竭。

由于急、慢性右心衰竭会导致神经激素分泌活动增强和水钠潴留，CVP 会持续升高并产生一系列的不良影响，比如抑制肺淋巴回流，引起肺间质积液及肺顺应性下降，从而进一步影响肺气体交换和促进胸腔积液的产生。此外，肾静脉压也随之升高，并进一步引起心肾综合征。肝脏和肠道的淤血会促进胆汁淤积和腹腔积液的发生，并且抑制肠道的吸收，甚至可能导致肠道微生物进入血液中。

二、右心衰竭的病因

（一）心肌梗死

右心室梗死占所有心肌梗死的 35% ～50%。如果右冠状动脉近端闭塞，则会出现右心室收缩功能障碍伴急性右心室扩张。左侧冠状动脉旋支和前降支闭塞也可发生右心室心肌梗死。左侧冠状动脉前降支支配着右心室前壁和室间隔的血液供应。由于右心室收缩力的 40% 是来源于室间隔的，如果发生室间隔心肌梗死，室间隔收缩力减退，右心室的收缩力也随之受损。有 25% ～50% 的右心室心肌梗死患者会出现血流动力学不稳定，这与患者的高死亡率相关。但绝大多数患者的右心室功能在心肌梗死后的数天至数周内恢复正常。

在右心室心肌梗死患者中，只有右侧冠脉病变的患者的 1 年死亡率约为 18%，同时有左、右冠脉病变的患者 1 年死亡率高达 27%。虽然下壁心肌梗死患者的预后优于左侧前壁心肌梗死患者，但一旦累及右心室，患者发生休克、心律失常及死亡的风险明显升高。

（二）心肌炎

炎症性心肌病患者的临床表现和预后差异很大。现有的关于心肌炎的研究重点主要集中在左心室功能上。然而，当心肌炎累及右心室时，则提示患者的炎症反应程度更重、更容易发生急性进展或由左心衰竭引起的后负荷更高。在选择治疗方案时，右心室病变的严重程度决定了是否要进行双心室支持治疗。在活动性或交界性心肌炎患者中，39% 的抗心脏自身抗体阳性的患者存在右心室病变，17% 的抗心脏自身抗体阴性的患者存在右心室病变。此外，在心肌炎患者中，经心脏 MRI 诊断出的右心室病变在患者的死亡或心脏移植中占的风险比为 3.4，是最强的死亡预测因子。

（三）三尖瓣关闭不全

三尖瓣关闭不全（tricuspid regurgitation，TR）是一种常见的超声心动图表现。80% ～90% 的人存在轻度的 TR。

TR 主要有两种类型：原发性瓣膜性 TR 和继发性功能性 TR。三尖瓣功能的改变是 TR 最常见的原因，约占 85%。其中，三尖瓣功能的改变与瓣环的扩张及压力和容量超载引起右心室重塑时瓣叶被牵拉有关。然而，原发性瓣膜性 TR 是继发于瓣膜结构本身的病变，如心内膜垫异常、心内膜炎和类癌性心脏病。即使在左室功能障碍或肺动脉高压被控制好的情况下，TR 的严重程度仍然影响患者的预后。无论肺动脉收缩压或 LVEF 是多少，中重度 TR 都会增加患者的死亡率。严重的 TR、高龄、低的 LVEF、下腔静脉扩张、右心室中重度扩张均与患者的不良预后有关。

（四）法洛四联症

长期的右心室功能障碍和衰竭与修复后的法洛四联症显著相关。肺动脉骑跨及与之相关的严重肺动脉反流的存在，以及右心室流出道功能障碍，都是值得长期关注的危险因素。多年来，肺动脉反流和由此引起的右心室扩张一直被认为是右心衰竭的危险因素。肺动脉瓣置换术前患者年龄过大、右心室肥厚和功能障碍的出现也被认为与患者术后短时间内出现死亡和持续性室性心动过速有关。然而，目前的研究结果还没有明确表明用于减少肺动脉反流和右心室容积的肺动脉瓣置换术可以提高患者的生存率或减少室性心动过速的发生率。因此，可以加重右心室纤维化和电机械不同步的其他因素也可能引起右心衰竭。使用计算机模型结合观察到的临床资料进行分析，结果表明：右束支传导阻滞引起的 QRS 间期延长及由此产生的右心室机械活动延迟对右心室重塑、心室功能及运动能力产生的影响比肺动脉反流产生的影响更大。此外，右心室电机械不同步（即由右束支传导阻滞引起的右心室不同节段之间的不协调收缩）与右心室扩张和功能障碍有关。因此，在修复后的法洛四联症患者中，对右心室进行快速起搏，使其重新恢复同步收缩，可以提高右心室的机械效率和血流动力学。然而，目前关于长期再同步化治疗对于这一类患者是否有必要或者有效，以及何时实施均尚不明确。同样地，肺动脉瓣置换术本身可以引起心电图上 QRS 波的间期缩短，从而通过缩短 QRS 波时长和减少肺动脉反流来改善右心衰竭。无论是肺动脉反流还是右束支传导阻滞引起的电－机械不同步，心肌收缩力是右心室功能和运动能力的决定性因素。修复后的法洛四联症中右心室心肌纤维化的增加可能与心室的收缩性及顺应性降低有关，并且与右心室重塑及患者的不良结局相关。研究者对在行肺动脉瓣置换术的患者进行右心室肌细胞活检及组织学评估，结果发现右心室纤维化的严重程度与心室收缩末期容积增加、肺动脉瓣置换术后右心室重量和右心房面积增加，以及心力衰竭事件发生率的增加有关。此外，法洛四联症患者行修复手术后通过心脏磁共振成像可以发现局灶性瘢痕和双室弥散性纤维化。然而，心室瘢痕的大小与心室收缩功能障碍有关，而心室弥散性纤维化与右心室扩张有关。此外，心室瘢痕及弥散性纤维化与室性心律失常的发生有关。电和机械之间的协调异常及它们与心肌纤维化的关系在修复后的法洛四联症的病理生理过程中起着同等重要的作用；而且 QRS 的长短可能与右心室纤维化和功能障碍的程度有关，并且可以用来预测该类患者的死亡率。

（五）致心律失常性右心室心肌病

致心律失常性右心室心肌病（arrhythmogenic right ventricular cardiomyopathy，ARVC）是一种由桥粒功能受损引起的心肌细胞疾病。桥粒是使细胞黏附在一起的细胞连接。桥粒蛋白（如亲桥粒蛋白和桥粒蛋白）的突变降低了细胞耐受机械压力的能力，从而导致心肌细胞分离和死亡。伴有桥粒蛋白变性的炎症反应可以引起纤维、脂肪浸润，从而引起心室异常兴奋和心律失常，并最终导致心室功能障碍。在受累的患者中，这一过程最容易发生在右心室壁最薄、机械应力最大的部位。然而，在疾病晚期，左心室也经常受到影响。据统计，ARVC 的患病率为 1/5000 ~ 1/2000，男性的患病率高于女性，50% 的患者具有家族聚集性。该疾病属于常染色体显性遗传病，具有不完全外显性的特点。由于诊断 ARVC 很困难，因此已经制定了包含家族史、心室功能障碍、组织特征、心电图变化及心律失常发生史等的诊断标准。单独用心电图来诊断 ARVC 的敏感性较低。诊断需要结合心电图的主要和次要标准、右心室成像和详细全面的家族史。

与单纯的右心衰竭相比，ARVC 与心律失常的关系更紧密。室性心律失常的存在增加了 ARVC 确诊的可能性。ARVC 是行植入式心律转复除颤器治疗的适应证。

（六）左心室辅助装置植入术后

20% 甚至更多的接受了左心室辅助循环（left ventricular assisted circulation，LVAD）植入术的患者会出现急性右心衰竭，这是患者过早发病和死亡的主要原因。与 LVAD 植入术相关的右心衰竭的发生率可能部分取决于引起心肌病的潜在原因。有化疗相关心肌病史的患者似乎比其他患有非缺血性或缺血性疾病的患者风险更高。在 LVAD 植入术后发生急性右心衰竭的生理学机制是复杂的。从血流动力学的角度来看，LVAD 的激活可以增加静脉回流量，这可能会超出功能受损的右心室的承受能力，因而出现右心室扩张、室间隔左移及右心室每搏输出量下降，从而引起左心室前负荷和左心室辅助器血流量减少。右心室的收缩功能很大程度上依赖于左心室，因此由左心室卸载引起的室间隔左移可能对右心室收缩产生直接有害的影响。此外，将 LVAD 安装在左心室心尖部可能会改变心脏正常的扭转收缩模式。心尖变形的方向是否会影响右心衰竭的发生率仍不确定。

（七）心脏移植术后

7% 甚至更多的心脏移植患者术后会出现原发性移植物功能不全（primary graft dysfunction，PGD），这是导致患者短时间内死亡的主要原因。PGD 可以分为左心室 PGD（包括双心室功能障碍）和单纯的右心室 PGD。诊断单纯的右心室 PGD 包括：① RAP ＞ 15mmHg，PCWP ＜ 15mmHg，心脏指数＜ 2L/（min·m^2）；②跨肺压＜ 15mmHg，肺动脉收缩压＜ 50mmHg；③需要植入右心室辅助循环（right ventricular assisted circulation，RVAD）。PGD 的发病机制十分复杂，并且由多种因素导致，可能与供体、手术过程和受体方面的因素有关，包括脑死亡诱发的炎症介质的释放、肺血管阻力的升高及与缺血 / 再灌注损伤相关的因素。

（八）非心脏相关的手术

急性右心衰竭可能发生在非心脏手术期间或者术后，主要由急性肺动脉高压或术中出现心肌缺血引起。非心脏手术后右心衰竭的发生率很难确定，不同的患者之间存在生存差异，因为部分严重右心衰竭患者可能在进行全面的心脏评估之前就已经死亡。此外，既往存在的心力衰竭可能为急性右心衰竭的诊断增加了难度。在手术过程中，急性右心衰竭还可以由心肌缺氧或缺血、微小栓子或空气栓子导致的心肌梗死、心律失常及容量负荷过大引起。心胸外科手术后，固有的右心室收缩模式被打乱，尽管右心室的整体功能仍然保留，但体外循环和心包膜切开术联合使用时可导致纵向收缩减少和横向缩短增加。在正常右心室功能中，纵向收缩约占右心室功能的 80%。完全心包切开术引起的心包束缚的解除是否会诱发右心室发生急性衰竭仍然不确定。右心衰竭通常在心脏手术后 5d 内出现，即使左心室功能有所改善，但它仍可能持续存在。术后发生的急性右心衰竭与患者的死亡率增加、住院时间延长及医疗资源使用的增加相关。

（九）肺动脉栓塞

急性肺动脉栓塞可以导致急性右心室受损，这是由肺动脉主干阻塞后的几分钟内右心室压力负荷超载导致的。临床表现主要包括晕厥或房性心律失常，晕厥常常作为初始症状出现。有 25% ~60% 的急性肺动脉栓塞患者会发生急性右心衰竭。肺动脉树堵塞超过 50% 是右心功能不全的预测因子之一。与无右心功能不全的患者相比，有右心功能不全证据的患者的死亡率增加了 2.4 ~3.5 倍。考虑到其预后不良，有关急性肺动脉栓塞治疗的指南建议早期发现右心功能不全，以指导对肺动脉栓塞进行危险分层和治疗决策。

（十）肺动脉高压

肺血管的压力决定了右心室的后负荷。当慢性肺动脉高压发生时，右心室最初通过发展成向心性肥厚来保留心室的收缩和舒张功能以适应肺动脉压力的增加。当肺动脉压升高 4 ～5 倍，超出了右心室的代偿能力，随之则出现右心室扩张及功能不全。长期患有肺动脉高压患者的肺动脉压可能等于甚至超过循环血压。

（十一）肺血管疾病

大约有 10% 的先心病患者会患有肺动脉狭窄。它可以作为法洛四联症的一部分，不论是法洛四联症患者还是室间隔完整的患者都可以出现肺动脉狭窄甚至肺动脉闭锁。此外，肺动脉狭窄还可以单独的形式或者与心肌病一起出现在努南综合征患者中。肺血管疾病还可以出现在患有心内膜炎的患者中。单纯的肺动脉狭窄患者预后良好，一般只需要行球囊瓣膜成形术即可。经过治疗，肺动脉狭窄患者的长期生存率与非肺动脉狭窄患者的没有明显差异。单纯的肺动脉狭窄发展成右心衰竭是比较少见的。

肺动脉关闭不全通常发生于球囊瓣膜成形术后或者先天性畸形的外科修复手术后。风险最高的是肺静脉小叶环的患者，因为这类患者在进行修复手术时，会在其肺动脉瓣环与右心室出口之间横放一块补片，这会导致肺动脉关闭不全。历史上，外科医生试图通过使用尽可能大的补片来缓解肺动脉狭窄；然而，现代的手术技术使外科医生选择使用更小的跨环补片，因为他们意识到少量残留的肺动脉狭窄比完全开放的肺动脉关闭不全更有利于长期保存右心室功能。在肺动脉关闭不全的患者中，有 10% ～15% 的患者可出现进行性的右心室扩张及功能障碍，甚至还有部分患者后期还需要进行肺动脉瓣置换术。未进行修复手术的患者，右心室扩张和功能障碍可导致室性心律失常，且该类患者每年发生 SCD 的概率约为 0.3%。

三、右心衰竭的临床表现及影响

（一）急性右心衰竭

急性右心衰竭通常以急性右心室扩张、左心室充盈受限、右心室输出量减少及体循环静脉压升高为特征，典型的临床表现为血液灌注不足和低血压，包括出汗、精神萎靡、发绀、四肢发冷、低血压和心动过速。虽然胸部听诊可能听到潜在的肺部病理杂音，但肺水肿的出现与单纯的急性右心衰竭临床表现不一致。相反，如果出现肺水肿，则提示急性右心衰竭合并左心衰竭或者继发于左心衰竭。在这种情况下，许多与慢性右心衰竭相同的临床表现，比如外周水肿，一开始可能表现不明显或者不出现。除了全身灌注不足以外，急性右心衰竭的主要临床表现还包括由外周氧供减少引起的呼吸急促及房性或室性心律失常。在临床体格检查时，急性右心衰竭的体征包括颈静脉压升高合并明显的 V 波、心前区中部明显的脉冲波、胸骨右缘闻及第三心音、三尖瓣听诊区闻及收缩期杂音。当急性右心衰竭合并慢性右心衰竭时，患者还可出现肝淤血、腹腔积液、外周水肿、肝肾功能不全、消化道功能不全等。患者若出现右上腹部不适，可能是由肝充血使肝包膜伸展牵拉所致。如果存在卵圆孔未闭（在成人中的发生率占 15%），心房水平的右向左分流还可以导致全身低氧血症和发绀。

（二）慢性右心衰竭

外周水肿通常是慢性右心衰竭患者最突出的临床表现。虽然早期慢性右心衰竭患者的临床症状可能较轻，但随着右心室功能的逐渐恶化，心排血量的减少会导致进行性运动不耐受和疲劳。房性快速性心律失常在右房压升高时很常见，可导致慢性右心衰竭患者的血流动力学不稳定。慢性右心衰竭和原发性左心衰竭导致的慢性右心衰竭对末端器官功能产生有害影响时血流动力学的表现不同。其中，前者表现为 CVP 升高和右心室扩张时通过心室间相互依赖引起的左心室充盈减少。最新的研究也表明，CVP 升高在原发性右心衰竭引发末端器官功能障碍的病理生理过程中起着重要的作用。在慢性右心衰竭晚期，当系统性的心排血量减少时，中心静脉充盈压的升高和心排血量的降低可能会导致末端器官功能受损。增加的系统性静脉压还可能阻碍肺淋巴回流、降低肺液清除率、加重肺水肿，甚至在肺毛细血管后动脉高压的情况下加重肺水肿和胸腔积液。在慢性右心衰竭中，受累最严重的器官是肾脏和肝脏，胃肠道也是容易受累的器官。

1. 心肾综合征

右心衰竭患者即使心排血量正常，CVP 的增加和随之而来的肾静脉压升高也会使肾功能减退。CVP 升高已被确定为不同原因心力衰竭患者肾功能损伤的独立危险因素。其中，肾功能不全的临床表现包括尿量减少、水钠潴留及利尿剂的使用量增加。实验室检查结果表现为 BUN 和血肌酐升高。BUN 和血肌酐升高是患者不良预后的独立预测因子，除非患者在急性心力衰竭时外周血液的充盈能得到明显缓解。这些表现意味着患者肾功能恶化，并且与患者的不良预后成正相关，或者部分代表着患者心脏功能进一步减退。此外，这些表现可能会限制临床医生对利尿剂（包括 RAAS 抑制剂）的使用，并且可能增加正性肌力药物的使用量和它们的副作用。许多研究者试图找到能同时解决充血、改善心力衰竭症状和维持或改善肾功能的治疗方法，但效果甚微。因此，继续研究右心功能与心肾综合征的相互依赖性是有必要的。

在右心充盈压升高的情况下，有关急性肾损伤的证据可能导致临床医生错误地减少利尿剂的使用。必须在血流动力学得到充分改善的情况下，使用利尿剂才会起到更好的效果。如果患者的血容量情况不明确或右心衰竭的临床表现单一，那么置入肺动脉导管可提供相关的信息。

2. 心肝综合征

最突出的实验室异常包括胆汁淤积相关的标志物（胆红素、γ- 谷氨酰转肽酶和碱性磷酸酶升高）和肝脏合成功能的异常（凝血酶原时间延长）。而且，这些实验室异常比转氨酶升高更常见。三尖瓣反流的严重程度与肝功能异常密切相关，而胆汁淤积相关的标志物的升高是心力衰竭患者死亡的独立危险因素。例如，高胆红素血症是心力衰竭患者发生不良结局的危险因素。在这些异常情况下，尤其是在肝脏影像学检查也表现异常的情况下，考虑接受心脏移植等心力衰竭晚期治疗的患者可能需要进行肝活检以排除肝硬化。此外，终末期肝病患者有发展为肺动脉高压的风险，这与肝移植患者术后的不良结局密切相关。单纯的转氨酶异常升高最常由心排血量显著减少或心源性休克引起，强心剂的治疗效果明显优于利尿剂。血清氨水平的增加也与失代偿性心力衰竭的不良预后相关。

3. 胃肠道损伤

由于 CVP 的增加和心排血量的减少会导致患者肠道吸收功能减退和营养不良，因此，右心衰竭可能损害胃肠道功能。内脏静脉充血伴腹部淋巴回流不足会导致间质水肿，从而引起腹内压升高并进一步加重右心衰竭引起的肾功能损伤。同时，内脏水肿也损害肠道的屏障功能，使肠腔内的微生物产生的毒素进入血液，并进一步抑制心脏、肾脏功能并引起全身炎症反应综合征。蛋白质丢失性肠病是一种最常见的与单纯的右心衰竭有关的并发症，但在其他原因引起的右心衰竭（包括严重的三尖瓣反流）中很少见。有关胃肠道损伤的实验室异常指标包括人血白蛋白减少和大便 α_1– 抗胰蛋白酶升高。

四、右心衰竭的辅助检查及诊断标准

（一）体征

重度右心衰竭患者可能会有消瘦、呼吸急促和发绀的表现。此外，患者还可以表现出颈静脉压升高和来源于三尖瓣的显著 V 波。心电图上心房颤动也很常见，窦性心律患者可能会出现明显的由右心室舒张期功能异常引起 A 波。吸气时颈内静脉压升高也可以在右心衰竭患者中出现。腹颈反射试验可能会提示轻度的静脉高压。另外，还有右心前区隆起、肝大、腹腔积液以及下肢或骶前水肿等。对于继发于肺动脉高压的右心衰竭患者，心脏听诊时可以听到第二心音分裂，即明显的 P2（肺部成分）心音。相比之下，对于患有冠心病的患者，P2 心音很微弱，甚至在肺动脉瓣结构异常或者手术后功能异常的患者中不会出现。右心衰竭患者在三尖瓣听诊区还可以听到低幅的全收缩期杂音。吸气时收缩期杂音的幅度增加可以用来区分三尖瓣和二尖瓣关闭不全。对于先心病（如法洛四联症修复术后）患者，胸骨左上缘可能听到合并肺动脉狭窄和功能不全的杂音，并且向肺部放射。

（二）心电图

慢性右心衰竭患者心电图上表现为心电轴右偏;V1 导联 R∶S ＞ 1，且 R 波波幅＞ 0.5mm； Ⅱ、Ⅲ、aVF 导联 P 波波幅＞ 2.5mm，或者 V1 导联 P 波波幅＞ 1.5mm。急性右心衰竭患者心电图可能表现为窦性心动过速或者 V1 导联呈现 qR 波。严重的肺动脉栓塞引起的右心室负荷显著增加时心电图还可表现为 I 导联 S 波加深、Ⅲ导联大 Q 波及Ⅲ导联 T 波倒置。房性心律失常尤其是房扑在心电图上也经常出现。

（三）血清标志物

慢性右心衰竭患者转氨酶水平正常或轻度升高，急性右心衰竭患者转氨酶水平往往很高。在慢性右心衰竭晚期，肝脏合成功能可能受损，表现为白蛋白降低和 INR 升高。胆红素升高可能与肝脏被动淤血或胆汁淤积有关，也可能提示肝脏纤维化和肝硬化的发生。在更严重的情况下，静脉淤血合并全身灌注不足可导致肾功能不全，表现为 BUN 和血肌酐升高。

（四）超声心动图

由于右心室复杂的几何形状和处于胸骨后的位置，用二维超声心动图来评估右心室功能存在局限性。用组织多普勒检测三尖瓣环收缩期位移（tricuspid annular plane systolic excursion，TAPSE）、右室面积变化分数（right ventricular fractional area change，RVFAC）、三尖瓣环收缩速度等参数时具有可变性，并且对右心室的负荷和检测的角度具有依赖性。虽然通过散斑跟踪检测到的心室应变和应变率与心室形态及角度无关，但这些检测从本质上是与心室负荷相关的。对于经验丰富的技术人员而言，右心室应变成像是一种越来越受欢迎的评估肺动脉高压和预测患者预后的指标。然而，考虑到它的高度可变性以及到目前为止缺乏标准化和规范化数据，美国超声心动图协会目前暂不推荐使用组织多普勒成像来评估右心衰竭。

1. 右心室大小

在心尖四腔心切面上，如果舒张末期右心室面积大于左心室面积，则提示右心室扩大。右心室基底部测量的内径＞ 4.2 cm 同样提示右心扩大。在季肋下视图中右心室舒张末期心室壁厚度＞5mm，则提示心室肥厚。

2. 右心室功能

右心室运动主要局限于纵向（由基底部至顶端）收缩。右心室的纵向收缩可以用 TAPSE 测量（正常参考界限≥ 1.7cm）。TAPSE 可反映三尖瓣环单点的收缩运动，不能反映中、尖端和游离壁节段的收缩运动。如果三尖瓣环的运动受到既往心脏手术的影响，TAPSE 则不太适用。RVFAC 低于 35% 和在三尖瓣环平面右心室组织多普勒速度低于 10cm/s 均提示右心室收缩功能不全。三维超声心动图和 MRI 在测量肺动脉高压和冠心病患者右心室大小时有着密切的联系。

对于肺动脉高压患者，右心室舒张功能不全可以用组织多普勒在三尖瓣外环侧测量右心室舒张早期心肌速度（E）和舒张早期三尖瓣血流流速（E’）比来证实。

可以用三尖瓣区的多普勒检测来估测肺动脉收缩压。如果患者患有贫血或者 RAP 明显升高，超声的检测结果质量较差或者估值较高，则肺动脉收缩压可能被低估。TAPSE/ 肺动脉收缩压比值被认为是右心室 – 肺动脉耦联的潜在标志，因为 TAPSE 反映了右心室的收缩功能，而肺动脉收缩压则是后负荷的替代词。在 HFrEF 和 HFpEF 人群中，死亡分布类似的这一部分受试者的这一比值较低。

作为容量状态的标志，RAP 可以用下腔静脉的直径和呼吸的塌陷程度来评估。肝静脉血流逆转提示重度三尖瓣反流，而左房间隔弯曲则提示 RAP 或容积过大。虽然容量过大和压力过大经常同时发生，但舒张期室间隔扁平化与容量过大有关，而收缩期室间隔扁平化与压力过大有关。

（五）心脏 MRI

由于心脏 MRI 可以提供整个心脏的三维层析成像，它已经成为无创定量测量患者右心室容积、重量和射血分数的金标准。尽管右心室壁较薄，检测右心室的纤维化程度比左心室的更具有挑战性，但仍可以用延迟钆增强的方法评估右心室纤维化程度。在深吸气和呼气期间，动态实时成像可检测右心室容积变化和间歇性室间隔扁平化。

（六）多层螺旋 CT

与心脏 MRI 和三维超声心动图类似，多层螺旋 CT 可以用来检测右心室容积和大小。对比度增强型断层扫描计算机的高分辨率及其快速扫描速度使其成为一种优秀的右心室评估技术。多层螺旋 CT 的局限性包括需要注射具有潜在肾毒性的碘造影剂和具有电离辐射性，而电离辐射性对于对辐射比较敏感的群体（包括儿童）和需要对患者持续监测的研究而言都是一个难以解决的问题。与心脏 MRI 相比，扫描过程所用的时间较短。人体内植入的装置不会妨碍多层螺旋 CT 的使用，但是少数患者会产生幽闭恐惧症。

（七）放射性核素显像

放射性核素显像可用于评估右心室的大小、功能和浸润情况。目前，由于它的空间分辨率比其他成像方法差，并且需要使用电离放射性追踪剂，因此使用较少。但是，放射性核素心室造影在测量右心室容积方面比超声心动图更准确，因为它依赖计算精密度且不受右心室复杂的几何形状的影响。

（八）胸部 X 线

右心室明显扩大时，胸部 X 线片上的心脏轮廓表现为球形。在侧位面，胸骨后间隙的缩小同样也提示右心室扩大。心影向右移且远超过脊柱通常提示右心房扩大。当肺动脉高压存在时，肺主动脉将会增粗，远端的肺动脉分支可能会呈现“被修剪过”的样子。增粗的奇静脉可能提示 CVP 升高。肺血管的再分布、肺纹理的增多等均是肺静脉高压的征象。当肺血管阻塞性疾病进一步进展时，这些征象通常减弱甚至消失。当心力衰竭严重，尤其是肺和全身静脉压均升高时，通常会出现胸腔积液。

（九）右心室血流动力学评估

一些血流动力学变量已经被确定为发生右心衰竭（尤其是在行左心室辅助装置术后）的危险因素。与右心室功能的成像参数一样，不同研究之间的血流动力学相关性存在很大的差异。RAP 升高，尤其是当 RAP 升高与 PCWP 的升高不成比例时，则提示右心室功能不全。另外，左心室辅助装置植入术前 RAP/PCWP 比值大于 0.63 与术后发生右心衰竭密切相关。肺动脉脉压指数，即肺动脉脉冲压与 RAP 之间的比值，被认为是右心室功能不全的敏感指标和辅助装置植入术后发生右心衰竭的预测因子。然而，这一指标还有待于在更大、更有前景的队列研究中得到验证。右心室做功指数是评估右心室功能的指标，该指标受前负荷的影响，依赖于多个测量参数且容易产生误差。

（十）生物标志物

在左心功能障碍和右心功能障碍患者中都可以观察到 NT-pro BNP 升高，但它并不是区分每个心室功能障碍程度的可靠指标。此外，NT-pro BNP 是评估右心衰竭合并肺动脉高压患者预后的有效指标。其他的生物学标志物，如肌酸磷酸激酶同工酶和肌钙蛋白，在右心衰竭患者中研究得很少。NT-pro BNP 和肌钙蛋白的升高对于急性肺动脉栓塞患者而言是不良预后的标志。

一些小型的、探索性的研究探索了与右心衰竭（主要是合并有冠心病和肺动脉栓塞）患者有关的右心室特异性基因的表达模式、miRNA、外泌体和蛋白。其中一项研究使用无偏差 RNA 测序方式检测了右心功能不全患者中表达上存在明显差异的几个基因。其中，*STEAP4*、*SPARCL1* 和

VSIG4 在右心室和左心室的表达存在明显差异，这说明它们是右心室特异性的生物标志物。Lewis 等人利用质谱法在 11 名肺动脉栓塞受试者中鉴定出 21 种与右心功能不全血流动力学指标密切相关的代谢产物。早期的动物研究也发现了与右心衰竭而非左心衰竭有关的独特 miRNA。新型的右心室特异性生物学标志物的发现可能会引导右心衰竭的靶向治疗。

五、右心衰竭的急诊管理

（一）容量管理

容量管理是急性右心衰竭患者中需要重点考虑的一个因素。在对患者进行辅助检查时，应该首先明确患者的容量状态。容量管理的目的应该是降低左心房压力，以降低右心室的充盈和前负荷。如果患者的容量状态不明确，或者经治疗后出现血流动力学不稳定或肾功能恶化，可以使用中心静脉导管或肺动脉导管进行血流动力学监测并提供相关的信息。

关于急性右心衰竭是一种由前负荷过大引起的容量超载状态这一学说太过简单。虽然在急性右心衰竭并发低血压的情况下补充少量液体看似是合理的，但如果患者右心室前负荷过大，右心室扩张及三尖瓣反流进一步加重，右心室后负荷也随之进一步增加，增加的心室壁张力会进一步加重心肌缺血，患者的临床症状会进一步加重。此外，随着右心室扩张，室间隔在心室舒张期向左侧偏移。而心包顺应性的减退会导致右心室舒张受限，并进一步导致左心室充盈受损和心排血量减少。这种心室间的相互依赖性比右心室射血分数降低对心排血量的影响更大。如果 CVP 超过 8cmH_2O，减轻充盈并恢复更有利的心室负荷状态和正常的心室间的相互作用会使患者获益。容量管理的方法有以下几种。

1. 利尿剂

利尿剂抵抗是急性右心衰竭有效治疗的一个重要障碍。由于 CVP 升高、肾静脉淤血、低血压、低心排血量和少尿性急性肾损伤等因素的综合作用，患者可能对大剂量的静脉注射利尿剂反应差。虽然尚未得到有效的证据证明利尿剂的疗效，但越来越多的证据证实了早期、积极地大剂量使用利尿剂的安全性。因此，在患者对其他干预措施反应差的情况下应该尽快静脉滴注利尿剂。在静脉滴注利尿剂的同时加用噻嗪类利尿剂可以增加钠尿的排泄。尽管在之前的临床试验中，使用高剂量和低剂量螺内酯均不能有效改善急性心力衰竭患者的临床结局，但醛固酮拮抗剂有助于减少钾离子流失并维持钾的稳态。同样地，碳酸酐酶抑制剂可改善循环衰竭和噻嗪类利尿引起的低氯代谢性碱中毒。

对于容量负荷明显增加但合并低血压的患者不适合单独使用利尿剂，应该先使用血管活性药来维持血压，再使用利尿剂或肾脏替代治疗来减轻组织充盈。

2. 肾替代治疗

对于加大利尿剂使用量后效果仍不佳的患者，持续的静脉 – 静脉血液滤过或超滤可以用来减轻患者血管内的容量负荷。值得注意的是，清除液体的速度不能超过机体将血管外液体转移到血管内的速度，因为这样可能导致新发的或急剧加重的急性肾功能损伤或障碍。

虽然暂无专门针对右心衰竭患者的超滤治疗研究，但目前多项临床研究评估了超滤在治疗急性心力衰竭中的作用。尽管超滤能有助于液体的排出，但现有的证据并不支持超滤作为急性右心衰竭的一线治疗，而应该在持续充血但又难以加大利尿剂使用剂量的患者中使用。

（二）血管活性药物的治疗

血管活性药物在急性右心衰竭患者的治疗中起着重要作用。治疗的总体目标包括减少右心室后负荷、增强前向血流量和右心室灌注。目前关于在急性右心衰竭患者中如何选择血管活性药物的临床试验很少，且大多数可靠的数据来自临床观察。药物的选择依赖于临床医生的经验、专家共识的意见，以及对药物的作用机制和心血管疾病病理生理学的理解。

1. 减轻后负荷

纠正引起肺血管阻力升高的可逆性原因可以减轻右心室后负荷，其中缺氧和酸中毒是最常见的原因。通过减小血管张力，血管扩张剂可以降低收缩压，使心脏收缩做功更有效。非选择性血管扩张剂包括静脉用药的硝酸甘油和硝普钠，它们可以降低肺血管阻力和全身血管阻力，增加右心室和左心室每搏输出量，从而促进肺循环和体循环的血液循环。硝酸甘油和硝普钠的半衰期都很短，这对低血压患者而言是有利的。部分选择性的肺血管扩张剂可以通过降低肺血管阻力来改善右心室的每搏心排血量。吸入性的和静脉注射用的肺血管扩张剂包括环氧丙烷醇和 NO。吸入性肺血管扩张剂具有避免发生全身性低血压和加重通气 / 灌注失调的优点。现有的观察性研究发现，短期吸入 NO 可以使肺动脉高压患者、右心室心肌梗死患者、肺动脉栓塞患者及 LVAD 植入术后患者的肺血管阻力降低、右心室射血分数增加、右心室扩张程度减小及心肌耗氧量降低。但长期使用这些药物时，应该注意不良反应的发生，因为这些不良反应在左心疾病患者中已经出现过。口服的肺血管扩张剂包括磷酸二酯酶 –5 抑制剂，相关的报道显示该类药物在 LVAD 植入术后长期肺动脉高压合并急性右心衰竭患者中能起到治疗作用，但它们的研究结果存在差异。

2. 增强心肌收缩力

强心剂指的是可以增强心肌收缩力、增加衰竭的右心室的每搏输出量及降低右心室舒张末期容积和压力的药物。如果患者心排血量及血压低，应该考虑使用强心剂来增加心排血量和肾脏灌注，但同时也应该意识到该类药物可能会诱发心肌缺血和心律失常。米力农和多巴酚丁胺具有收缩和舒张血管双重作用。因此，它们可能会加重低血压，但在左心室前负荷充足的条件下，这种情况发生的可能性比较小，而且使用它们可以改善心排血量。

米力农的优点有：①由于有强大的扩张肺和全身血管的作用，它降低右心室和左心室舒张末压的幅度比多巴酚丁胺大；②很少引起心动过速，可以很好地与 β– 受体阻断剂联合使用；③长期使用米力农的患者很少产生耐药性。缺点有：①米力农比多巴酚丁胺更容易引起低血压，而且中止使用后低血压不容易被逆转；②半衰期较长；③由于部分通过肾脏清除，对于肾功能不全的患者要慎重给药。

多巴酚丁胺的优点是半衰期短，起效快，终止使用后失效也快。它可以通过介导外周血管的 β_2 肾上腺素直接舒张血管，产生低血压的可能性较小。因此，它对左、右心室后负荷的影响较小。但在极少数情况下，多巴酚丁胺可引起嗜酸性心肌炎，这可能导致心脏功能进一步恶化。

尽管短期使用收缩性药物可改善血流动力学，但长期使用可能增加心肌耗氧量并增大患者的死亡率。临床指南不推荐该类药物作为急性心力衰竭患者的首选药物。

3. 维持血液灌注

在低血压的情况下，可以使用同时具有收缩血管和升压作用的药物来维持重要器官的灌注。其中，α_1 受体激动剂具有强心作用和剂量依赖性的升压作用，这类药物主要包括多巴胺、去甲肾上腺素和肾上腺素。

（三）心力衰竭的机械循环支持治疗

机械循环支持（mechanical circulatory support，MCS）是急性或慢性右心衰竭患者在接受最佳的医疗管理后仍然难以纠正心力衰竭症状时采取的治疗方法。选取合适的干预时间、避免延误实施 MCS 的时机对于优化患者的结局和降低患者的死亡率十分重要。MCS 是用于改善心肺功能与进行心肺移植治疗的过渡治疗，在特殊情况下，也可以作为替代治疗。最近的研究表明，42% ~75% 的急性右心衰竭患者在植入 MCS 装置后可以基本恢复心脏功能。因此，适当使用 MCS 可以最大限度地恢复患者的心脏功能。然而，如何选择 MCS 装置取决于急性右心衰竭的发病机制。

对于原发于右心室疾病的急性右心衰竭患者，可以临时植入或者经皮植入 RVAD。对于继发于肺血管阻塞性疾病的急性右心衰竭患者，更适合采用 ECMO 治疗而非 RVAD，因为 RVAD 可以增加肺血流并进一步升高肺动脉压。此外，由左心衰竭引起的急性右心衰竭通常需要采用临时或持久的 MCS 治疗来维持左心室功能，必要时还需采用临时或持久的右心室支持治疗。急性右心衰竭患者中使用右心 MCS 治疗的常见适应证包括左心室辅助装置植入术后的急性右心衰竭、心脏移植、右心室心肌梗死和心肌炎。

1. 临时支持治疗

可选用的维持临时 MCS 装置包括专门支持右心室功能的新型经皮装置、Impella RP、PROTEK Duo 套管、ECMO。Impella RP 是一种临时的微轴体外心室辅助装置，主要通过经皮股静脉放置，且其远端放置在肺动脉内。位于导管内的微轴泵将血从右心房泵入肺动脉内。Impella RP 的主要并发症为术后出血，发生率为 36.6%。PROTEK Duo 套管是一种双腔同轴套管，通过颈内静脉植入，其远端位于肺动脉，并与体外离心血泵相连。由于这一装置是通过颈内静脉植入的，因此允许患者带着装置活动。此外，它还具备易于植入和拆除的优点，而且不需要行开胸手术，因此对于急性右心衰竭患者而言是很好的选择。ECMO 是一种针对急性右心衰竭的急性 MCS 的可行性替代方案。它已经在成年患者中得到广泛应用。ECMO 的优点：可以经皮植入并且在床旁就可以紧急启动支持治疗、可以对双心室进行支持治疗、解决单纯的右心室支持装置无法解决的肺功能支持。

2. 中长期的支持治疗

选择对右心室进行中长期的手术支持治疗仍然是很重要的，尤其是对于进行了心脏直视手术（包括心脏移植）后由于停用体外循环发生心力衰竭的患者，或者植入永久性左心室辅助装置后发生急性右心衰竭的患者。植入 RVAD 的装置包括静脉引出导管（插入右心房或右心室）和动脉引入导管（插入肺动脉）。这些导管是与体外离心泵相连接的。大量的报告详细描述了在左心室辅助装置植入后植入临时 RVAD 可以有效地帮助患者度过术后的急性右心衰竭发生时期。然而，与不需要植入 RVAD 的患者相比，植入永久性 LVAD 后需要植入 RVAD 的患者由于存在出血和肝肾功能障碍等风险，患者的预后均较差。另外，尽管 RVAD 对患者有效，但如果不与左心室辅助装置同时放置，植入RVAD时通常需要重复进行开胸手术，而且右心室功能恢复后还需要进行第二次手术移除该装置。

（刘梦林）

参考文献

[1]PITT B , PFEFFER M A , ASSMANN S F ,et al.Spironolactone for heart failure with preserved ejection fraction[J].The New England Journal of Medicine, 2014（370）: 1383–1392.

[2]MCMURRAY J J ,PACKER M ,DESAI S A , et al.Angiotensin–neprilysin inhibition versus enalapril in heart failure[J].The New England Journal of Medicine,2014,371（11）: 993–1004.

[3]COLLINS S P , JENKINS C A , HARRELL F E ,et al.Identification of emergency department patients with acute heart failure at low risk for 30–day adverse events：the STRATIFY decision tool[J].Jacc Heart Failure, 2015, 3（10）: 737–747.

[4]PANG S P ,JESSE R ,COLLINS P S , et al.Patients with acute heart failure in the emergency department：do they all need to be admitted？ [J].Journal of Cardiac Failure,2012,18（12）: 900–903.

[5]MESSIKA–ZEITOUN D , THOMSON H , BELLAMY M ,et al.Medical and surgical outcome of tricuspid regurgitation caused by flail leaflets[J].Journal of Thoracic and Cardiovascular Surgery, 2004, 128（2）: 296–302.

[6]ANDERSON B M ,GOLDSTEIN J ,MILANO C , et al.Benefits of a novel percutaneous ventricular assist device for right heart failure：The prospective RECOVER RIGHT study of the Impella RP device[J].Journal of Heart and Lung Transplantation,2015,34（12）: 1549–1560.

第八章

急性心力衰竭并发症的治疗

第一节　心源性休克

一、心源性休克的监测

心源性休克的发生、发展是动态连续的过程，以患者为中心的休克管理方法需要对治疗选择的反应进行反馈。要做到这一点，良好的监测工具是必要的。目前，临床针对心源性休克常用的监测措施包括临床评价、实验室监测、影像学检查及血流动力学监测等。表 8-1 展示了对不稳定性心源性休克患者的监测的相关建议。

表 8-1　不稳定心源性休克患者的监测建议

监测指标	监测建议
心电监护、SpO_2、呼吸频率	持续
心电图	每 12 ～24h
超声心动图、胸部 X 线	根据病情
尿量	每 1h
血气分析	每 1 ～4h
肌钙蛋白	每 6 ～24h
BNP 或 NT-pro BNP	每 24h
血清电解质、肝肾功能	每 12 ～24h
肺动脉导管及侵入性心排血量监测	心源性休克诊断困难时和难治时

二、心源性休克的治疗

心源性休克作为高病死率的危重症，需要尽早识别、及时干预，尽可能缩短从发现到治疗的时间。对心源性休克的治疗包括病因治疗、稳定血流动力学、重要器官功能支持等。若救治条件不足，需要及时送到有救治能力的医学中心，在加强监护的条件下，由多学科团队进行专业治疗。

（一）分期治疗策略

美国心血管造影和介入学会（Society for Cardiovascular Angiography and Interventions，SCAI）、

ACC、AHA 等组成的专家组建议将心源性休克视为一个连续的过程，并依据由轻到重的不同发展阶段分为 A ～ E 五个阶段，具体治疗策略可依据分期进行。

A 期：危险期（at risk）。该期患者有心脏病，尚未出现心源性休克体征或症状，但存在发生心源性休克的风险。如急性心肌梗（特别是前壁、大面积梗死）、既往有急性心肌梗死和（或）急性心力衰竭或慢性心力衰竭急性发作的患者。这些患者通常没有心源性休克的症状和体征，患者意识正常，血压正常，脉搏有力，呼吸音清晰，皮肤温暖，生化检查、肾功能和血乳酸浓度正常，心脏指数≥ 2.5L/（min·m^2）。对于 A 期心源性休克应行积极的病因治疗，如 STEMI 的及时血运重建和再灌注治疗、急性暴发性心肌炎的免疫球蛋白治疗、心律失常的纠正、心脏压塞的紧急心包穿刺引流等。

B 期：心源性休克前期（beginning）或称心源性休克的代偿期。该期患者开始出现血压下降或心动过速，但还没有出现组织低灌注表现。此期患者可有轻度容量超负荷，如颈静脉压升高、肺部湿啰音等。患者意识正常，皮肤温暖，外周灌注正常，血乳酸浓度正常，有轻度肾功能损害，BNP 升高，心脏指数≥ 2.2L/（min·m^2）。对于 B 期心源性休克，要尽早识别，严密监测血压、心率和末梢循环。在上述针对病因和诱因进行治疗的基础上，对于 LVEF 降低的急性失代偿性心力衰竭患者应及早应用正性肌力药以改善心功能，对于容量负荷重者应适当应用利尿剂。

C 期：典型心源性休克（classic）。表现为低血压（收缩压＜ 90mmHg 或平均动脉压＜ 60mmHg 或较自身的基础血压下降＞ 30mmHg），出现组织低灌注表现，如指端冷、尿量少、意识模糊等。患者精神差，紧张不安，皮肤湿冷、苍白、有花斑、暗淡，肺部大量湿啰音，肾功能异常，血乳酸浓度＞ 2mmol/L，BNP 升高，肝脏酶学指标升高，心脏指数＜ 2.2L/（min·m^2），PCWP ＞ 15mmHg，RAP/PCWP ≥ 0.8，肺动脉阻力指数（PARI）＜ 1.85。此期应开始改善血流灌注的治疗，如应用正性肌力药、血管加压药等。80% 的患者出现呼吸衰竭，需行无创或有创机械通气，部分患者需要机械循环辅助设备治疗，如 ECMO。

D 期：恶化期（deteriorating）。临床表现同 C 期。经 C 期的初步药物治疗 30min 以上病情仍未稳定，低血压和终末器官低灌注未改善。需加大静脉药量或行 MCS 治疗。对于 C、D 期心源性休克，应在 A 和 B 期相应治疗基础上，结合病因和病情特点选择血管活性药、正性肌力药、MCS 治疗。注意各种并发症的治疗，特别是重要器官功能的保护，如呼吸衰竭患者的机械通气、急性肾功能衰竭患者的肾脏替代治疗等。注意纠正代谢异常和内环境紊乱。

E 期：临终期（extremis）。患者循环系统崩溃，频发难治性心搏骤停，持续进行心肺复苏，意识丧失，触不到脉搏，使用大量血管加压药后血压仍不能维持正常水平。

（二）病因治疗

病因治疗是治疗心源性休克的关键，因此应把明确病因放在首位。例如在急性心肌梗死合并心源性休克患者中，比起早期强化药物治疗，PCI 或 CABG 能够改善患者的长期预后。

（三）容量管理

发生心源性休克时应谨慎使用液体。首先，正常的生理性心排血量的增加并不是通过增加外源性液体量而发生的，而是通过心率和收缩力的增加而发生的。其次，大多数出现心源性休克的患者往往是由急性缺血事件引起的，他们的血容量状况在发病时可能是正常的。对于那些慢性心力衰竭失代偿的患者，他们发病时甚至有可能已经容量超负荷了。对于出现混合性休克的患者，可以考虑给予一些液体，但只能给予小批量保守性的晶体液输注（250 ~ 500mL），并且要仔细监测。在 SHOCK 研究中，几乎所有小组的 PCWP 都在 20mmHg 以上，CVP 在 12 ~ 14mmHg，这是较高的水平，特别是在排除了右室功能障碍的患者后，一旦右室充盈达到极限，右室舒张压 – 容积关系将发生急剧变化，右室舒张压会随着容积的增加而陡然上升，随之而来的室间隔偏移会进一步损害左心室的射血能力，当梗死累及室间隔时这一点尤为重要，甚至可以说，错误地给予液体复苏可能增加心源性休克的发生率和死亡率。

有证据表明，给右心室“减压”是有益的。有研究对正常人、代偿性心力衰竭患者和失代偿性心力衰竭患者进行下身负压试验发现，下身负压试验使正常人和代偿性心力衰竭患者的左心室容积减少，但使失代偿性心力衰竭患者的左心室体积增大，这表明失代偿性心力衰竭患者左心室充盈受到了来自右心室的干扰。在心源性休克早期使用利尿剂使中心静脉压 / 右房压控制在更正常的范围可能是有益的。在去除多余的液体负荷治疗过程中动态监测心排血量的变化有助于防止过度脱水导致的心排血量下降。另外，当心功能已经处于 Frank–Starling 曲线的平台期时，在一定范围内减轻心室的压力负荷并不会导致心排血量下降。

（四）药物治疗

ESC 发布的相关指南明确将强心药（正性肌力药）和血管加压药作为心源性休克治疗的Ⅱ b 类推荐，二者在心源性休克患者的临床治疗中承担了重要的角色。拟交感活性正性肌力药和收缩血管药通过增加心排血量和提高血压，维持血流动力学稳定，改善脏器灌注，是心源性休克患者治疗的基础用药。某些情况下，血管扩张剂可用于降低后负荷。

1. 血管加压药

经评估存在循环血量不足后充分补液后，或在紧急处理病因和其他诱因的同时收缩压仍＜ 85mmHg 且 PCWP ＞ 18mmHg 时，需应用血管加压药。血管加压药可以增加平均动脉压，从而恢复组织灌注，还可以通过增加舒张压来改善冠脉灌注。然而，血管加压药在提升组织和冠脉灌注压的同时也可能增加左室后负荷。此外，一些血管加压药可能通过增加心率进而使心脏耗能恶化。虽然各种血管加压药的加压作用比较相似，但心肌做功的增加和心脏维持后负荷增加的能力因血管加压药的类型而异。

根据 β 肾上腺素能作用的不同，多巴胺、去甲肾上腺素、肾上腺素、去氧肾上腺素的血流动力学和代谢特点各不相同。去甲肾上腺素的 β 肾上腺素能作用最小，肾上腺素和多巴胺的 β 肾上腺素能作用非常大，苯肾上腺素无 β 肾上腺素能作用。相应地，多巴胺和去甲肾上腺素增加心排血量和血压；去甲肾上腺素增加血压，对心排血量影响较小；去氧肾上腺素增加血压，但可能降低心排血量。对于心源性休克的患者，最小的 β 肾上腺素能效应可能是有益的，过度的刺激可能是有害的。

血管升压素受体在血管上并非均匀分布。体循环的受体密度明显高于肺循环，因此使用血管升压素干预会使得体循环血管阻力的增加高于肺循环。血管受体密度在肾脏出球小动脉高于入球小动脉，这可能会选择性地增加肾小球滤过压。血管升压素受体在肠系膜循环密度也很高，因此会导致内脏缺血。

2. 血管扩张剂

休克时心排血量减少，反射性交感神经系统兴奋，导致外周血管收缩，组织灌注不足，后负荷加重。应用血管扩张剂可以解除小动脉和小静脉痉挛，减少左心室射血阻抗，增加心排血量，疏通微循环，增加组织灌注量。适用于血容量已补足、CVP 正常，但血压仍无改善者。常用血管扩张剂为硝普钠、酚妥拉明、硝酸甘油等。血管扩张剂易导致血压下降，临床需密切注意血压变化。

硝普钠：兼有扩张小动脉和静脉的作用，作用强，维持时间短。用法：避光静滴，开始剂量 8 ~16μg/min，以后每 5 ~10min 增加 5 ~10μg，通常用量为 40 ~160μg/min。

酚妥拉明：为 α 肾上腺素能抑制剂，能直接松弛血管平滑肌，对小动脉和静脉均有扩张作用，但对小动脉的扩张作用更强。开始剂量 0.1mg/min，每 10 ~15min 加 0.1mg/min，必要时增至 1 ~2mg/min。

硝酸甘油：主要作用于静脉系统。由 10μg/min 开始静滴，以后每 5 ~10min 增加 5 ~10μg，最大可用至 200μg/min。应用血管扩张剂时，应根据血流动力学变化调整剂量。

3. 正性肌力药

发生心源性休克时，组织灌注由于心脏泵功能的改变严重受损，当心脏收缩功能障碍导致低心排血量，进而引起组织灌注受损时，需考虑使用强心药。

（1）肾上腺能强心药：异丙肾上腺素和多巴酚丁胺是主要的肾上腺素能受体激动剂。除了正性肌力作用外，在变时性和血管舒张性方面也有作用。多巴酚丁胺有强大的 β_1 肾上腺素能作用，α_1 肾上腺素能作用较强，可增加心肌收缩力，对心率和血压的影响较小。起始剂量常为 2 ~3μg/（kg·min）静脉滴注，静脉滴注速度根据症状、尿量变化或临床情况加以调整。其血流动力学作用和剂量成正比，剂量可以增加到 15μg/（kg·min）。但应避免应用高剂量多巴酚丁胺［＞20μg/（kg·min）］，因为会导致心动过速，增加代谢，损伤氧平衡。

（2）磷酸二酯酶抑制剂：磷酸二酯酶抑制剂通过增加细胞内循环 AMP，刺激肾上腺素能受体而增加收缩力。当应用 β 阻滞剂或 β 肾上腺素能受体下调时，磷酸二酯酶抑制剂仍然可以起效。磷酸二酯酶抑制剂与 β 肾上腺素能药物联合使用通常比单独使用更能增加心排血量。除了强心作用，磷酸二酯酶抑制剂还有体循环和肺循环扩张作用。

（3）洋地黄类：急性心肌梗死 24h 内使用洋地黄类药物有增加室性心律失常的危险，因此急性心肌梗死早期不主张使用。当合并快速室上性心律失常时，可使用洋地黄类药物减慢心室率，使心率维持在 90 ~100 次 /min，但其用量为正常人用量的 1/2 ~2/3。需注意洋地黄中毒的可能。

4. 药物选择策略

在识别心源性休克时，血管加压药和正性肌力药的优先选择应考虑低血压的严重程度。增加心排血量会增加血压，在心脏衰竭的情况下，增加血压会降低心排血量。因此，建议首先使用正性肌力药，如果持续低血压则加用血管加压药。然而，当血压过低时，冠状动脉灌注严重受损，此时心脏对正性肌力药没有反应，因此，在严重低血压时，应同时使用正性肌力药和血管加压药。不同表现的心源性休克药物的选择策略如下。

（1）呈皮肤湿冷表现的典型心源性休克：血流动力学特点是心脏指数低、肺血管阻力高。若心率偏快或合并快速心律失常，选择去甲肾上腺素；若心率偏慢，可选多巴胺，需注意其增加快速心律失常的风险。在血流动力学稳定后或急性心肌梗死行血运重建后加用正性肌力药。

（2）有皮肤干冷等低血容量表现的心源性休克：在应用去甲肾上腺素或多巴胺稳定血流动力学的基础上适当补充液体。

（3）有皮肤湿暖等血管扩张表现的心源性休克：血流动力学特点是肺血管阻力低。适合选用去甲肾上腺素稳定血流动力学，在监测血流动力学的基础上调整药物。

（4）右心衰竭合并心源性休克：此时血流动力学调整的目标是适当补充液体以保证前负荷，吸入肺动脉扩张药以降低右心室后负荷（即肺动脉阻力），同时纠正心动过缓，保持心房、心室同步。可用去甲肾上腺素或血管加压药稳定血流动力学。若心率偏慢可选多巴胺，但需注意其增加快速心律失常的风险。在血流动力学稳定后或右心室心肌梗死行血运重建后加用或换用正性肌力药。

（5）血压正常的心源性休克：开始即应用正性肌力药。

（6）主动脉瓣狭窄合并心源性休克：此时的血流动力学改善依赖后负荷的增加，可选用去氧肾上腺素或血管加压药；若 LVEF 正常，不用正性肌力药，因其不能改善血流动力学；若 LVEF 低，可在超声心动图或肺动脉导管指导下滴定多巴酚丁胺。酌情考虑外科主动脉瓣置换术、瓣膜球囊成形术或经导管主动脉瓣置换术。

（7）主动脉瓣关闭不全合并心源性休克：此时维持较快的心率可缩短舒张期充盈时间并降低 LVEDP，选用多巴胺较好，可行外科主动脉瓣置换术。

（8）二尖瓣狭窄合并心源性休克：此时的血流动力学改善依赖前负荷，可选用去氧肾上腺素或血管加压药稳定血流动力学；避免使用加快心率的药物；应减慢心率以增加左心室充盈时间，可选用艾司洛尔和胺碘酮；保持房室同步可改善前负荷；可行外科二尖瓣置换术或二尖瓣球囊成形术。

（9）二尖瓣关闭不全合并心源性休克：可选用去甲肾上腺素或多巴胺以稳定血流动力学，之后可加用正性肌力药；降低后负荷有助于降低 LVEDP；IABP 可降低后负荷而减少二尖瓣反流并增加心脏指数；可行外科二尖瓣置换术或成形术、介入修复术。

（10）心肌梗死后室间隔穿孔合并心源性休克：采用典型心源性休克的有关治疗措施；可使用 IABP；可行外科手术修补或介入室间隔封堵术。

（11）左心室流出道梗阻合并心源性休克：采取增加后负荷的措施可以降低流出道压力阶差，从而稳定血流动力学，可予快速补液，应用去氧肾上腺素或血管加压药；避免使用正性肌力药和血管扩张药；可采用临时起搏器起搏右心室以造成左、右心室不同步，从而减轻左心室流出道梗阻。

（12）心动过缓的心源性休克：应用增加心率的药物，如阿托品、异丙肾上腺素、多巴胺、多巴酚丁胺或肾上腺素；进行临时起搏治疗。

（13）心脏压塞合并心源性休克：快速补液；应用去甲肾上腺素；行心包穿刺引流；行外科心

包开窗术。

（五）支持治疗

1. 呼吸支持

严重心源性休克患者常合并快速进展的急性呼吸衰竭和严重低氧血症。通过药物和（或）机械循环辅助改善心功能和降低心脏负荷是治疗心源性休克合并低氧血症的关键。心源性休克患者给予高流量吸氧治疗后 $PaO_2 < 60mmHg$ 和（或）$SpO_2 < 90\%$ 和（或）$PaCO_2 > 50mmHg$ 或同时合并酸中毒时，建议及时采用机械通气治疗。无创机械通气能够更快地改善呼吸窘迫，降低气管插管率，并有可能降低近期死亡率。因此，建议对合并低氧血症的心源性休克患者尽快应用无创机械通气，如果无效，尽快转为有创机械通气。行有创机械通气的时候，PEEP 一般为 $5cmH_2O$。

2. 肾脏支持

可有高达 55% 的心源性休克患者住院期间发生急性肾功能损伤。在启动床旁持续肾脏替代治疗时，应该采用较低的血泵速度和超滤量，严密监测血压和出入量，逐步上调。

三、心源性休克的长期管理

（1）心源性休克恢复后应当再次评估是否需要进行血运重建。

（2）合并室壁瘤的患者需评估外科切除术或经皮隔离术的必要性。

（3）按照相关指南应用 β 受体阻滞剂、ACEI、ARB、醛固酮受体拮抗剂、他汀类药物、抗血小板药物等。

（4）对发生过晕厥和 LVEF ≤ 35% 的心源性休克患者，应该在 AMI 后 40d 评价植入 ICD 的指征。

（5）于规范药物治疗后 LVEF ≤ 35% 的心源性休克患者，应该评价 QRS 波形态及宽度，评价植入 CRT 的指征。

（6）对于存活患者，应当密切随访，指导治疗和康复。

（晏晨）

第二节　心力衰竭继发心房颤动

心力衰竭和心房颤动是常见的心血管疾病，两种疾病的患病率呈显著增加趋势。当前逾半数心力衰竭患者伴有心房颤动，而超过 1/3 的心房颤动患者会继发心力衰竭。WHO 预计至 2030 年，心力衰竭继发心房颤动的患病率将增加 46%，而由心房颤动所继发的心力衰竭将增加 25%。这是因为心力衰竭与心房颤动的病理生理进程具有许多相同的危险因素，因而彼此影响、相互继发，且其中一种疾病的恶化往往导致并加重另一种疾病的失代偿，不仅显著恶化心功能，且增加脑卒中等其他并发症的发病风险，预示着较差的预后转归。了解心力衰竭与心房颤动之间的病理生理关联及其相互继发后的诊疗进展，有助于切实改善相关危重患者的管理策略。

一、心力衰竭和心房颤动的共同病理生理机制

心力衰竭可通过多种机制导致心房颤动。①心功能减退可引起左心房压力急性和（或）慢性升高，牵拉心房腔室，即使心房尚未表现为显著的结构性扩张，升高的充盈压也会导致心房处于持续牵张状态。心房持续扩张将会促进细胞外基质增生、心肌纤维化、瘢痕形成，导致心房传导速度下降，心房肌细胞进展为广泛的电传导障碍，从而形成心房颤动。②导致心功能减退的心房压力超负荷、心肌肥厚、心腔容积变化等因素会显著增加心肌（尤其是心房肌）的各向异性结构差异，诸如左心房后壁、上腔静脉、下腔静脉、肺静脉、冠状窦、左心耳等处，其心肌细胞的并行排列、微小形态、缝隙连接、胶原分布、细胞外组织间隙性状均会受到上述因素的影响，产生不同改变，各向异性增加为纤维性颤动波的形成及传播产生基础。③当心肌的电活性细胞受到刺激并进入快速去极化状态时，会形成触发灶以便进行心肌的电活动传导。而心功能减退导致交感神经张力水平升高，引起过量儿茶酚胺释放、肾素－血管紧张素－醛固酮轴功能上调，诱导心电传导触发灶的持续放电，局部心肌细胞受到触发刺激后持续引起 Na^{+}、Ca^{2+}电位改变，易形成各类心律失常并局部传播，且通常表现为阵发性心房颤动。在心力衰竭病程早期，心房传导通路无法长时间维持心房颤动波形，心房易于迅速恢复为窦性心律。随着心功能持续恶化，心房广泛的电重构持续影响心肌触发灶的离子通道，显著降低其离子通道密度和敏感性，这些异质性变化有利于心房颤动的发生和维持，亦是各类心房传导紊乱的主要机制之一。④心力衰竭患者普遍具有心室率过快、心房收缩功能下降、心室充盈不规则等，继发心房颤动将进一步加重上述病理改变，导致心排血量进一步减少，为持续存在心房颤动奠定了病理基础。⑤心力衰竭患者若存在适应不良的基因表达等情况，亦是继发心房颤动的病理因素之一。上述机制均全面影响患者的生活质量、运动能力，显著延长住院时间并增加重复住院率。

正因为众多共同致病因素的存在，心力衰竭继发心房颤动的现象越发常见。心房颤动患者亦可通过上述致病因素继发心力衰竭。尤为值得一提的是，心房颤动患者因其心房无法规律舒张－收缩，显著影响血压和每搏输出量的稳定，进一步破坏已难以维系的体液平衡，成为诱导心功能频繁失代偿的主要原因。

二、心力衰竭继发心房颤动患者恢复窦性心律的意义

心力衰竭继发心房颤动患者心房颤动恢复为窦性心律之前及之后立即接受连续超声心动图检查，发现 LVEF 在复律后增加。恢复为窦性心律可改善心力衰竭继发心房颤动患者的血流动力学。当前已有许多解释恢复窦性心律后血流动力学立即得到改善的机制：①恢复窦性心律可恢复心力衰竭继发心房颤动患者心房基本的收缩功能，从而在心室舒张期间允许更有效的左心室充盈；②恢复窦性心律通常会延长心房收缩－舒张的周期，尤其能增加其舒张期充盈时间，继而促进左心室在舒张期的有效充盈；③恢复为窦性心律后，心房收缩功能恢复，心房无法规律舒张－收缩的现象得到解决，心力衰竭继发心房颤动患者的血压和每搏输出量逐步稳定，继而 LVEF 逐步回升。

对于心功能代偿良好的患者，各项改善 LVEF 的措施所带来的临床获益并不显著，但对于伴随心房颤动的心力衰竭患者而言，通过恢复窦性心律继而改善血流动力学将很可能显著影响其中远期预后。除了对于心房颤动患者的心率控制和节律控制的比较试验（AFFIRM）之外，对于心力衰竭继发心房颤动患者的心率控制与节律控制的比较试验（AF-CHF）亦是一项里程碑式的临床研究，该研究调查心率控制与节律控制分别用于普通心房颤动人群及心力衰竭继发心房颤动人群的心房颤动治疗，试验明确提及伴随心力衰竭症状恶化，临床医生通常选择放弃节律控制策略转而采用恢复窦性心律的策略。鉴于心房颤动病理生理进程的持续发展会对患者机体造成重大伤害，对于心力衰竭继发心房颤动患者更是如此，因此及时恢复窦性心律具有显著的长远益处。

恢复窦性心律可使心房颤动患者受益，但对于心力衰竭继发心房颤动（尤其是 HFrEF 继发心房颤动）患者而言，实际情况远比理想中复杂：①随着 ICD 等医疗设备在 HFrEF 患者中的进一步应用，研究发现心房颤动是导致 ICD 不适当放电的最常见原因，因此导致相关患者严重的焦虑和痛苦；②关于 CRT 在心力衰竭患者中的应用，心房颤动显著降低了心力衰竭继发心房颤动患者的双心室起搏负担，从而导致并促进心室不同步起搏，患者不能获得 CRT 带来的益处或者不能获得其全部益处；③对于同时合并心房颤动的心力衰竭患者而言，恢复窦性心律的心房颤动相关药物的耐受性及安全性将是临床的挑战。尽管特定的 β 肾上腺素能阻断剂（包括美托洛尔、卡维地洛、比索洛尔）可以提高特定 HFrEF 患者的生存率，但这些药物会产生显著负性肌力作用，应用于恢复心力衰竭继发心房颤动患者窦性心律时将可能会导致心功能的恶化。此外，使用地高辛干预迷走神经可促进心房颤动患者减慢心率继而恢复为窦性心律，但该药物很少在心力衰竭继发心房颤动患者中起到相同的效果，因为其作用机制直接被其潜在的交感神经张力升高和过量释放的儿茶酚胺所抵消。近年来，许多临床研究表明，地高辛的使用与心力衰竭继发心房颤动患者的死亡率之间存在剂量依赖性关系，引发临床对其安全性的严重担忧。

三、心力衰竭继发心房颤动患者恢复窦性心律的药物治疗

尽管维持心力衰竭继发心房颤动患者的窦性心律具有理论上的诸多好处，但前述众多原因限制了维持窦性心律措施在心力衰竭继发心房颤动患者中的应用。许多研究表明在心力衰竭继发心房颤动患者中使用抗心律失常药物恢复窦性心律的疗效有限且存在各种副作用，限制其临床应用。

既往伴有 MI、不稳定冠状动脉疾病、缺血性心肌病的患者，其心功能减退并极易伴有各类房性心律失常，而心律失常抑制试验提供的证据表明：不推荐在该类患者中使用 Na^+通道阻断剂恢复或控制窦性节律。在使用决奈达隆治疗充血性心力衰竭合并心律失常的 ANDROMEDA 试验中，亦观察到决奈达隆对重度心力衰竭患者的危害。胺碘酮、多非利特、索他洛尔这三种临床常见的心律控制药物可作为潜在的口服药物用于控制心力衰竭继发心房颤动患者的窦性心律。在心力衰竭继发心房颤动患者中单独使用这三种药物诱导窦性复律的效果均不佳，但临床实证显示与电复律结合使用后维持窦性心律的效果显著。

（一）胺碘酮

胺碘酮是心房颤动及心力衰竭患者控制节律的最佳药物。虽然是 K^+通道阻滞剂，但胺碘酮也

影响心房和心室肌细胞及其起搏细胞的 Na^+通道、Ca^{2+}通道和β肾上腺素能受体。胺碘酮通过改善严重心室收缩功能障碍患者的 LVEF 和运动耐量，从而展现出广阔的应用前景，但其并没有减少 SCD 率或全因死亡率。

（二）多非利特

多非利特是一种可使心房和心室肌细胞及其起搏细胞快速向外延迟整流 K^+ 通道的特异性抑制剂。多非利特治疗充血性心力衰竭和左心室功能障碍（DIAMOND–CHF）试验确定了多非利特在心力衰竭（尤其心力衰竭继发心房颤动）患者中促进心房颤动恢复为窦性心律并维持窦性心律的功效，这些效应有助于降低心力衰竭继发心房颤动患者反复住院的概率。但多非利特的用药安全性仍需要更多的临床实证予以考量。

（三）索他洛尔

索他洛尔为 D，L– 索他洛尔的简称。D– 索他洛尔主要阻断 K^+通道，对β肾上腺素能受体的结合亲和力较弱，L– 索他洛尔拮抗 K^+通道和β肾上腺素能受体。鉴于索他洛尔对于 HFrEF、心力衰竭继发心房颤动患者潜在的风险性及其疗效不够突出，该药在心力衰竭继发心房颤动患者中的作用有限。

四、心力衰竭继发心房颤动患者的导管消融治疗

导管消融为心力衰竭继发心房颤动患者提供了恢复窦性心律的切实替代方法，其基本原理是将触发灶和局部病变心房基质与整体心房心肌进行电隔离。随着病情进展，大多数触发灶在肺静脉中发展，因而肺静脉隔离已成为心房颤动消融的基石。许多研究已经确定了在心力衰竭继发心房颤动患者中应用导管消融心房颤动的安全性和有效性。导管消融后心力衰竭继发心房颤动患者的 LVEF 显著改善（平均提升＞ 13%），NT–pro BNP 的水平显著降低（平均降低＞ 620pg/mL），这些良性变化源于血流动力学的改善，与恢复窦性心律所致心房充盈压降低密不可分。

（一）肺静脉隔离在心力衰竭继发心房颤动患者中的应用

心力衰竭继发心房颤动患者应用肺静脉隔离试验（PABA–CHF）充分证明了在难治性心力衰竭伴心房颤动患者群体中，导管消融相比其他的心律控制策略的优越性。PABA–CHF 所提供的数据表明肺静脉隔离是心力衰竭尤其药物难治性心力衰竭继发心房颤动患者的首选侵入性治疗。

（二）导管消融与药物治疗心力衰竭继发心房颤动患者的比较

近年来开展的以药物为对照的导管消融治疗心力衰竭继发心房颤动的 RCT 试验（CAMTAF 及 CAMERA–MRI）证明了导管消融对于心力衰竭继发心房颤动患者心功能减退症状的切实改善效果。导管消融亦是减轻终末期心功能衰竭伴心房颤动患者的心房结构的重要手段。

（三）导管消融与常规治疗心力衰竭继发心房颤动的比较

导管消融与常规治疗心力衰竭继发心房颤动的研究（CASTLE–AF）通过长时段随访入选患者的死亡率、反复住院率、LVEF 改善程度、窦性心律维持率等指标，证明了导管消融可以为心力衰竭继发心房颤动患者提供切实的临床疗效，尤其在有心脏植入装置的支持下。与单纯接受常规治疗

的心力衰竭继发心房颤动患者相比，接受导管消融治疗的患者死亡率和反复住院率明显降低。尽管无法从观察性研究中得出明确因果关系，但这些数据确实能够对心力衰竭继发心房颤动患者的临床治疗策略及预后提供一些益处。

（陈阵）

第三节　心力衰竭合并肾脏疾病

心力衰竭是肾脏疾病患者发病和死亡的主要原因 。尽管很早以前医生们就认识到心、肾的协同作用在维持机体的血容量、血管张力和血流动力学稳定方面至关重要。许多研究也发现在心力衰竭的患者中，肾功能不全或者肾功能下降者很常见。其发病机制复杂、病死率高、危害重，治疗方法目前有待进一步统一，同时也给社会和患者带来沉重的负担。

一、心力衰竭合并肾脏疾病病理生理学和发病机制

由心排血量不足引起的动脉肾灌注压降低被认为是肾血流量降低和随后肾小球滤过率降低的主要原因。虽然保持足够的灌注压很重要，但心排血量减少在肾功能恶化的发展中只起很小的作用，即使在晚期低排血量衰竭的患者中也是如此。重要的是，在肾血流量中度降低的情况下，肾小球能够通过改变传入和传出肾小球小动脉的张力来保持其肾小球滤过率，从而改变滤过分数。近期数据表明，CVP 升高对肾血流量的影响更强烈，这与急性和慢性心力衰竭中基线肾小球滤过率的损害和肾功能恶化的发展有关。 然而，静脉充血时的急性收缩压变化也在肾功能恶化的发展中发挥作用，提示在充血过程中应避免发生明显的低血压。因此，右心室功能差也与肾功能恶化相关，因为它会导致静脉充血增加。此外，腹内压增加（正常范围为 5 ～7 mmHg，高达 60% 的晚期急性心力衰竭患者腹内压＞ 8mmHg）。这种腹内压的增加与较高的血肌酐值有关，而降低腹内压的策略，如利尿剂、穿刺或超滤，已被证明可以降低血肌酐值。此外，RAAS 激活、交感神经系统激活、炎症、内皮功能障碍和氧化应激等其他非血流动力学因素也可促进肾功能恶化。应用肾毒性药物如碘造影剂、某些抗生素或非甾体抗炎药也可能导致肾功能恶化，这与患者状态的恶化和潜在的少尿状态的发展也有一定关系。

心力衰竭合并肾脏疾病的发病机制尚未完全明确，目前比较公认的理论有血流动力学改变、神经内分泌及细胞因子学说、炎症反应。

（一）血流动力学改变

传统观念认为，心力衰竭患者肾功能逐渐恶化的原因在于心排血量减少而导致的肾血流量降低，肾血流量不足可激活 RAAS，导致体液潴留、心脏前负荷增加，进而心功能恶化。充血性心力

衰竭和肺动脉插管疗效评价研究（ESCAPE）对400例急性失代偿心力衰竭患者进行评价，发现基础肾功能和心脏指数之间并无关联，提高心脏指数并不能改善肾功能。唯一与肾功能有关的血流动力学变量是右心房压力。通常情况下，右心房压力增高可以促进心房利钠肽释放而抑制精氨酸加压素的释放，进而增加肾血流量、利钠、利尿，但这种效果在长期超容量负荷状态时减弱，尤其是在利钠肽水平突然下降或精氨酸加压素释放增加时。右心房压力增加会使急性失代偿性心力衰竭患者出现周围水肿和腹腔积液，进而腹内压升高，这时增高的腹内压与肾功能障碍密切相关。发生进展性充血性心力衰竭时，腹内压升高作为腹腔脏器淤血的重要标志，与肾功能障碍密切相关。因此血流动力学改变并非心力衰竭患者进行性肾功能衰竭的主要决定因素。

（二）神经内分泌及细胞因子学说

1.RAAS 的过度激活

慢性心力衰竭和慢性肾功能不全均可导致RAAS的过度激活。发生慢性心力衰竭时，心排血量减少，循环血量减少，肾灌注压降低，激活机体防御机制的RAAS，通过血流动力学与血管紧张素Ⅱ、醛固酮等的作用，减少原尿的生成并增加了肾小管的重吸收，以维持重要器官血流灌注。但RAAS过度激活反而引起血管收缩，促进平滑肌增生、心肌和肾间质纤维化，加重了心功能不全。随着周围及肾内血管收缩，肾血流减少，肾小球滤过率下降，引发肾缺氧、炎症反应及细胞因子的释放，造成肾结构和功能损害，最终导致不可逆性肾脏损伤。发生慢性肾功能不全时，易有水钠潴留，血容量增加，也可激活RAAS，使血压升高，心肌肥厚及间质纤维化。RAAS的过度激活还可通过蛋白激酶C通路启动细胞内氧化应激，激活机体NADPH氧化酶，促进一系列ROS的产生，促进氧化应激反应。临床研究表明，ACEI、ARB的应用，可降低神经内分泌系统的过度激活，延缓慢性心力衰竭的发生。

2. 交感神经系统的过度激活

在心力衰竭早期，压力感受器反射可激活交感神经系统，使心肌收缩力增强，心搏出量增加，并通过刺激肾素释放，实现对细胞外血容量、血压的长效调节。但交感神经系统的长期过度激活可引起心力衰竭及肾功能衰竭；诱发心肌细胞凋亡、心脏肥大和局灶性心肌坏死；引起肾上腺素受体敏感性降低，使心率变异、下降，心律失常易感性增加；导致压力感受器反射紊乱，引起水钠潴留及肾血流量下降，并通过促进肾素释放、ROS生成、去甲肾上腺素调节因子生成及神经肽Y的释放而引起炎症反应。

3.NO 与 ROS 的失衡

NO作为一种细胞内信使分子，广泛参与机体心血管系统、神经系统和免疫系统等的生理和病理调节，具有扩张小血管、改善缺血心肌灌注、通过促排钠和抑制球管反馈调节细胞外容量和血压、抗炎、抗凋亡等作用。ROS则对细胞外容量的调控具有相反作用，参与高血压形成，对NO的调控起抑制作用。ROS的活性可衡量体内酶类抗氧化系统防御自由基损伤的能力。ROS生成增多和(或)NO利用率的降低引起氧化应激及抗氧化应激的失衡，是慢性肾损害及心力衰竭病理生理进程中的关键环节。慢性心力衰竭的氧化应激反应增强，体内ROS蓄积，使NO生物利用度降低，引起血管内皮功能损伤及NO其他生物学效应丧失。肾功能不全时NO与氧自由基的反应,使NO相对缺乏,而循环中内源性 NO 抑制剂不对称二甲基精氨酸的浓度明显升高，也减少 NO 的生成。

（三）炎症反应

炎症反应是心血管疾病和慢性肾脏病普遍存在的病理状态，炎症细胞激活后确切的致病机制尚不清楚。有研究提示慢性心力衰竭患者中血浆和心肌中的 IL-6 和 TNF-α 含量均升高，并在一定程度上与病情进展相关。对肾衰竭患者的研究亦显示，其体内致炎因子（如 IL-6 和 TNF-α）的浓度亦升高。另有研究表明，IL-6 能诱导体外培养的小鼠血管平滑肌细胞血管紧张素Ⅱ受体上调，介导 ROS 生成增加，提示炎症与 RAAS 激活及氧化应激有关。

二、心力衰竭合并肾脏疾病的生物标志物

心力衰竭合并肾脏疾病的生物标志物对病情的早期诊断、危险评估及判断预后有重要意义。

（一）反映肾脏损伤的生物标志物

传统的反映肾脏损伤的生物标志物包括血肌酐、肌酐清除率、肾小球滤过率等。胱抑素 C 在体内以恒定速率产生，不受年龄、性别、肌肉容积等影响，较血肌酐能更好、更快地对肾脏损伤做出诊断。中性粒细胞明胶酶相关脂质运载蛋白（neutrophil gelatinase-associated lipocalin，NGAL）是存在于中性粒细胞及多种组织上皮细胞中的蛋白，发生缺血或毒物导致的 AKI 时，能很快在血及尿中出现，是一种灵敏度较高的早期肾损伤标志物。血和尿 NGAL 浓度升高对预测急性冠脉综合征患者也有较高价值。肾损伤分子 1（kidney injury molecule 1，KIM-1）在正常的肾组织中几乎不表达，当发生急性肾损伤时，在肾小管上皮细胞中呈高表达反应。IL-18 是一种前炎症细胞因子，由巨噬细胞及肾小管上皮细胞产生，发生缺血性肾损害时，患者尿中 IL-18 浓度增高，而在发生肾前性氮质血症及慢性肾脏病时无明显变化。

（二）评价心脏功能的生物标志物

传统的评价心脏功能的生物标志物包括肌钙蛋白和 BNP 等。心力衰竭合并肾脏疾病患者的两个重要心脏病理生理过程为心肌缺血及左室结构和功能异常，心肌缺血可伴有 cTnI 或 cTnT 升高，而左室结构和功能异常则导致 BNP 升高。目前关于究竟是心脏疾病还是肾功能不全时的肾脏清除异常推动了 BNP 升高仍有争议，现有观点普遍认为心脏和肾脏的异常可能共同导致了 BNP 水平升高，但心脏原因可能是导致 BNP 升高更为重要的因素。

（三）兼顾心脏和肾脏的生物标志物

已有研究证明，胱抑素 C 升高能预测急性心力衰竭患者早期急性肾损伤的发生、院内死亡及 90d 死亡率。在肾功能正常的慢性心力衰竭患者中，KIM-1 升高可预测肾小管损伤。急性失代偿性心力衰竭患者入院时 NGAL 升高与院内急性肾损伤的发生和院内死亡密切相关。端粒为生物碱标记物，肾功能不全和（或）心功能障碍时端粒缩短。

三、心力衰竭合并肾脏疾病的治疗

心肾共病的发病率、死亡率高，需要高度重视，抓住其主要矛盾，进行对因处理和个体化治疗。

毒素是慢性肾功能不全与心血管疾病之间不可回避的话题，纠正肠道菌群紊乱及加强毒素清除可能是重要的获益方式，其中 CRRT 是治疗的有力手段，特别是对利尿剂抵抗急性的心肾综合征患者十分有效。因炎症和免疫疾病在败血症中发挥重要作用，可给予高渗透性膜清除细胞因子、免疫调节。治疗心脏并发症可给予液体治疗和血管扩张药、正性肌力药维持充盈压；血管加压药可抑制心排血量，应慎用。左西孟旦可治疗失代偿性心力衰竭，增加射血分数和促进利尿；肾脏支持包括停用肾毒性药物，维持灌注压，如果可以可行早期透析治疗。

（一）目前公认有效的治疗措施

1. ACEI 和 ARB

诸多的大型临床研究已证实，ACEI 和 ARB 可逆转左室肥厚，改善心脏功能，从而改善心力衰竭患者的预后。慢性肾脏病患者应用 ACEI 和 ARB 可减少尿蛋白，从而在一定程度上阻断或延缓心力衰竭和肾功能不全的进展。但在血容量不足和同时使用非甾体抗炎药时，有可能会加重肾功能的损害。有研究提示，由于肾功能恶化而终止 ACEI 治疗的慢性心力衰竭患者死亡率增加。对于心力衰竭合并肾脏疾病的患者，只要没有出现持续的肾功能恶化和高钾血症，都应继续使用 ACEI 或 ARB 并尽可能长期应用，但应严密观察肾功能变化。为减少肾脏损害的发生，应从小剂量开始应用，并避免血容量不足，同时应用非甾体抗炎药。

2.CRRT

一旦药物无法改善急性肾损伤或少尿型肾衰竭明确，应启动 CRRT，这是严重肾损害的治疗基础。研究显示，CRRT 不仅能在常规治疗失败时起到重要的支持及治疗作用，更早地应用在心肾衰竭患者早期，还能有效减少常规药物的剂量，改善患者心肾功能，降低患者的再住院率。其优势包括：血流动力学耐受性好，血浆渗透稳定；能有效控制氮质血症、电解质和酸碱平衡；快速清除过多液体和炎性介质；容易实行深静脉营养和静脉给药，对于危重患者，可以在床边进行。但是 CRRT 治疗也存在潜在并发症，如导管相关的并发症（出血、凝血、感染等），血液净化治疗不当也可能带来肾脏灌注损伤。

3. 重组人促红细胞生成素

当心肾共病患者同时合并贫血，则称心肾 - 贫血综合征，慢性心力衰竭、慢性肾功能不全和贫血三者互为因果，一旦不能有效控制，将导致恶性循环。重组人促红细胞生成素是一种主要由肾脏分泌的糖蛋白，一方面可增加红细胞生成来提高组织氧灌注，从而影响慢性心力衰竭和肾功能不全的组织重塑和纤维化进程；另一方面，其还表现出抗氧化、抗细胞凋亡、调节炎症反应、减轻心肾组织损伤和促血管新生等骨髓造血以外的功能。

（二）目前存在争议的治疗措施

1. 利尿剂

尽管利尿剂在心力衰竭合并肾脏疾病的治疗中备受争议，且没有足够的数据表明利尿剂的使用可以减少病死率，但其在治疗中一直不可或缺，它源于它是缓解心力衰竭症状的主要手段。常用的利尿剂包括袢利尿剂、噻嗪类利尿剂等。其中袢利尿剂主要作用于髓袢升支粗段，干扰 Na^+-K^+-Cl^-

共同转运系统，是治疗心肾综合征的首选用药之一。

2. 正性肌力药

正性肌力药可短期改善血流动力学和肾功能，且对缓解症状有益。心肾共病患者中老年人居多，由于疾病本身病理变化，加之增龄因素引起肾功能减退，对正性肌力药特别是强心苷的代谢产生不利影响，临床大多采取个体化的疗法。因此，该类药物在心肾共病患者中的使用存在争议。

四、心力衰竭合并肾脏疾病治疗期间并发症的管理

（一）脱水

继发于与利尿剂有关的过度耗竭或其他原因（如呕吐、腹泻或发热）导致的脱水，在较轻的情况下，门诊治疗必须个性化，包括：在先前使用利尿剂的情况下，先单独停用噻嗪类利尿剂；维持 RAAS 抑制剂的剂量或减少 50% 剂量，维持 β 受体阻滞剂剂量；如有改善，可考虑使用相同剂量的利尿剂（应在 48h 或 72h 后进行反复验血）；如稳定无变化，48h 后验血；如果情况恶化，停止使用利尿剂和 RAAS 抑制剂，增加补液，第 2 天验血，必要时立即住院治疗。

（二）症状性低血压

在没有伴随充血的情况下，应减少利尿剂剂量。在伴有肾功能恶化的症状性低血压时，可降低 RAAS 抑制剂剂量，除非患者心率较低。降压的幅度应根据低血压和肾功能恶化的水平以及患者的特点进行个性化调整。无论药物剂量是否改变，均应对患者进行重新评估。

（三）高钾血症

高钾血症是一种潜在的危及生命的病理状态，有必要进行适当的监测。除基线评估外，应在使用初始剂量治疗后 1 周重新评估血肌酐和血钾浓度，前 3 个月应每月监测，后每 3 个月监测 1 次。一旦确诊为高钾血症，应重新评估药物处方，调整药物剂量。并发高钾血症时，应促进心肾相互作用，以肾功能恢复为治疗目标。

（蔡莉）

参考文献

[1] HOLGER T ,MAGNUS E O ,SUZANNE W D , et al.Management of cardiogenic shock complicating myocardial infarction：an update 2019[J].European Heart Journal,2019,40（32）：2671–2683.

[2] THIELE H , ZEYMER U , NEUMANN F J ,et al.Intraaortic balloon support for myocardial infarction with cardiogenic shock[J].New England Journal of Medicine, 2012, 367（14）：1287–1296.

[3] MARROUCHE N F, BRACHMANN J, ANDRESEN D, et al.Catheter ablation for atrial fibrillation with heart failure[J].The New England journal of medicine,2018,378（5）：417–427.

[4] NOSEWORTHY A P ,HOUTEN V K H ,GERSH J B , et al.Generalizability of the CASTLE–AF trial：catheter ablation for patients with atrial fibrillation and heart failure in routine practice[J].Heart Rhythm,2020,17（7）：1057–1065.

[5] PACKER L D ,MARK B D ,ROBB A R , et al.Effect of catheter ablation vs antiarrhythmic drug therapy on mortality, Sstroke, bleeding, and cardiac arrest among patients with atrial fibrillation：the CABANA randomized clinical trial[J].JAMA,2019,321（13）：1261–1274.

[6] CHEN J J, LEE T H, KUO G, et al.Acute kidney disease after acute decompensated heart failure[J]. Kidney International Reports,2022,7（3）：526–536.

[7] NJOROGE J N, TEERLINK J R.Pathophysiology and therapeutic approaches to acute decompensated heart failure[J].Circulation Research,2021,128（10）：1468–1486.